产科医患沟通实用手册

主　　审　漆洪波

名誉主编　李　力

主　　编　俞丽丽　郑英如

副 主 编　彭珠芸　张庆华

编　　者（按汉语拼音排序）

毕玉田　陈雪冰　高德艳　蒋红梅　韩　健
韩　梅　韩　婷　胡翠芳　黄畅晓　李晓莉
蔺武军　罗　灵　罗世福　彭珠芸　普小芸
邱海燕　任怡斐　王贤华　王　婉　王全民
杨玉娇　尹　娜　易　萍　俞丽丽　余欣梅
张庆华　郑英如

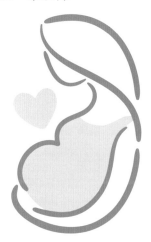

人民卫生出版社

图书在版编目（CIP）数据

产科医患沟通实用手册 / 俞丽丽，郑英如主编 . —北京：人民卫生出版社，2018

ISBN 978-7-117-25763-3

Ⅰ. ①产… Ⅱ. ①俞… ②郑… Ⅲ. ①产科学 – 医药卫生人员 – 人际关系学 – 手册 Ⅳ. ①R197.322-62②R714-62

中国版本图书馆 CIP 数据核字（2018）第 014159 号

| 人卫智网 | www.ipmph.com | 医学教育、学术、考试、健康，购书智慧智能综合服务平台 |
| 人卫官网 | www.pmph.com | 人卫官方资讯发布平台 |

产科医患沟通实用手册

主　　编：俞丽丽　郑英如
出版发行：人民卫生出版社（中继线 010-59780011）
地　　址：北京市朝阳区潘家园南里 19 号
邮　　编：100021
E - mail：pmph @ pmph.com
购书热线：010-59787592　010-59787584　010-65264830
印　　刷：三河市宏达印刷有限公司（胜利）
经　　销：新华书店
开　　本：850×1168　1/32　印张：15　插页：4
字　　数：337 千字
版　　次：2018 年 3 月第 1 版　2020 年 11 月第 1 版第 4 次印刷
标准书号：ISBN 978-7-117-25763-3/R · 25764
定　　价：66.00 元

打击盗版举报电话：010-59787491　E-mail：WQ @ pmph.com
（凡属印装质量问题请与本社市场营销中心联系退换）

主 | 编 | 简 | 介

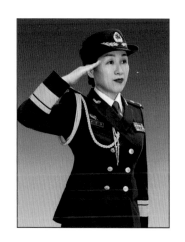

俞丽丽

医学博士，主任医师，硕士研究生导师。陆军军医大学（原第三军医大学）大坪医院妇产科副主任，现就职于重庆医科大学附属第三医院妇产中心。

担任全国妊娠期高血压疾病学组青年委员，重庆市医学会围产医学专业委员会副主任委员、危重产科学组副组长，中国女医师协会妇产科专家委员会委员，全军计划生育优生优育专业委员会委员，重庆市妇产科专委会妇科内分泌及计划生育学组委员、重庆市医学会医疗事故鉴定专家、重庆医学编委等。

在大坪医院妇产科从事一线临床医疗、教学、科研工作23年。主持3项国家自然科学基金，参与8项国家级和省部级科研课题，获得医疗成果奖和科技进步奖3项，获教学成果奖5项；发表论文50余篇；主编专著2部，参编专著多部。

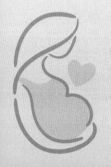

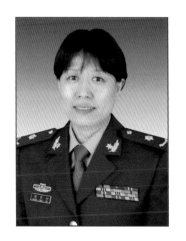

主 | 编 | 简 | 介

郑英如

医学博士，主任医师，教授，博士研究生导师。陆军军医大学（原第三军医大学）大坪医院妇产科主任。

担任中华医学会妇产科分会委员，重庆市医学会妇产科学专委会副主任委员、重庆市妇幼卫生学会副理事长及孕产专委会主任委员、中国中西医结合学会生殖医学专委会委员、全军计划生育协会常务委员、全军妇产科专委会委员、重庆市医师协会理事、《实用妇产科杂志》及《重庆医学》杂志编委等职。

从事妇产科医教研工作 28 年。获军队育才银奖。重庆市学术带头人后备人才。以负责人获得国家自然科学基金 4 项，省部级等其他课题 4 项，获得军队医疗成果二等奖 1 项、重庆市科技进步三等奖 2 项，国家发明专利 1 项，教学成果奖 10 余项，发表论文 60 余篇，其中 SCI 收录国外论文 17 篇，最高影响因子 9.8。主编专著 1 部，副主编专著 3 部，参编 4 部。

序一

　　产科医疗纠纷多是由产科自身的特点和中国现实状况所决定的,其中造成医疗纠纷最重要的原因并不是我们想象中的各种并发症或不良后果,而是医患沟通不畅。

　　医师和患者之间的传统关系是"家长式",医师往往不需要和患者进行双向沟通,只是简单告诉患者你生病了,需要检查,需要治疗或手术。患者也一般会被动接受,不会怀疑或挑战医师的权威。在一切顺利时,就不会有什么大问题。一旦出现医疗事故,在亲属和朋友,或者是律师的介入下,事情就会变得复杂起来。这时受到质疑的不仅仅是不良结局本身,还包括诊断和治疗方式是否合适,事先有没有知情同意和知情选择。

　　要想避免这些不必要的纠纷的发生,最好的办法是改变传统的"家长式"医患关系,转变为平等的、可以相互沟通和交流的关系。第三军医大学附属大坪医院的俞丽丽、郑英如和李力三位教授针对产科的特点,编写了实用性非常好的

《产科医患沟通实用手册》。这本书十分详细,很有针对性,而且在作者单位的应用过程中取得了很好的效果,值得向同行们大力推荐。

段涛

同济大学附属第一妇婴保健院

2018 年 2 月于上海

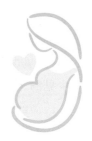

序二

沟通是为了实现医患之间的互通、连接和信任

医学，如今的发展、进展与拓展，更呈现出了多维的、立体的与交叉的形态、业态与语态，比如，传统医学、现代医学；精准医学、转化医学；人文医学、叙事医学；卫生法学、医事法学，等等，它们，还在与时俱进，借鉴融合，推陈出新。沟通，如今的现状、现实与现况，也呈现出了多元的、多业的与多态的表达、表述与表现，比如，人性沟通、科学沟通、人文沟通、医学沟通、医患沟通、法律沟通，等等，它们，也在不断推进，领域分工，日益精准。医学与沟通，彼此日渐繁荣、日趋复杂、日益密切的背后，运作与运行，确有逻辑可查、道理可谈。究其根本，"法"、"理"、"情"，乃是支持、支撑、支援其得以存续、持续的三大要素与运行导引，这其中，新时代的医疗活动更强调、更侧重、更注重的乃是以"法"为先、为前与为导，也即在当前的医事沟通领域中，以法为内容、作导向与论意义的沟通，最为稀缺、最是紧迫与最能托底。

能将医疗和法律结合进行写作的书不多，由医学专业人士将自己医疗实践和法律运用相结合进行创作的书就更不多，在这些不多的书中,能以临床科室为例,就医患沟通这一医患诊疗护理的难点、医事法学的焦点和医疗损害诉讼的热点进行创作的书,就更少了。《产科医患沟通实用手册》恰恰就是这样一本较少见的、实用且不断提升完善的书。

药需药引,书要导引。以下基础性的医法导引,对读者专业性阅读此书,大有裨益。

医患沟通之所以是诊疗护理的焦点问题,是因医方诊疗护理常要答患者此追问:为什么病人要进行这种而不是那种的治疗,也即合理的临床治疗方案选择权究竟是执业医师的权利还是病人的权利?这既是一个医疗难题,也是个首要的法律问题,更是一个需要医患沟通才能解决的问题。准确回答这个问题须知法律之渊源。最直接的法源就是《执业医师法》,其第二十一条第一项规定:"医师在执业活动中享有下列权利:(一)在注册的执业范围内,进行医学诊查、疾病调查、医学处置、出具相应的医学证明文件,选择合理的医疗、预防、保健方案。"显然,从医事法之依法行医角度,选择合理治疗方案权是医师执业之法定权利,权利行使主体是医师而不是患者,这个认定是讨论后续的诊疗护理方案究竟可否选择以及选择是否合理的前提依据,也是在确定医疗损害存在的情况下,各方是否存在对错的一个判断依据。究竟选择得"合理"与否,其后要有着循证医学支持(核心要素包括举证证明此选择是最好的证据支持,符合医方相应的资格资质、水平、档次与经验,满足患方的合法、合理、合情的价值诉求)和法律法规支持,此双支持可保证医方选择的治疗方案:既有着医事法律本身"合法",又在此合法性支持下进行符合医学专业选择的"合理"、"合法"与双方认可的"合情",更形成了支撑诊疗合理的力量所在。

医患沟通之所以又是医事法学的难点问题，是因医事法学注重的证据——证明医患沟通过程和结果的病程记录——业已备受质疑，并成为争论、争辩与争执医患沟通效果的艰难顽疾。有纠纷诉讼经验的人都知道，病历本身是否真实，已成为鉴定、诉讼和结案能否进行的一大"门槛"。过此"门槛"，医事法领域的沟通成本也非常大。究其原因，病程记录的三性——真实性、合法性和关联性——正落后现实、正深受质疑、正备受拷问。众所周知，病程记录中，人之"病"之记录，整体过硬、过关；病之"人"之记录，整体缺乏、缺少。病程记录的定性有缺位、定位有问题。定性上，符合医事法要求的病程记录，应当乃病之人的权益记录与人之病的健康记录的有机综合，但正如"病历记录"称谓就不全一样，往往它只记录"病"而不记录"人"，只有抽象的"人"而不见具体的"人"，"病程记录"修改为"病人记录"，才既符合医事法学人权导向的要求，又符合医学健康导向的要求。这个问题现已很严重，《侵权责任法》已有明确立场指向：患者有损害，对因病历存在隐匿或者拒绝提供与纠纷有关的病历资料或者伪造、篡改或者销毁病历资料的问题，不需要鉴定可直接推定医疗机构有过错。因此，写出一份能体现医患沟通"医学病程与结果、法学程序与实体"属性要求的病人（即人的病和病的人）的记录，非简单之事，实为困难之事。

医患沟通之所以还是医疗损害赔偿诉讼的热点问题，是因为许多医疗损害赔偿判决都阐述这样一个观点：成讼是因为沟通不到位。问题是，沟通不到位可成讼，若沟通到位就不成讼吗？显然，成讼可因沟通不到位，但成讼最根本原因在于沟通中的"法（法的意识、法律规定、法制遵守、法治落实）"不到位。没有法律支持的沟通，一旦成讼，必败无疑。如同选择诊疗护理方案是一种医患沟通,质疑诊疗护理过程结果的诉讼也是一种医患沟通。沟通到位与否与成讼并非一定正相关。有医疗损害赔偿诉讼,并不意味以前的医患沟通就不到位,正如有病人死亡,并不意味以前的治疗都是错误的。庭审活动也是在进行一种以医患权利与义务为导向的法律沟通,往往还是最后一种文明沟通形式。在医疗损害赔偿诉讼中,将传统的"情、理、法"沟通顺序调整为现代的"法、理、情",确定并以"法先、理中和情后"为医患沟通原则和先后顺序,恰是当下推进医患有效沟通、实现医患权责和谐以及保障各方权益的法治之道。

产科是一个迎接新生命的场所,《产科医患沟通实用手册》更是为迎接新生命而诞生的一个实用、管用和好用的新作品:将临床活动与法律活动进行有机结合、动态表述与共同推进的参考书。学习《产科医患沟通实用手册》更利于实现医患之间互通、连接和权益。

科学救治的诊疗护理需要这样的图书,权利义务清晰的医患和谐需要这样的作品,公平正义的医疗法治需要这样的手册。

仍不为序;为新导读。

宋儒亮

中国医学论坛报医事法学理事会　理事长

广东省医学会医事法学分会　主任

2018 年 2 月

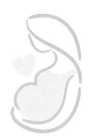

自序

　　每位医护人员都希望建立良好的医患、护患关系,为什么在实际工作中,医患矛盾仍然会如此突出呢? 其实,反过来认真思考总结我会发现大多数情况下都是医患或护患沟通不良惹的祸。信息化时代让当今的医疗环境出现了质的变化,病患对疾病的了解甚至比医师更多,医患矛盾愈发突出。那么,在二胎政策来临之后,高龄高危孕产妇剧增,如何提高产科医患、护患沟通效果、提高孕产妇的满意度? 通过多年来的临床工作经验以及医疗纠纷的处理,我认为如果能注意以下几点,可以帮助大家减少产科医患矛盾及医疗纠纷的发生:

　　1. 互联网时代打破了原有的规则,过去的交流策略已经行不通了,许多孕产妇对自己的妊娠过程或妊娠相关疾病状况的了解可能比医师更详尽。与孕产妇共同制订诊疗计划已成为一个必需的、和谐的原则。因此,我们应鼓励她们享有充分的知情权和选择权,换句话说就是将治疗中的部分责任转移给她们。作为医疗服务的消费者——孕产妇应该对自己的医疗选择负责。妊娠与分娩本身的不确定性充斥在每一个产科医疗决断中，产科医师需要做的就是尽自己的最大努力去做，同时鼓励孕产妇享有充分的知情权和选择权。

2. 我们应该多鼓励孕产妇在就诊过程中表达自己的想法，至少保证她们在就诊过程中有 1~2 分钟不被打断的陈述时间；孕妈妈们喜欢微笑、热情、和蔼、友善而认真倾听她们诉说的产科医师，有时产科医师讲得太多，反而会降低她们的满意度，而那些能认真倾听并理解她们感觉的医师，能提高她们的满意度。

3. 作为产科医师必须给予每位孕产妇一定程度的承诺，否则就算产科医师的失职；当然产科医师没法向遇到的每位孕产妇做出过深的承诺，否则，产科医师将陷入尴尬的窘境。这种承诺不是保证疾病一定可以治疗好，也不是保证妊娠及分娩过程一定顺利，但至少可以是一句简单、关心的慰问。例如：我会定时来看你的；如果有什么问题或者不舒服一定要及时告诉我们（医护人员）；我们会密切母胎监护、尽早发现异常情况、及时处理、把风险及危害程度降低到最小限度；我们会尽最大的努力帮助你战胜病魔；我们会竭尽全力去抢救等。

4. 保证孕产妇理解并能接受你的解释，在医疗解释或沟通情况过程中，多尝试以下问句：例如：①这个问题清楚了吗？（请你告诉我肩难产会引起什么严重后果？）②你听明白我的解释了吗？③不知道我讲得你理解了没有？④还有什么问题可以问我；⑤我们今天讨论的内容比较复杂，请您仔细消化，如果不理解，之后我们可以继续探讨。

5. 对于比较难做抉择的病例，可以建议孕产妇咨询其他相关专家的意见。因为要让孕产妇理解每位医师对疾病的理解程度不同,治疗方案也会有相应的差异。另外,医师不是神,我们只是帮助人类驱除病痛的普通人。

这些是我在第三军医大学第三附属医院(大坪医院)多年临床工作中获取的一些诊治心得和经验总结分享给大家,该书内容中特别增加了产科护理相关的沟通及知情告知书、产科临床工作中常见的孕产妇及家属们喜欢询问的问题、产科不良事件处理的案例分析、产科常见疾病诊治流程图,使该书更具实用性、读者范围更广,适用于产科医师、产科护理人员、助产士、孕产妇以及医院的管理者阅读。此书所涉及的丰富的病例资料均源于大坪医院产科住院病例。此书完成和出版之时恰逢我踏上新的工作岗位之际,在此特别感谢所有参与编写此书的第三军医大学附属大坪医院产科团队成员们的共同努力和辛勤劳动!特别感谢大坪医院的所有老师们、同事们对我这二十年来的悉心培养和无私帮助!

俞丽丽
重庆医科大学附属第三医院妇产中心
2018 年 2 月

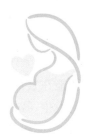

前言

　　产科一直是医院的重要科室之一,其住院人群以孕产妇及新生儿为主。而孕产妇及新生儿处于特殊的生理时期,同时又是医院感染的高危人群,在所有医患纠纷中,产科医疗纠纷也因此占据较高比例。据卫生主管部门的不完全统计显示,产科医疗纠纷与过失事故高居各临床科室之首,几乎占到总医疗纠纷的 40%~50%。

　　孕妇作为一个特殊的就诊人群,在家中是众人呵护,在医院分娩时又是满怀着憧憬及对新生命的向往,有着极高的医疗期望值。但在妊娠过程及分娩过程中,往往有时无任何预兆,病情急转直下,结局无法挽回。这就是为什么产科纠纷往往是最多的,也是最严重的,甚至是最容易引起社会舆论关注的原因。二胎时代的来临,高龄高危孕产妇剧增,产科面临了更加严峻的挑战,医疗纠纷形式及内容更多样化、复杂化。规范的医疗诊治流程、高质量的医疗文书、给予孕产妇极大的关注及充分有效的医患护患沟通,是降低产科医疗纠纷的重要手段。

产科疾病的"危、急、重"特点以及孕产妇这个特殊人群、二胎政策等因素导致了产科临床工作急症多、危重症多、生孩子多、工作繁忙琐碎，而且责任重大，不容许任何闪失或失误。为了能在繁忙的产科工作中做到良好的医患沟通，避免医疗纠纷的发生，我们制定了产科临床主要疾病常用的产科医患沟通模板，该模板在我们七年的临床实践中取得了很好的效果，有效地提高了我们的工作效率，体现了医患及护患间的良好沟通，降低了产科医疗风险。为了能让更多的人分享到我们的成功经验，我们编写了该书，对于一些产科常见疾病、特殊疾病、疑难疾病的不同情况或病情发展的不同阶段进行了实例分析，对产科医患沟通的技巧进行了介绍，使读者能充分了解及领会产科医患沟通的方式、方法及沟通技巧。本书内容上选取了现阶段较为常见的特殊疑难病例的医患沟通及案例（如凶险型前置胎盘、肺动脉高压、急性胰腺炎、母胎输血综合征等）、医患护患一问一答、产科不良事件的处理、产科常见疾病诊治流程图，使这本医患沟通手册更全面、更系统、更实用。希望该书能让更多的产科医护人员受益，也希望使孕产妇能提前了解相关的产科医疗知识，让我们一起共同合作、安全度过人生中最重要的时期。

本书出版之际，恳切希望广大读者在阅读过程中不吝赐教，欢迎发送邮件至邮箱 renweifuer@pmph.com，或扫描封底二维码，关注"人卫妇产科学"，对我们的工作予以批评指正，以期再版修订时进一步完善，更好地为大家服务。

俞丽丽

2018 年 2 月

目录

概述

什么是医患沟通?

医患沟通就是在医疗卫生和保健工作中,医患双方围绕疾病、诊断、治疗、预后等主题,以医方为主导,通过各种有特征的全方位信息的多途径交流,科学地指导诊疗患者的伤病,使医患双方形成共识并建立信任合作关系,达到维护人类健康、促进医学发展和社会进步的目的。简而言之,医患之间的沟通,就是医患双方为了治疗患者的疾病,满足患者的健康需求,在诊治疾病过程中进行的一种交流。

医患沟通有哪些技巧?

首先:我们在与患者沟通前,需掌握患者的病情、治疗情况及检查结果,掌握患者的医疗费用使用情况,掌握患者的经济情况、教育程度及社会心理状况。交谈时需先介绍自己,尽量与其面对面交谈,确保与患者间的眼神沟通,多倾听患者或家属的言语,多与患者或家属交谈,做到谈话过程中专注聆听,密切观察患者的表情及行为,留意患者的情绪波动、对病情的认知程度、对沟通的期望值等,更需控制自身的情绪波动,避免语言强硬或言语冲突等。让患者可以感觉到我们的诚信、尊重、同情、耐心。

其次:告诉患者检查结果、可能的诊断及相应治疗措施。用简单的语言,避免医学术语。

1. 介绍病情时尽量简明扼要,避免长篇大论,应从最重要的内容开始。

2. 提供相关治疗的建议需要个体化、具体化,并应充分告知风险。

3. 谈论危重病情时,需确保有充足的时间进行沟通,且不被其他无关事件打扰。

4. 尽量在患者家属、亲属(丈夫、双方父母)或其信任的朋友陪同下谈话。

5. 留给患者及家属足够的时间进行提问和思考。

6. 鼓励患者及家属提问,确保患者或家属知道可能发生的风险及意外,并给予相应的解释。

7. 避免沟通时语言生硬,避免使用易刺激情绪的言语。

8. 对待不理解的或有怨言、生气的患者或家属:我们需保持冷静,主动请患者及家属就座。用正常语气谈话,主动询问患者如此反应的理由,不要对患者的问题漠不关心,避免矛盾再激化。

最后:将与患者及家属的谈话内容详细记录在病历中,准确记录沟通时间(日期时间要统一),对相关治疗方案的风险,详细告知患者及家属后,请患者及家属共同签字并作记录。若患者拒绝治疗,需记录所说的任何关于不治疗的可能后果,同样需要患者及家属签字。

第一部分

产科医患沟通常用模板

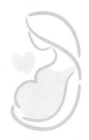

第一章

早孕期疾病沟通

第一节 先兆流产(稽留流产待排)

■ **目前诊断:**①先兆流产;②稽留流产?

■ **告知孕妇及家属:**胎儿本身染色体异常是孕早期流产最常见的原因,限于现有医疗手段,目前尚不能确定胎儿是否存在染色体异常及结构性畸形等发育异常,因患者有生育要求,目前治疗方案有如下两种:

1. 保胎治疗 休息、肌注黄体酮(只针对黄体功能不全的有效)、定期复查 B 超等;但在保胎治疗过程中仍可能出现阴道出血增多、腹痛加重,最终流产;如发生大出血需急诊行清宫术。

2. 期待治疗 休息,不采用保胎药物治疗,顺其自然,定期监测血 β-hCG,一周后复查 B 超,明确诊断后再采用相应处理方式:如明确为稽留流产,则行"药物流产+清宫术"治疗(手术存在一定的并发症,可能发生人流反应综合征、子宫穿孔、感染、出血、清宫不全、术后宫腔粘连、月经量减少、盆腔炎、不孕或异位妊娠等);如为先兆流产,再采用保胎治疗或继续期待治疗;在期待治疗过程中随时可能出现阴道出血增多、腹痛加重,最终流产。

以上情况告之患者及家属,其表示理解,选择如下治疗方案,签字为证。

第二节　先兆流产(异位妊娠待排)

目前诊断考虑:①先兆流产?②异位妊娠?

告知孕妇及家属:因目前诊断不明确,患者有生育要求,治疗方案有如下两种:

1. 保胎治疗　休息、肌注黄体酮(只针对黄体功能不全的有效)、预防感染等;如为异位妊娠,保胎治疗可能致异位妊娠组织生长迅速,随时破裂大出血,导致贫血、失血性休克,严重者危及生命等;如为先兆流产,在保胎治疗过程中,可能出现阴道出血增多、腹痛加重,最终流产,如发生大出血需急诊行清宫术(手术存在一定的并发症,可能发生人流反应综合征、子宫穿孔、感染、出血、清宫不全、术后宫腔粘连、月经量减少、盆腔炎、不孕或异位妊娠等)。

2. 期待治疗　予休息,顺其自然,定期动态监测血 β-hCG 及 B 超,明确诊断后再处理;如明确为异位妊娠,则行相应治疗;如为早孕先兆流产,再采用保胎治疗或继续期待治疗;在期待观察过程中,如为宫内早孕,可能出现阴道出血增多、腹痛加重,最终流产;如果是异位妊娠,在观察过程中可能随时出现异位妊娠破裂大出血,导致贫血、失血性休克,需立即手术治疗,严重者危及生命。

以上情况告之患者及家属,其表示理解,选择如下治疗方案,签字为证。

第三节　妊娠合并高热

■■■ **目前诊断**:①早/中孕;②妊娠合并上呼吸道感染。

■■■ **告知孕妇及家属**:发热超过 39℃以上称为高热;超过 41℃以上称为超高热。入院后持续高热,波动于 39.4~40℃,现需要患者及家属知晓:孕妇体温高于正常体温 1.5℃后,可能造成胎儿脑细胞发育停滞;若体温升高 3℃时,有可能杀伤胎儿脑细胞,故可能发生胎儿窘迫、胎死宫内、流产、胎儿畸形等,新生儿出生后也可能发生神经系统发育异常、智力障碍等情况。

以上情况告之患者及家属,其表示理解,签字为证。

第二章

中孕期疾病沟通

第一节　先兆流产、胎盘低置状态

■■■ **目前诊断**：①先兆流产；②胎盘低置状态。因患者妊娠尚未足月，根据患者及家属意愿，目前暂予抑制宫缩、预防感染、休息等保胎对症治疗。

■■■ **告知患者及家属**：随着孕周的延长，胎盘位置可能会随着子宫下段的形成而上移，腹痛及阴道出血等先兆流产症状可能逐渐改善，但在此过程中孕妇仍随时可能发生大出血、腹痛加重、最终流产，甚至危及母儿生命；若流产，因孕周小，胎儿未发育成熟，出生后不能存活或存活能力极低，并发症多。若保胎失败后经阴道分娩，产时可能发生大出血，危及患者生命，必要时可能需采用子宫动脉栓塞术或剖宫取胎，甚至子宫切除术以挽救孕妇生命。

　　以上情况告之患者及家属，患者及家属表示理解，要求先行保胎治疗，如保胎失败，顺其自然，签字为证。

第二节　中期妊娠合并羊水过少

■■ **目前诊断**：中期妊娠、羊水过少明确。

■■ **现反复告知患者及家属**：羊水过少主要与羊水的产生减少或羊水吸收、外漏增加有关，常见原因有以下几种：胎盘功能减退、慢性胎儿窘迫、胎盘胎膜脐带病变、胎儿畸形（以泌尿系统畸形为主）以及非特异性羊水减少。目前患者羊水过少原因不明，因患者为中期妊娠，B 超未提示胎儿畸形，唐氏综合征筛查 / 外周血无创 DNA 检查为低危，现有三种治疗方案：

1. 期待治疗　目前暂予以补液、营养支持、改善胎盘微循环等对症治疗，此方案可能增加羊水量，延长孕周，提高新生儿出生后存活率，但在治疗过程中，可能出现羊水增加不明显或羊水继续减少、胎儿窘迫、胎死宫内等情况；如期待治疗效果不佳，再行羊水 / 脐血细胞核型分析及基因组拷贝数变异分析以排除胎儿常见的结构性畸形及遗传物质异常导致的胎儿出生缺陷。

2. 羊膜腔内灌注术　在 B 超引导下羊膜腔内灌注生理盐水，该方法可迅速增加羊水量，但需承担羊膜腔内灌注手术的相关风险：如感染、胎儿损伤等；如为胎儿、胎盘本身原因所致的羊水量减少，术后可能再次出现羊水过少。

3. 进一步行胎儿 MRI、羊水 / 脐血染色体相关检查　明确胎儿是否存在结构性畸形及染色体异常后再决定治疗方式，检查过程中可能羊水继续减少，胎死宫内；而且，限于现有医疗手段，可能最终仍然无法获知羊水减少的确切病因。

在妊娠中期出现羊水过少，可能存在如下不良后果：

1. 胎膜可与胎体粘连，导致胎儿畸形；因羊水过少，子宫周围压力直接作用于胎儿,容易引起胎儿骨骼肌肉畸形,如:斜颈、曲背、手足畸形等情况;容易使脐带受压导致胎儿缺氧。

2. 妊娠期吸入羊水可助于胎肺膨胀发育,羊水过少可能导致胎儿肺发育不全,容易发生新生儿窒息,增加围生儿死亡率。

3. 羊水过少也可导致子宫敏感性增强,轻度刺激即有可能诱发宫缩;如为胎盘功能减退导致的羊水过少,轻微宫缩易可引起胎儿窘迫、胎儿死亡等情况发生;如宫缩无法抑制,发生流产,因患者孕周小,新生儿出生后无法存活或存活率极低、并发症发生率极高等。

第三节 妊娠合并卵巢肿瘤

目前诊断:卵巢肿瘤? 卵巢子宫内膜异位囊肿? 盆腔炎性包块?

告知患者及家属:现处理方法有以下几种:

1. 期待治疗 继续妊娠、监测盆腔包块变化情况;因生育期女性约 90% 的卵巢肿瘤为良性,如多次 B 超均提示盆腔包块无明显变化,则考虑卵巢良性病变可能性大;若为卵巢子宫内膜异位囊肿,妊娠对此病有治疗作用,可继续观察,待足月或分娩后再行处理;但在期待治疗过程中随时可能发生肿瘤破裂、蒂扭转、恶变、感染等,若发生上述并发症,则必须行手术治疗;如为恶性或交界性肿瘤,继续观察可能延误治疗时机,影响预后。

2. 手术治疗 可明确诊断,明确肿瘤良恶性,避免肿瘤进行性增大,避免发生破裂、蒂扭转、恶变以及感染等并发症,但麻醉及围术期所使用的药物可能对胎儿产生不良影响;以及可能发生流产并发症,因目前妊娠周数小,保胎药物使用受限,如保胎不成功,发生流产,胎儿无法存活;手术切口可能随妊娠孕周的增加出现切口裂开、愈合不良等。

3. 继续监测盆腔包块变化至孕 16~20 周后再行手术治疗　一般生理性囊肿在妊娠 14-16 周可自然消退,妊娠 20 周后可选择保胎药物增多:如盐酸利托君、阿托西班(孕 24~33 周),可降低发生流产的机会,但在期待过程中,仍可能发生肿瘤破裂、蒂扭转、感染、恶变等,同时妊娠子宫进一步增大,可能增加手术难度。

4. 卵巢囊肿穿刺引流术　若盆腔包块表浅,B 超提示为囊性结构,而其肿瘤标志物均正常,也可选择囊肿穿刺引流术,此方案可缩小包块大小,减轻压迫症状,但不能明确诊断及包块的良恶性,术后可能包块继续增大,必要时可能需再次手术,而若为恶性肿瘤,穿刺术可能引起肿瘤种植、转移;若为结核性,术后可能窦道形成等。

如为卵巢子宫内膜异位囊肿,病变可能位置低、与妊娠子宫粘连紧密,因妊娠子宫大,不易暴露,手术操作存在一定难度,为防止反复触及子宫体而导致流产,可能无法完全清除病灶,只能取活检明确诊断。妊娠期盆腔供血丰富、止血困难,较易发生大出血,严重者危及生命。妊娠期患者在手术前不易宜行肠道准备,术中若病变与肠道粘连致密而引起肠管损伤时,可能需行肠道造口术,之后需再次手术还纳肠管。

总之,不管是哪一类型病变,术后病变可能复发。若为卵巢肿瘤,术中或术后病理检查提示恶性或交界性肿瘤,可能需进一步扩大手术范围,术后可能需要化疗或放疗,化疗或放疗可能导致胎儿畸形。

第四节　妊娠合并宫颈息肉

■■■ **目前诊断**:妊娠合并宫颈息肉明确。

■■■ **告知患者及家属**:现处理方法有以下几种:

1. 期待治疗　如孕期无反复阴道出血症状,多次检查宫颈息肉无明显增大,可继续观察,待足月分娩后再行处理;但在期待治疗过程中可能发生反复阴道出血、恶变、感染等情况,若发生上述情况,必须行手术治疗;如果是恶性病变,期待治疗可能延误治疗时机。

2. 立即行手术治疗　可明确诊断,避免息肉进行性增大,避免发生反复阴道出血、感染等并发症,并能明确息肉良恶性,但手术可能诱发流产,以及宫颈息肉摘除术后残端创面出血及感染;因患者孕周不足 20 周,保胎药物使用受限,如保胎失败导致流产,胎儿无法存活。

3. 等待到孕 20 周后再行手术治疗　因孕 20 周后可选择保胎药物增多:如盐酸利托君、阿托西班(孕 24~33 周),降低了发生流产的机会;但在等待过程中,可能反复阴道出血导致患者精神高度紧张,需多次来院进行检查,严重时甚至可能发生阴道大出血,需提前行手术治疗;同时,随着孕周增加,宫颈息肉可能进一步增大,可能增加手术难度;且在等待手术治疗过程中存在期待治疗所诉风险。

第五节　妊娠合并糖尿病

■■■ **目前诊断**:糖尿病合并妊娠。目前血糖控制不理想。

告知患者及家属：在继续妊娠期间可能出现以下情况：

1. 胎儿相关并发症 血糖持续控制不好，可能因高血糖导致胎儿发育异常以及胎儿染色体异常甚至胚胎死亡，尤以心血管畸形和神经系统畸形最常见，胎儿可能发生巨大儿或胎儿生长受限等情况，流产或早产、胎儿窘迫、胎死宫内发生几率增加。

2. 母亲相关并发症 病情严重时可出现严重血管病变，导致胎盘功能减退、胎盘早剥、胎儿窘迫甚至胎死宫内，而且容易出现生殖泌尿系统感染，甚至败血症。也容易发生羊水过多，妊娠期高血压疾病、子痫、心血管病变、酮症酸中毒、高渗性糖尿病昏迷、药物导致的低血糖昏迷等并发症，从而危及母胎生命。

3. 新生儿相关并发症 新生儿因长期处于母亲高血糖环境，脱离母体后可能因肺发育不成熟而发生新生儿呼吸窘迫综合征、新生儿低血糖，严重时可导致脑瘫，甚至危及生命。

将以上情况反复告知患者及其家属，患者及家属表示理解，要求现继续予以保胎及控制血糖治疗，并签字为证。

第六节 妊娠肝内胆汁淤积症

目前考虑诊断：妊娠期肝内胆汁淤积症。

告知患者及家属：因妊娠期肝内胆汁淤积症是妊娠相关性疾病，终止妊娠是最有效的治疗方法。根据患者目前病情，治疗方式有两种：

1. 期待治疗 予保肝、降胆酸、退黄、改善胎盘微循环、抑制宫缩、胎心胎动监测、营养支持、必要时抗凝、促胎肺成熟等对症治疗，尽量延长孕龄，密切监测母胎情况；但在期待治疗过程中随着妊娠时间延长,肝脏负担加重,可能出现肝功能损害进行性加重,导致肝肾综合征、肝性脑病等使病情加重或恶化,需随时终止妊娠;胎儿随时可能出现流产或早产、胎儿窘迫,甚至不能预测的胎儿突然死亡等(文献报道妊娠期肝内胆汁淤积症导致胎死宫内发病率为 0.4%~1.2%,胎死宫内 80% 发生于妊娠 35周后)。

2. 放弃胎儿 予以引产术终止妊娠。因再次妊娠仍可能再次发生肝内胆汁淤积综合征,绝大多数妊娠肝内胆汁淤积综合征患者期待治疗均可获得满意的母儿结局,所以一般不建议采取该方法。引产本身存在一系列并发症:盆腔感染、产后出血、子宫穿孔、羊水栓塞等情况,严重时危及患者生命;引产后可能导致生育能力下降:继发不孕、异位妊娠等可能;且此次引产可能失败,需采用其他引产方法。

以上情况向孕妇及家属讲明,其表示理解,选择期待治疗,并签字为证。

第七节 死胎引产

■ **目前诊断**:死胎明确,需要行药物流产或引产术。

■ **反复告知患者及家属**:死胎的相关风险:

1. 如死胎在宫内停留时间过久,可能导致母体凝血功能障碍,引起弥散性血管内凝血(DIC),胎死宫内 4 周以上发生 DIC机会明显增多,可能导致分娩时大出血,甚至危及生命,必要时需切除子宫来挽救生命,致术后无生育能力;因此住院期间需监测凝血功能及血常规,并常规备血。

2. 死胎时间越长,胎盘组织机化,与子宫壁紧密粘连,易导致清宫困难,必要时需多次清宫,增加了感染发生几率,术后可能影响患者生育能力。

第八节　无引产指征引产

■■ **目前诊断**:胎儿唇腭裂明确,现患者及家属要求终止妊娠。

■■ **反复告知患者及家属**:胎儿唇腭裂是最常见的先天性面部畸形,发现唇腭裂后需进一步进行羊水或脐血染色体检查,以及 B 超或 MRI 等检查,以排除是否合并其他染色体畸形或结构性畸形。

目前因患者无明确引产指征,可进一步行羊水或脐血染色体、MRI 等检查,如合并存在其他畸形再决定是否引产。若为单纯性唇腭裂,且缺陷程度较轻的,可于出生后行外科整形矫正术。但患者及家属要求不做相关检查,立即行引产术。告知患者及家属,引产存在一系列并发症:盆腔感染、产后出血、子宫穿孔、羊水栓塞等情况,严重时危及患者生命;引产后可能导致生育能力下降:继发不孕、异位妊娠等可能;且此次引产可能失败,需采用其他引产方法;患者因有过胎儿畸形病史,再次妊娠仍可能再次发生胎儿畸形。

第九节　胎盘前置状态或中央型前置胎盘引产

■■ **目前诊断**:胎盘前置状态或前置胎盘(中央型),因患者及其家属无生育指标,要求引产终止妊娠。

■■ **反复告知患者及家属**:因胎盘附着于子宫下段,该处肌组织菲薄,收缩力差,不能有效收缩压迫血窦而止血,容易发生产后出血,而且出血量可能很大,无法控制,严重时危及患者生命,必要时需切除子宫挽救生命;若有胎盘植入,植入面积过大,导致大出血,采用保守治疗无效时也可能需切除子宫。目前引产方式有如下三种:

1. 利凡诺羊膜腔内注射引产经阴道分娩同时行动脉栓塞术　因栓塞子宫动脉及髂内动脉,可减少引产过程中阴道大出血,所以该方法相对安全,但费用高,且可能发生栓塞手术的一系列并发症;术后仍有可能出现阴道大出血,危及生命,必要时需行剖宫产术/剖宫取胎术或子宫切除术;另外,因胎盘前置位置以及胎方位异常的影响可能导致引产失败,需改用其他引产方法,甚至最终仍需采用剖宫产术或剖宫取胎术。

2. 利凡诺羊膜腔内注射引产后经阴道分娩　该方式相对风险性较大,引产过程中可能出现大出血,危及生命;可能此次引产失败,需改用其他引产方法;也可能宫口开全后因胎盘覆盖宫颈口,需行胎盘打洞后胎儿才能分娩,若出血过多,短时间不能经阴道分娩,则需行剖宫产术/剖宫取胎术或急诊动脉栓塞术。

3. 剖宫产术/剖宫取胎术　可避免产前阴道大出血,且可在直视下止血,但术中若发生子宫下段收缩乏力或胎盘粘连、植入等情况,同样存在大出血可能,严重者危及患者生命,如保守性手术无效时需切除子宫挽救生命,术后无月经来潮,无生育能力等;一般不建议首选该方案,因该方案创伤大,可能影响下一次生育,需间隔两年以上方可再次妊娠,孕期随时有子宫破裂风险。以上不管哪种方法,在引产过程均有可能发生羊水栓塞、弥散性血管内出血(DIC)等可能,危及患者生命;如引产时间长,或前置胎盘导致的反复阴道出血均可能引起感染,甚至败血症、感染性休克等,严重者危及患者生命。

第十节 引产合并风湿性心脏病

■■■ **目前诊断**:风湿性心脏病:①二尖瓣狭窄并关闭不全;②心脏扩大;③心房颤动伴快速心室率;④心功能Ⅱ级。

■■■ **告知患者及家属**:目前终止妊娠有两种方法:①行利凡诺引产术,胎儿胎盘娩出后需行清宫术,但引产时间长且不确定,引产可能失败需改用其他方法引产,因存在心房颤动伴快速心室率,建议在ICU引产。②剖宫取胚术,建议同时行双侧输卵管绝育术,术后转ICU;因剖宫取胚术时间短,可控性好,可同时行绝育术,但存在麻醉和手术的风险,住院费用相对增加,术后不能怀孕。

因患者合并有风湿性心脏病,二尖瓣狭窄并轻度关闭不全,心房颤动伴快速心室率,心功能Ⅱ级,有脑梗死病史,不管采用哪种终止妊娠方式,在分娩前、分娩时、分娩后或术前、术中、术后均会出现以下风险:①心衰、急性肺水肿、严重心律失常最终导致心搏骤停及呼吸衰竭、呼吸骤停,经抢救无效死亡可能;②血栓脱落导致各器官栓塞,如脑栓塞、肺栓塞,导致相应器官功能障碍;③感染,如感染性心内膜炎,产褥感染,可加重病情,严重者可出现脓毒败血症,危及生命。

向患者及家属反复交代该病的风险,患者及家属表示理解,签字为证。

第十一节 子宫颈功能不全

■■■ **目前诊断**:宫颈功能不全明确。

告知患者及家属：现处理方式如下：

1. 保守治疗 采取头低臀高位卧床休息，必要时抑制宫缩治疗，尽量延长孕周，动态监测宫颈管扩张情况；但在保守治疗过程中有可能保胎失败致流产、早产等。

2. 先保胎治疗，若保胎治疗过程中出现宫颈管扩张、宫颈呈漏斗样改变后再行宫颈环扎术，但此治疗方案可能增加宫颈环扎术的手术失败的风险，导致流产或早产。

3. 患者虽已行唐氏筛查及胎儿系统 B 超检查，但仍不能完全除外遗传物质异常导致的出生缺陷可能，可先行无创外周血 DNA 检查或羊水穿刺排除胎儿常见的胎儿染色体异常后再行宫颈环扎术。

4. 直接行宫颈环扎术 若胎儿本身存在结构性畸形或染色体异常仍可能发生流产、早产、胎死宫内等。

子宫颈功能不全矫形手术是一项相对安全的有创性宫颈峡部功能重建手术；合并宫颈功能不全的孕妇于妊娠流产、早产前行子宫颈功能不全矫形术，可纠正宫颈异常，有望获得 70%~80% 以上的手术成功。但妊娠期手术可能引起出血、感染、胎膜早破、流产、早产、子宫颈性难产、子宫颈撕裂、急产等。术后若发生宫颈感染及其他生殖系统感染，需拆除缝线，导致手术失败，从而发生流产、早产可能。如发生先兆流产或先兆早产，经药物治疗宫缩不能抑制，宫口进行性扩张时需拆除缝线，导致手术失败，从而发生流产、早产可能。

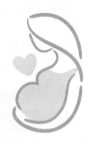

第三章

晚孕期疾病沟通

第一节　分娩方式选择

一、头位分娩方式的选择

我们将两种分娩方式的利弊充分告知您及您家属,希望你们了解并有充分的思想准备,这样更有利于配合医护人员的工作以及安全度过分娩期。

1. 经阴道分娩　分娩是人类繁衍必然的生理过程,产妇和胎儿都具有潜力能主动参与并完成分娩过程,而且绝大多数都是以自然经阴道分娩而完成。如果没有剖宫产手术指征,建议您采用自然的分娩方式。当然,由于经阴道分娩的自然属性,有很大的不可预测性,分娩过程中可能会出现急性胎儿窘迫、胎方位异常,以及产程进展缓慢或停滞,需产钳助产或改用剖宫产术终止妊娠;产妇可能出现软产道裂伤、会阴侧切伤口裂开、感染、愈合不良;另外,在阴道试产的过程中,需行肛查及阴道检查了解产程进展,以及行人工破膜以了解羊水性状和加快产程进展。在人工破膜中可能出现脐带脱垂、前置血管破裂出血、胎盘早剥等情况,可能导致胎儿窘迫、胎死宫内。如已发生胎膜早破,待产过程中可能出现脐带脱垂,危及胎儿生命。

如选择经阴道分娩,目前可采用硬膜外镇痛法减轻分娩时的宫缩痛(无痛分娩),但无痛分娩存在麻醉风险,且有可能导致产程延长、产后出血、胎儿窘迫以及新生儿窒息等情况,必要时仍需改行剖宫产术终止妊娠。

2. 剖宫产分娩　剖宫产是解决难产和产科危急重症、高危妊娠的最快捷有效的终止妊娠的办法,但并不是绝对安全,据统计全世界剖宫产死亡率为 0.33/1000,剖宫产孕妇死亡率较阴道分娩的高一倍左右。剖宫产有以下弊端:

(1) 术后近期并发症:子宫内膜炎、泌尿系感染、子宫或腹部切口感染、贫血、肠麻痹、血管静脉炎、肠梗阻、肺栓塞、盆腔脓肿、盆腔血肿、晚期产后出血、损伤邻近器官等。

(2) 远期并发症:在剖宫产术后远期随访中,盆腔炎、月经不调、腰痛、异位妊娠等并发症明显比阴道分娩高,此外剖宫产还会对人工流产以及需要二次生育者带来麻烦(如瘢痕妊娠、胎盘植入、前置胎盘、子宫破裂等);剖宫产形成的瘢痕子宫使再次妊娠行人工流产以及足月妊娠时子宫破裂及产后大出血的危险比无剖宫产史者多,据统计再次妊娠时子宫破裂的发生率约为 5/1000。

(3) 围产儿并发症:剖宫产易造成剖宫产儿综合征(主要是指剖宫产儿呼吸系统并发症多,如窒息、湿肺、羊水吸入、肺不张及肺透明膜病等)、儿童的感觉综合失调(剖宫产儿未曾适应阴道分娩的刺激和考验,有的会表现为本体感差,日后有可能定位差、注意力不集中、多动及阅读、划线、打球困难等)等后果；剖宫产儿的 IgA、IgG、IgM、C3 等均低于阴道产儿，所以免疫力差，易合并感染。

两种分娩方式均可能发生产后出血、羊水栓塞、胎盘植入、胎盘粘连、胎盘胎膜残留、子宫收缩乏力、产褥感染等；新生儿可能出现窒息、吸入性肺炎、呼吸窘迫综合征、各种类型的畸形、死亡以及新生儿产伤等；还有其他意外情况：如自发性脾破裂、心脑血管意外等。

鉴于当今医学水平的限制、患者的个体差异或有些已知或无法预知的原因，即使医务人员已认真履行了工作职责和严格执行操作规程的情况下，尽最大努力减少上述风险的发生，但仍有可能发生意外情况。

二、臀位分娩方式的选择

目前诊断：臀位明确。

与患者及家属沟通：目前分娩方式有两种：

1. 阴道试产　一般对于单臀先露或者混合臀位、胎儿体重<3500g 或孕周过小、对早产儿不抱有生存希望的情况，可考虑采用阴道试产；但因患者系初产、臀位，故产程时间相对较长，分娩过程中可能随时出现脐带脱垂导致胎儿窘迫或胎死宫内等情况发生，也可能因后出头困难，出现胎儿脊柱损伤、脑幕撕裂、新生儿窒息、臂丛神经损伤、胸锁乳突肌损伤、斜颈、颅内出血等情况，甚至可能发生死胎、死产，新生儿出生后可能需立即转儿科治疗，严重时危及患儿生命。对于混合臀位及足先露的患者更容易发生脐带脱垂的并发症；对于足先露及孕周小的胎儿(头大身小)易发生后出头困难的并发症。

2. 剖宫产术终止妊娠 此方案可避免因脐带脱垂、后出头困难导致的胎儿窘迫、新生儿窒息、死亡的风险,但需承担手术及麻醉风险(详见附录 2《剖宫产手术同意书》和附录 10《麻醉知情同意书》),且剖宫产术后建议两年以上再次妊娠,再次妊娠期间存在子宫破裂的风险,严重时危及母儿生命;且剖宫产术发生产后出血的几率较阴道分娩高。无论何种分娩方式,若新生儿出生后为早产儿,各器官发育不完善,可能出现早产儿一系列并发症,如:呼吸窘迫综合征、肺炎、颅内出血、缺血缺氧性脑病、败血症、脑瘫等,必要时需转儿科治疗,严重时危及患儿生命。

三、双胎妊娠分娩方式的选择

(一)双胎妊娠(先露为头)分娩方式的选择

目前诊断:双胎妊娠明确,第一胎儿为头位。

与患者及家属沟通:目前分娩方式有两种:

1. 阴道试产 因患者为初产妇,产程时间相对较长,可能出现胎儿窘迫、产程延长、滞产等情况,必要时需急诊改行剖宫产术终止妊娠;若两个胎儿均为头位,在分娩过程中可能发生胎头碰撞,导致胎头无法下降、产程延长,必要时仍需改行剖宫产术;第一个胎儿娩出后第二个胎儿发生胎位改变,形成臀位或横位,若第二个胎儿为臀位,在分娩过程中可能出现脐带脱垂导致胎儿窘迫或胎死宫内等情况发生,也可能因后出头困难,出现胎儿脊柱损伤、脑幕撕裂、新生儿窒息、臂丛神经损伤、胸锁乳突肌损伤、斜颈、颅内出血等情况,甚至可能发生死胎、死产;若第二个胎儿为横位,需行内倒转或外倒转手术,若将其旋转为臀位,可能发生上述臀位的一系列并发症;也可能内倒转失败,导致难产、胎死宫内,必要时需剖宫产术解决。

2. 剖宫产术终止妊娠　此方案需承担手术及麻醉风险(详见附录2《剖宫产手术同意书》和附录10《麻醉知情同意书》),且剖宫产术后建议两年以上再次妊娠,再次妊娠期间存在子宫破裂的风险,严重时危及母儿生命;且剖宫产术发生产后出血的几率较阴道分娩高。

无论何种分娩方式,双胎妊娠因子宫过度膨胀,产后宫缩乏力加之胎盘附着面积增大,发生产后出血几率大;新生儿出生后如为早产儿,各器官发育不完善,可能出现早产儿一系列并发症,如:呼吸窘迫综合征、肺炎、颅内出血、缺血缺氧性脑病、败血症、脑瘫等,必要时需转儿科治疗,严重时危及患儿生命。

(二) 双胎妊娠(先露为臀)分娩方式的选择

■■■ **目前诊断**:双胎妊娠明确,第一胎儿为臀位。

■■■ **与患者及家属沟通**:目前分娩方式有两种:

1. 阴道试产　因患者先露为臀,在分娩过程中可能出现脐带脱垂导致胎儿窘迫或胎死宫内等情况发生,也可能因后出头困难,出现胎儿脊柱损伤、脑幕撕裂、新生儿窒息、臂丛神经损伤、胸锁乳突肌损伤、斜颈、颅内出血等情况,甚至可能发生死胎、死产;若第二胎儿为头先露,分娩时若第一胎儿头部尚未娩出,而第二胎儿头部已入盆,两个胎儿可能发生颈部交锁,造成难产;第一个胎儿娩出后第二个胎儿可能发生胎位改变,形成臀位或横位,若第二个胎儿为臀位,同样存在上述风险,若第二个胎儿为横位,需行内倒转或外倒转手术,若将其旋转为臀位,可能发生上述臀位的一系列并发症;也可能内倒转失败,导致难产、胎死宫内,必要时需剖宫产术解决。

2. 剖宫产术终止妊娠　此方案需承担手术及麻醉风险(详见附录2《剖宫产手术同意书》和附录10《麻醉知情同意书》),且剖宫产术后建议两年以上再次妊娠,再次妊娠期间存在子宫破裂的风险,严重时危及母儿生命;且剖宫产术发生产后出血的几率较阴道分娩高。

无论何种分娩方式,双胎妊娠因子宫过度膨胀,产后宫缩乏力加之胎盘附着面积增大,发生产后出血几率大;而新生儿出生后如为早产儿,各器官发育不完善,可能出现早产儿一系列并发症,如:呼吸窘迫综合征、肺炎、颅内出血、缺血缺氧性脑病、败血症、脑瘫等,必要时需转儿科治疗,严重时危及患儿生命。

四、瘢痕子宫分娩方式的选择

(一)瘢痕子宫(子宫下段剖宫产术)分娩方式的选择

目前诊断:瘢痕子宫明确,追问其病史,于2年前行子宫下段剖宫产术,手术指征是:×××(非产道异常的手术指征),手术顺利,术后无发热,切口感染、愈合不良等。

查体:腹部无压痛及反跳痛,无腹肌紧张;瘢痕处及子宫下段无压痛。产科B超提示子宫瘢痕最薄处≥3.0mm,瘢痕连续性好。

与患者及家属沟通:有如下分娩方式:

1. 阴道试产　因患者前次剖宫产手术指征非骨盆异常,前次手术无切口感染、愈合不良病史,且手术时间距今大于2年,目前子宫下段无压痛,B超提示瘢痕厚度≥3.0mm,瘢痕连续性好,无阴道试产绝对禁忌证,可在严密监测下经阴道试产,但在试产过程中,可能因宫缩过强、过频或胎头下降阻滞等情况,导致先兆子宫破裂,需急诊行剖宫产术,严重时甚至可能出现子宫破裂,危及母儿生命;据统计剖宫产术后再次妊娠时子宫破裂的发生率约为 5/1000,使用催产素时约为 8/1000,使用前列素引产时约为 25/1000。

2. 剖宫产术终止妊娠　因目前 B 超检查瘢痕厚度与实际情况存在误差,此方案较阴道试产相对安全,但手术需承担相应手术及麻醉风险(详见附录 2《剖宫产手术同意书》和附录 10《麻醉知情同意书》);另外,因患者曾行剖宫产手术,术中可能因盆腔粘连严重导致腹腔内脏器损伤,必要时需请普外科医师台上协助;且此次为再次剖宫产,更易发生切口愈合不良,且若再次妊娠,发生子宫破裂几率增加;建议患者此次剖宫产术后严格避孕,如无有效避孕方法可在此次手术中同时行双侧输卵管绝育术避孕;告知患者及家属如同时行双侧输卵管结扎术,术后可能出现输卵管瘘、输卵管再通等情况,若输卵管再通,有可能再次妊娠,甚至可能发生异位妊娠可能。不管何种方式,在待产及等待手术过程中均可能出现自发性子宫破裂或者不可预测的子宫破裂,严重者危及母婴生命;瘢痕子宫也增加了患者羊水栓塞几率,若出现羊水栓塞,可能患者立即出现呼吸困难、血压下降、休克、DIC、抽搐、昏迷、心搏骤停等情况,会迅速危及患者生命。

(二) 瘢痕子宫(子宫肌瘤剥除术)分娩方式的选择

■■■ **目前诊断**:瘢痕子宫明确,追问其病史,于 2 年前行腹式 / 腹腔镜下子宫肌瘤剥除术,根据患者复印手术记录提示为浆膜下肌瘤,手术顺利,痊愈出院。

■■■ **查体**:腹部无压痛及反跳痛,无腹肌紧张;子宫无压痛。产科 B 超或 MRI 提示子宫未见明显瘢痕形成。

与患者及家属沟通：有如下分娩方式：

1. 阴道试产　因患者前次为子宫浆膜下肌瘤切除术，且手术时间距今大于 2 年，目前子宫无压痛，无阴道试产绝对禁忌证，可在严密监测下经阴道试产，但在试产过程中，可能因宫缩过强、过频或胎头下降阻滞等情况，导致先兆子宫破裂，需急诊行剖宫产术，严重时甚至可能出现子宫破裂，危及母儿生命。

2. 剖宫产术终止妊娠　如为子宫肌壁间或黏膜下肌瘤剥除术，此方案较阴道试产相对安全，但需承担手术及麻醉风险（详见附录 2《剖宫产手术同意书》和附录 10《麻醉知情同意书》），且剖宫产术后建议两年以上再次妊娠，再次妊娠期间存在子宫破裂的风险，严重时危及母儿生命；且剖宫产术发生产后出血的几率较阴道分娩高。另外，因患者曾行子宫手术，可能因盆腔粘连严重导致腹腔内脏器损伤，必要时需请普外科医师台上协助。不管何种方式，在待产及等待手术过程中均可能出现自发性子宫破裂或者不可预测的子宫破裂，严重者危及母婴生命；瘢痕子宫也增加了患者羊水栓塞几率，若出现羊水栓塞，可能患者立即出现呼吸困难、血压下降、休克、DIC、抽搐、昏迷、心搏骤停等情况，会迅速危及患者生命。

五、脐带绕颈分娩方式的选择

目前诊断：根据患者产科 B 超结果，考虑胎儿脐带绕颈可能，NST 反应型。

与患者及家属沟通：现有如下分娩方式：

1. 阴道试产　孕妇骨盆内外测量正常，NST 反应型，无阴道试产绝对禁忌，可经阴道试产，但因产科 B 超提示胎儿脐带绕颈，故在试产及分娩过程中需密切监测胎心及产程进展；因现有技术条件无法准确测量脐带长度,若脐带相对较短,在阴道试产过程中可能出现胎头下降阻滞、胎儿窘迫;新生儿窒息、缺血缺氧性脑病、脑瘫等情况,必要时需转 NICU 治疗,严重时可能出现胎死宫内或新生儿死亡。

2. 剖宫产术终止妊娠　此方案需承担手术及麻醉风险(详见附录 2《剖宫产手术同意书》和附录 10《麻醉知情同意书》),且剖宫产术后建议两年以上再次妊娠,再次妊娠期间存在子宫破裂的风险,严重时危及母儿生命;且剖宫产术发生产后出血的几率较阴道分娩高。另外,因 B 超检查存在一定的误差,可能胎儿并不存在脐带绕颈或脐带绕颈圈数增多。

六、S/D 值增高分娩方式的选择

■■■■ **目前诊断**:患者产科 B 超提示 S/D 值,×××,高于同孕周 S/D 值正常参考值。

■■■■ **与患者及家属沟通**:现有如下分娩方式:

1. 剖宫产终止妊娠　因胎儿 S/D 值高于正常,虽然胎动正常,NST 呈反应型,生物物理学评分正常,仍不能排除慢性胎儿窘迫可能,故此方案较阴道分娩相对安全;剖宫产术需承担相应手术及麻醉风险,术后建议两年以上再次妊娠,再次妊娠期间存在子宫破裂的风险,严重时危及母儿生命;且剖宫产术发生产后出血的几率较阴道分娩高。

2. 阴道试产　因患者自觉胎动正常,NST 反应型,生物物理评分正常,估计胎儿大小合适,骨盆测量无异常,患者及家属坚决要求阴道分娩,可在严密监测下经阴道试产,但需告知患者及家属,因患者多次 B 超提示 S/D 值高于正常,不除外慢性胎儿窘迫可能,在试产过程中,可能出现胎儿窘迫加重,新生儿室息、缺血缺氧性脑病、脑瘫等情况,必要时需转 NICU 治疗,严重时可能突然出现胎死宫内或新生儿死亡。各孕周 S/D 值参考值见表 1-3-1。

表 1-3-1　各孕周 S/D 值

孕周 S/D 值	5th	50th	95th
16 周	3.39	5.12	10.5
20 周	2.97	4.22	7.30
24 周	2.64	3.59	5.59
28 周	2.38	3.12	4.53
30 周	2.26	2.93	4.14
32 周	2.16	2.76	3.81
34 周	2.07	2.61	3.53
36 周	1.98	2.47	3.29
37 周	1.94	2.41	3.18
38 周	1.90	2.35	3.08
39 周	1.87	2.30	2.98
40 周	1.83	2.24	2.89
41 周	1.80	2.19	2.81
42 周	1.76	2.14	2.73

摘自:常才.妇产科超声学.北京:人民卫生出版社,2010

七、宫颈环形电切术(LEEP)或宫颈微波治疗后分娩方式的选择

与患者及家属沟通:患者曾行宫颈 LEEP/ 宫颈微波治疗,在阴道试产过程中可能因宫颈瘢痕形成,导致宫颈扩张缓慢、扩

张困难、产程延长等,严重者可能导致新生儿缺氧、新生儿窒息等,必要时需改行剖宫产术终止妊娠;也可能出现宫颈撕伤、子宫下段撕伤或阴道壁撕伤、大出血等情况,需行软产道裂伤修补术,严重者甚至需开腹手术止血。

八、足月妊娠促宫颈成熟方式的选择

目前诊断:患者目前一般情况可,宫颈评分 ≤ 6 分,胎膜未破,胎心正常;NST 呈反应型;产科 B 超未见异常。

与患者及家属沟通:目前拟行促宫颈成熟引产治疗,现促宫颈成熟方式有如下两种:

1. 予以阴道上普贝生促宫颈成熟　普贝生是 ACOG 推荐的用于足月引产促宫颈成熟的药物,目前是欧美国家促宫颈成熟药物的首选制剂;其为阴道上药栓剂,以局部用药促宫颈成熟,提高足月引产的有效性和成功性,有效率达 93%,具有可控性、安全、高效、便捷等特点;若在用药期间出现子宫过度刺激,仅需牵拉栓剂终止带取出栓剂,药物作用于取出栓剂 90 秒后消失,宫缩也逐渐减弱、消失,少数孕妇可能因宫缩过频或过强需予以硫酸镁或盐酸利托君抑制宫缩;但药物促宫颈成熟可能出现子宫过度刺激、强直宫缩、急性胎儿窘迫、羊水粪染、子宫破裂、羊水栓塞等情况;孕妇还可能出现恶心、呕吐、腹泻等胃肠道反应,及低血压、心动过速、过敏反应等,也可能出现对药物反应不敏感导致的引产失败。如用药前患者已有不规律宫缩等情况,建议不采用普贝生引产,避免因子宫过度刺激出现强直宫缩。

2. 低位超小水囊引产　用于促宫颈成熟的措施之一,通过对宫颈管及子宫下段的机械性刺激,促进宫颈局部内源性前列腺素的合成和释放,有利于足月妊娠促宫颈成熟,提高引产成功率;其操作简便、有效、费用低,孕妇放置水囊后不影响活动,且更适用于有前列腺素药物禁忌及缩宫素不敏感的孕妇,或对前列腺素制剂过度敏感或普贝生促宫颈成熟不成功的孕妇;但因水囊促宫颈成熟为阴道-子宫内无菌操作,可引起继发感染、出血、胎膜破裂、胎盘早剥、脐带脱垂、胎儿窘迫等风险;且可能发生引产失败,需改用其他引产方式或剖宫产终止妊娠。

第二节 羊水异常

一、羊水Ⅰ度/Ⅱ度污染

■ **目前诊断**:患者目前有规律性宫缩,宫口开大 ×××cm,现已自然/人工破膜,见羊水Ⅰ度/Ⅱ度,胎心正常,CST:阴性,产科 B 超未见异常,生物物理评分≥8 分。

■ **与患者及家属沟通**:目前处理方案有:

1. 阴道试产 因患者目前生物物理评分正常,CST:阴性,现有规律性宫缩,且宫口已开,估计胎儿大小合适,骨盆测量无异常,可在严密胎心监测下经阴道试产;但在试产过程中,可能随时出现胎心改变或羊水粪染进行性加重,严重时甚至出现胎死宫内或死产;新生儿出生后也可能发生胎粪吸入综合征、新生儿肺炎、窒息、脑瘫等情况,必要时需转 NICU 治疗,严重时可能发生新生儿死亡。

2. 立即剖宫产术终止妊娠 此方案可较快终止妊娠,降低胎儿窘迫及新生儿窒息、胎粪吸入综合征的发生率,但需承担相应手术及麻醉风险(详见附录 2《剖宫产手术同意书》和附录 10《麻醉知情同意书》),且剖宫产术后建议两年以上再次妊娠,再次妊娠期间存在子宫破裂的风险,严重时危及母儿生命;且剖宫产术发生产后出血的几率较阴道分娩高;另外,在等待手术及麻醉过程中,可能随时出现胎儿窘迫、胎死宫内等情况,也可能因宫缩过频或过强,产程进展迅速而来不及手术需经阴道分娩。新生儿出生后也仍可能出现新生儿肺炎、新生儿胎粪吸入综合征、新生儿窒息等情况,必要时需转儿科治疗,严重时甚至可能导致脑瘫或新生儿死亡。

二、宫口近开全羊水Ⅲ度

目前诊断:患者目前宫口已近开全,羊水Ⅲ度,胎心正常,胎儿监护 CST:阴性。

反复告知患者及家属:目前处理方式:

1. 继续经阴道试产 因患者宫口已近开全,胎心及胎儿监护正常,如估计短时间内可经阴道分娩,可考虑采用该方法;但在分娩过程中,可能随时出现胎儿窘迫,严重时甚至可能发生胎死宫内或死产等,新生儿出生后可能出现新生儿肺炎、胎粪吸入综合征、窒息、脑瘫等,必要时需转儿科治疗,严重时可能发生新生儿死亡。如出现胎心监护异常,可能需产钳助产或剖宫产;产钳助产可能出现:①宫颈裂伤、阴道穹隆或子宫下段撕伤,严重时可能发生子宫破裂,需开腹手术;②外阴、阴道裂伤或血肿,严重时可能损伤尿道、膀胱、肛门括约肌、直肠,需行修补术;③可能发生耻骨联合或骶髂关节分离、骶尾骨骨折等情况;④新生儿出生后可能出现头皮血肿、颅内出血、颅骨骨折、眼眶骨折、眼球后血肿、眼球脱出、听神经或面神经损伤、眼球压伤等情况。

2. 立即剖宫产术终止妊娠 如考虑短时间内不能经阴道

分娩,建议立即剖宫产终止妊娠,此方案可较快终止妊娠,降低胎儿窘迫及新生儿窒息、胎粪吸入综合征的发生率,但在等待手术过程中产程可能进展迅速,新生儿经阴道娩出,发生产道撕伤、大出血等情况,并在等待手术及麻醉期间随时可能出现胎儿窘迫、胎死宫内、死产等,新生儿出生后也同样可能出现上述风险:新生儿肺炎、胎粪吸入综合征、窒息、脑瘫等,必要时需转儿科治疗。另外,剖宫产需承担手术及麻醉风险(详见附录2《剖宫产手术同意书》和附录10《麻醉知情同意书》),且剖宫产术后建议两年以上再次妊娠,再次妊娠期间存在子宫破裂的风险,严重时危及母儿生命;且剖宫产术发生产后出血的几率较阴道分娩高。

将以上情况反复告知患者及其家属,患者及其家属表示理解,签字为证。

三、羊水过少

(一)足月羊水过少

■ **目前诊断**:患者B超提示羊水指数:×××cm;最大羊水暗区:×××cm,考虑存在羊水过少可能。

■ **告知患者及家属**:目前羊水过少原因不明,可能因胎盘功能减退、慢性胎儿窘迫、胎盘胎膜脐带病变或非特异性羊水过少所致,亦不除外胎儿畸形可能(以泌尿系统畸形为主)。

现患者妊娠已足月,因羊水过少,尽早终止妊娠对胎儿相对有利,终止妊娠的方式有两种:

1. 阴道试产 如羊水指数介于5~8cm,胎心监护正常,胎动正常,胎儿生物物理学评分≥8分,估计胎儿大小合适,骨盆测量正常,催产素激惹试验(OCT)阴性,可在严密监护下经阴道试产,但在试产过程中可能出现胎儿窘迫、胎死宫内以及新生儿窒息、死亡等情况,以及产程异常需改用剖宫产终止妊娠。

2. 剖宫产终止妊娠　如羊水指数小于 5cm,最大羊水暗区 <2cm,一般建议以剖宫产终止妊娠对胎儿较安全;但剖宫产需承担手术及麻醉风险(详见附录 2《剖宫产手术同意书》和附录 10《麻醉知情同意书》),且剖宫产术后建议两年以上再次妊娠,再次妊娠期间存在子宫破裂的风险,严重时危及母儿生命;且剖宫产术发生产后出血的几率较阴道分娩高。

以上情况反复向患者及家属交代,患者及家属表示理解,并选择如下分娩方式。签字为证。

(二) 未足月羊水过少

■■■ **目前诊断**:患者 B 超提示羊水指数:×××cm;最大羊水暗区:×××cm,考虑存在羊水过少可能。

■■■ **告知患者及家属**:目前羊水减少原因不明,可能因胎盘功能减退、慢性胎儿窘迫、胎盘胎膜脐带病变或非特异性羊水减少所致,亦不除外胎儿结构性畸形可能(以泌尿系统畸形为主)或者染色体异常可能。

现患者未足月,因羊水过少,子宫周围压力直接作用于胎儿,可能引起胎儿骨骼肌肉畸形,如:斜颈、曲背、手足畸形等情况。且妊娠期吸入羊水可助于胎肺膨胀发育,羊水过少可能导致胎儿肺发育不全,容易发生新生儿窒息。如为胎盘功能减退导致的羊水过少,胎儿在宫内可能处于慢性缺氧状态,轻微宫缩可能导致胎儿窘迫、胎儿死亡等情况发生。

■■■ **目前治疗方案有如下几种:**

1. 继续妊娠　有以下两种方案:

（1）予以补液、营养、改善胎盘微循环等对症治疗,此方案可能可以增加羊水量,延长孕周,提高新生儿出生后存活率;进一步行胎儿 MRI 以及羊水 / 脐血染色体相关检查(细胞核型分析及基因组拷贝数变异分析)以排除胎儿常见的结构性畸形及遗传物质异常导致的胎儿出生缺陷。但在治疗过程中,可能随时出现胎儿窘迫、胎死宫内等情况,也可能出现羊水量增加不明显或羊水继续减少等;

（2）羊膜腔内灌注术,在 B 超引导下羊膜腔内灌注生理盐水,该方法可迅速增加羊水量,但需承担手术的风险,如果是胎儿本身原因或胎盘原因所致的羊水量减少,术后可能再次出现羊水过少。

2. 终止妊娠　如孕周≥34 周,新生儿存活率较高,并发症发生率相对较少,也可考虑终止妊娠,但新生儿出生后可能发生早产儿一系列并发症,如新生儿呼吸窘迫综合征、肺炎、颅内出血、脑瘫、败血症、死亡等可能,且新生儿需转入 NICU 治疗。

终止妊娠方法有两种:

（1）经阴道分娩:若经阴道分娩,产程进展过程中可能出现胎儿窘迫、新生儿窒息甚至死亡等情况。

（2）剖宫产:此方案需承担手术及麻醉风险(详见附录 2《剖宫产手术同意书》和附录 10《麻醉知情同意书》),且剖宫产术后建议间隔两年以上再次妊娠,再次妊娠期间存在子宫破裂的风险,严重时危及母儿生命;且剖宫产术发生产后出血的几率较阴道分娩高。

四、羊水过多

(一) 足月羊水过多

■■■ **目前诊断**：患者 B 超提示羊水指数：×××cm；最大羊水暗区：×××cm，目前考虑羊水过多可能。

■■■ **羊水过多的原因有**：胎儿畸形(中枢神经系统和消化道畸形及染色体异常)、妊娠合并症及并发症(多胎妊娠和妊娠期糖尿病、母儿血型不合、妊娠期高血压疾病、重度贫血等)、胎盘胎膜脐带病变、不明原因特发性羊水过多等。目前需完善相关检查如葡萄糖耐量试验(OGTT)及糖化血红蛋白等，密切母胎监护。

■■■ **现反复告知患者及家属**：

1. 羊水过多易发生胎位异常，在阴道分娩过程中破膜时可能发生脐带脱垂、胎儿窘迫等情况，羊水过多若突然破膜，宫腔内压力骤然降低，易发生胎盘早剥，可能出现血压骤降，发生休克等，严重时危及母儿生命。

2. 长时间子宫肌纤维伸展过度，可致产后子宫收缩乏力，易发生产后出血。

3. 羊水过多可能合并胎儿畸形，常见中枢神经系统和消化道畸形及染色体异常等情况，建议孕期如未行羊水染色体检查，新生儿出生后择日进行染色体检查，并需密切观察新生儿哭声、吃奶、大小便情况等。

(二) 未足月羊水过多

■■■ **目前诊断**：患者 B 超提示羊水指数：×××cm；最大羊水暗区：×××cm，目前考虑羊水过多可能。

羊水过多的原因有:胎儿畸形(中枢神经系统和消化道畸形及染色体异常)、妊娠合并症及并发症(多胎妊娠和妊娠期糖尿病、母儿血型不合、妊娠期高血压疾病、重度贫血等)、胎盘胎膜脐带病变、不明原因特发性羊水过多等。目前需完善相关检查如葡萄糖耐量试验(OGTT)及糖化血红蛋白等,密切母胎监护。

现反复告知患者及家属:

1. 羊水过多导致子宫压力升高,孕妇易并发妊娠期高血压疾病、妊娠期糖尿病,且胎膜早破、早产发生率也明显增加,若突然破膜,宫腔内压力骤然降低,易发生胎盘早剥,可能出现血压骤降、发生休克等,严重时危及母儿生命。

2. 长时间子宫肌纤维伸展过度,可致产后子宫收缩乏力,易发生产后出血。

3. 羊水过多易发生胎位异常,破膜时多量羊水流出,可能引起脐带脱垂、胎儿窘迫等情况,围生儿死亡率较正常妊娠高 7 倍。

4. 羊水过多可能合并胎儿畸形,常见消化道或泌尿系统畸形及染色体异常等情况,若未行产前诊断者建议进一步行胎儿 MRI 以及羊水 / 脐血染色体相关检查(细胞核型分析及基因组拷贝数变异分析)以排除胎儿常见的结构性畸形及遗传物质异常导致的胎儿出生缺陷。

5. 羊膜腔穿刺放羊水,可缓解症状,但可能存在感染、胎盘早剥、早产、胎儿窘迫等并发症,术后仍可能再发。

第三节 巨大儿

目前诊断:根据 B 超结果或宫高 + 腹围≥140cm,目前患者不排除巨大儿可能,如为巨大儿,建议剖宫产术终止妊娠相对安全。

■■■ **告知患者及家属**：因胎儿体位、胎头的入盆程度以及羊水量的多少、腹壁脂肪的厚薄程度、子宫肌壁的厚薄程度等的影响，任何方法估测胎儿体重均存在一定的误差。若患者骨盆条件好，估计胎儿大小在4000g左右，也可经阴道试产。如经阴道试产，可能出现产程延长、产程阻滞、胎儿窘迫、胎死宫内等情况，必要时需改行剖宫产术终止妊娠；此外，阴道试产可能发生肩难产，其发生率与胎儿体重成正比。如发生肩难产可能引起宫颈、阴道损伤和会阴裂伤，甚至可能发生子宫破裂、尾骨骨折等情况，新生儿出生后可能出现臂丛神经损伤、锁骨骨折、颅内出血、新生儿窒息、脑瘫、死产等，必要时需转儿科治疗，严重时甚至可能发生新生儿死亡。

第四节　胎儿生长受限

一、足月胎儿生长受限

■■■ **胎儿生长受限的主要原因有**：①孕妇因素（如营养因素、妊娠并发症与合并症、病毒感染等）；②胎儿因素（胎儿基因或染色体异常、先天发育异常等）；③胎盘因素；④脐带因素。

■■■ **告知患者及家属**：目前导致胎儿生长受限原因不明。妊娠已足月，未临产，目前处理方式：

（1）静脉营养对症治疗，密切胎儿监护，等待自然临产后经阴道试产，在待产或试产过程中可能较易出现胎儿窘迫，甚至胎死宫内；如不是因为母体营养因素所致的生长受限，静脉营养对症治疗无效。ACOG指南目前不推荐饮食及营养支持治疗。

（2）引产:存在引产的风险及阴道分娩的风险(具体见附录1《阴道分娩知情同意书》及附录3《普贝生促宫颈成熟知情同意书》),以及引产可能失败。

（3）剖宫产终止妊娠:此方案对胎儿相对安全,但需承担手术及麻醉风险(详见附录2《剖宫产手术同意书》和附录10《麻醉知情同意书》),且剖宫产术后建议两年以上再次妊娠,再次妊娠期间存在子宫破裂的风险,严重时危及母儿生命;且剖宫产术发生产后出血的几率较阴道分娩高。

不管哪种分娩方式新生儿出生后如为低体重儿,均可能发生以下一系列并发症:呼吸窘迫综合征、肺炎、颅内出血、脑瘫、败血症、死亡等可能。

将以上情况反复告知患者及其家属,其表示理解,选择如下处理方式,签字为证。

二、未足月胎儿生长受限

■ **胎儿生长受限的主要原因有**:①孕妇因素(如营养因素、妊娠并发症与合并症、自身免疫性疾病、病毒感染等);②胎儿因素(胎儿基因或染色体异常、先天发育异常等);③胎盘因素;④脐带因素。

■ **告知患者及家属**:目前导致胎儿生长受限原因不明。因妊娠尚未足月,目前有以下处理方式:

（1）静脉营养对症治疗,密切胎儿监护,在待产过程中可能出现胎儿窘迫,甚至胎死宫内;如为非母体营养因素所致的生长受限,静脉营养对症治疗无效。ACOG指南目前不推荐饮食及营养支持治疗。

（2）剖宫产终止妊娠:B超监测胎儿连续3周体重无增长,

孕周≥35周,可考虑此方案,但需承担手术及麻醉风险(详见附录2《剖宫产手术同意书》和附录10《麻醉知情同意书》),且剖宫产术后建议两年以上再次妊娠,再次妊娠期间存在子宫破裂的风险,严重时危及母儿生命;且剖宫产术发生产后出血的几率较阴道分娩高。因未足月,新生儿可能发生一系列早产儿并发症:呼吸窘迫综合征、肺炎、颅内出血、脑瘫、败血症、死亡等可能。

将以上情况反复告知患者及其家属,其表示理解,选择如下处理方式,签字为证。

第五节 胎膜早破

一、足月疑似胎膜早破

■ **目前情况**:患者自诉有阴道流液,量多,但阴道窥器未见羊水自宫颈口流出,阴道后穹隆无羊水存留,pH试纸检查均未变色,胰岛素样生长因子结合蛋白1检测阴性,故目前不能确诊胎膜早破。

■ **告知患者及家属**:现有如下治疗方案:

1. **终止妊娠** 因患者孕××周已足月,可按足月胎膜早破处理,予以药物诱导临产后经阴道分娩或行剖宫产术终止妊娠:

(1)阴道试产:因患者目前胎儿大小合适、骨盆外测量均正常,胎心及胎儿监护好,无阴道试产禁忌,可予以静滴催产素或阴道上普贝生引产后经阴道分娩(详见附录3《普贝生促宫颈成熟知情同意书》),但可能出现引产失败或试产过程中出现胎儿窘迫、产程延长、产程停滞等情况,及时改行剖宫产术终止妊娠。

(2) 剖宫产术终止妊娠:如无剖宫产指征,不建议采用该治疗方法。如采用剖宫产的方法终止妊娠需承担手术及麻醉风险(详见附录2《剖宫产手术同意书》和附录10《麻醉知情同意书》),且剖宫产术后建议两年以上再次妊娠,再次妊娠期间存在子宫破裂的风险,严重时危及母儿生命;且剖宫产术发生产后出血的几率较阴道分娩高。

2. 继续期待观察 因患者现孕周不足40周,未明确诊断胎膜早破,可继续观察待产,密切监测阴道流液情况及感染指标,等待自然临产后经阴道试产或行剖宫产术终止妊娠;但因患者胎膜早破不除外,故在等待过程中可能发生脐带脱垂、胎儿窘迫、胎死宫内、宫腔感染、盆腹腔感染、败血症、血栓形成等情况。

二、足月胎膜早破

目前诊断:胎膜早破。

告知患者及家属:现有如下分娩方式:

1. 阴道试产 因患者已足月,产科B超提示胎儿大小合适、骨盆外测量均正常,胎心及胎儿监护好,无阴道试产禁忌,可予以静滴催产素或阴道上普贝生引产后经阴道分娩,但在试产过程中,可能出现引产失败,必要时需改用其他引产方法或行剖宫产术终止妊娠;也可能出现脐带脱垂(注:胎膜破裂时脐带脱垂发生率为0.4%~10%,其中头先露占0.4%、单臀位占0.5%、完全臀位占4%~6%、足先露占15%~18%)、胎儿窘迫、产程延长、产程停滞等情况,需急诊剖宫产术终止妊娠。

2. 剖宫产术终止妊娠　需承担手术及麻醉风险(详见附录2《剖宫产手术同意书》和附录10《麻醉知情同意书》),且剖宫产术后建议两年以上再次妊娠,再次妊娠期间存在子宫破裂的风险,严重时危及母儿生命;且剖宫产术发生产后出血的几率较阴道分娩高。无论何种分娩方式,均可能因胎膜破裂时间长而发生局部感染如:会阴切口感染或腹部切口感染;严重者扩散到全身感染:盆腹腔感染、感染性休克、败血症等。

三、未足月胎膜早破

目前诊断:未足月胎膜早破。

告知患者及家属:未足月胎膜早破发生率为 2%~3.5%,孕周越小,围生儿预后越差,胎膜早破可引起早产、脐带脱垂及母儿感染等并发症。未足月胎膜早破的发生 30%~50% 与感染有关。目前患者病情稳定,现有如下处理方式:

1. 期待治疗　延长孕周。予卧床休息、抑制宫缩、预防感染、促胎肺成熟、营养支持、母胎监护、定期复查炎性指标、密切监测感染征象等,尽量延长孕周,提高新生儿存活率及降低新生儿并发症的发生率;对孕周小于 32 周,因早产儿出生后存活率低,早产儿并发症发生率高,如无感染征象者一般建议采用期待治疗,但在期待治疗过程中,孕妇随时可能出现脐带脱垂(注:胎膜破裂时脐带脱垂发生率为 0.4%~10%,其中头先露占 0.1%~0.4%、单臀位占 0.5%、完全臀围占 4%~6%、足先露占 15%~18%)、胎儿窘迫甚至胎死宫内等;并随着破膜时间的延长,感染几率也相应增加,可能发生宫腔感染、绒毛膜羊膜炎、全身感染,甚至败血症、DIC 等;孕妇卧床时间长,以及孕妇本身处于高凝状态,容易形成血栓,导致各器官栓塞形成,危及母儿生命;

胎儿随时可发生宫内感染、胎儿宫内窘迫,甚至胎死宫内等。

2. 促胎肺成熟两天后再考虑终止妊娠　可降低围生儿并发症,但在这期间同样存在上述风险。

3. 顺其自然　继续待产,等待自然临产后经阴道试产或剖宫产,但在待产过程中同样可能出现上述风险。

4. 药物诱导临产经阴道试产　如孕周≥35周,胎儿存活率相对较高,并发症发生率相对低,可以考虑采用该方法;在引产及试产过程中,可能出现脐带脱垂、胎儿窘迫甚至胎死宫内等。

5. 剖宫产终止妊娠　如无剖宫产指征,一般不建议采用该方法;剖宫产需承担手术及麻醉风险(详见附录2《剖宫产手术同意书》和附录10《麻醉知情同意书》),且剖宫产术后建议两年以上再次妊娠,再次妊娠期间存在子宫破裂的风险,严重时危及母儿生命;且剖宫产术发生产后出血的几率较阴道分娩高。不管哪种分娩方式,胎儿娩出后是早产儿,新生儿有可能发生早产儿一系列并发症;如新生儿呼吸窘迫综合征、肺炎、颅内出血、脑瘫、败血症等,必要时需转儿科治疗,病情严重时可能发生新生儿死亡。

以上情况已告知孕妇及家属,其表示理解,作出以下选择,并签字为证。

第六节　先兆早产

▰ **目前诊断**:先兆早产。

▰ **告知患者及家属**:因早产占分娩总数的5%~15%,20%~50%的早产与胎膜早破及感染有关。现妊娠尚未足月,现有如下处理方式:

1. 保胎治疗 予卧床休息、抑制宫缩、预防感染、促胎肺成熟、营养支持、母胎监护等保胎对症治疗,尽量延长孕周,提高新生儿存活率及降低新生儿并发症的发生率;但在保胎治疗过程中,可能保胎失败,早产不能避免,甚至胎儿窘迫、胎死宫内等;孕妇卧床时间长,以及孕妇本身处于高凝状态,容易形成血栓,导致各器官栓塞形成,危及母儿生命。

2. 顺其自然 继续待产,等待自然临产后经阴道试产。

3. 予以保胎对症治疗,促胎肺成熟两天后顺其自然经阴道分娩。

4. 剖宫产终止妊娠 如无剖宫产指征,一般不建议采用该方法;剖宫产需承担手术及麻醉风险(详见附录2《剖宫产手术同意书》和附录10《麻醉知情同意书》),且剖宫产术后建议两年以上再次妊娠,再次妊娠期间存在子宫破裂的风险,严重时危及母儿生命;且剖宫产术发生产后出血的几率较阴道分娩高。如早产,新生儿有可能发生早产儿一系列并发症:如新生儿呼吸窘迫综合征、肺炎、颅内出血、脑瘫等并发症,必要时需转儿科治疗,病情严重时可能发生新生儿死亡。

附:抑制宫缩的药物

目前抑制宫缩的药物可选择以下几种:

1. 硫酸镁 抑制宫缩的效果较后两种宫缩抑制剂弱,但美国妇产科医师协会(ACGO)认为,在32周之前应用硫酸镁有脑神经保护作用,能够降低早产儿脑瘫的发病率。

2. 盐酸利托君 此药物抑制宫缩的效果相对较好,但盐酸利托君可引起血糖增高1~2mmol/L,可引起低血钾、肝功能损害、消化道出血、肺水肿、心力衰竭等并发症,且美国妇产科医师协会（ACGO）认为在对胎龄 22~33 周的早产儿研究中指出,长期使用盐酸利托君保胎治疗会增加早产儿脑瘫的发生风险。

3. 醋酸阿托西班　为拮抗催产素药物,故可直接抑制宫缩,其药物抑制宫缩效果较好,且母体的不良反应一般较少,但有少数极个别患者对药物有过敏反应;该药物价格高,我院药房无此药物提供,需外购。

第七节　妊娠特有疾病

一、子痫前期

■ **目前诊断**:子痫前期(轻度或重度)。

■ **告知患者及家属**:因子痫前期是妊娠相关性疾病,终止妊娠是最有效的缓解症状的方法。患者目前孕 ××× 周,未足月,现处理方法有以下三种:

1. 期待治疗　解痉、镇静、降压、促胎肺成熟、营养支持、改善胎盘微循环、抗凝、胎儿监测等对症治疗,尽量延长孕周,但在期待治疗期间,血压可能进一步升高,病情恶化,严重者可导致胎盘早剥、凝血功能障碍、脑血管意外、急性肾衰竭、急性心衰、急性肺水肿、视网膜剥离、子痫发作等并发症,甚至心跳呼吸骤停,危及生命,以及胎儿窘迫、胎死宫内、胎儿生长受限等。

2. 促胎肺成熟 2 天后终止妊娠　在如上治疗的前提下,促胎肺成熟 2 天后终止妊娠,可降低早产儿患病率,但仍有可能出现上述情况,且在促胎肺成熟期间,血压可能进一步升高,出现上述严重并发症。

3. 立即终止妊娠 对于孕 34 周以上,胎儿有相当的存活机会,早产儿并发症发生率相对较低,终止妊娠对于控制孕妇病情有利,可避免病情进一步加重;对孕 34 周以上的重度子痫前期可选择尽早终止妊娠。

终止妊娠的方式有两种:

(1) 经阴道试产:对于轻度的子痫前期或妊娠期高血压,病情平稳,胎心监护好,可在严密监护下经阴道分娩;但在引产或试产过程中可能出现胎儿窘迫,胎死宫内,以及产程异常改用剖宫产终止妊娠。

(2) 剖宫产:对胎儿相对有利,但需承担手术及麻醉风险(详见附录 2《剖宫产手术同意书》和附录 10《麻醉知情同意书》),且剖宫产术后建议两年以上再次妊娠,再次妊娠期间存在子宫破裂的风险,严重时危及母儿生命;且剖宫产术发生产后出血的几率较阴道分娩高。

不管哪种分娩方式,在分娩前后、围术期孕妇血压可能进一步升高,病情恶化,严重者可导致胎盘早剥、凝血功能障碍、脑血管意外、急性肾衰竭、急性心衰、急性肺水肿、视网膜剥离、子痫发作(子痫占分娩总数的 0.1%~0.4%,占子痫前期的 1%~5%,分娩前占 40%~50%、分娩中占 10%~20%,分娩后占 30%~40%)、HELLP 综合征等并发症危及生命。再次妊娠该疾病再发的风险为 7.5%~14.7%,重度子痫前期再发率甚至可达 47%。妊娠未足月,胎儿发育未完全成熟,新生儿出生后为早产儿,可能出现新生儿窒息、缺血缺氧性脑病、脑瘫、新生儿呼吸窘迫综合征、肺炎、感染、颅内出血、败血症等早产儿一系列并发症,必要时需转 NICU 治疗,病情严重时可能发生新生儿死亡。

以上情况反复向患者及家属说明,其表示理解,并选择如下处理方式,签字为证。

二、妊娠期肝内胆汁淤积症

目前诊断:妊娠期肝内胆汁淤积症。

告知患者及家属:因妊娠期肝内胆汁淤积症是妊娠相关性疾病,终止妊娠是最有效的治疗方法。根据患者目前病情,治疗方式有两种:

1. 期待治疗 予保肝、降胆酸、抗凝、改善胎盘微循环、抑制宫缩、胎心监测、营养支持、必要时促胎肺成熟等对症治疗,尽量延长孕龄,密切监测母胎情况;但在期待治疗过程中可能出现肝功能损害进行性加重,导致肝肾综合征、肝性脑病,严重时导致患者死亡;胎儿随时可能出现早产、胎儿窘迫,甚至不能预测的胎儿突然死亡等可能;文献报道妊娠期肝内胆汁淤积症导致胎死宫内发病率为 0.4%~1.2%,胎死宫内 80% 发生于妊娠 35 周后。

2. 立即终止妊娠 新生儿出生后为早产儿,有可能发生早产儿一系列并发症,如新生儿呼吸窘迫综合征、肺炎、颅内出血、脑瘫、败血症、死亡等可能,且新生儿需转入 NICU 治疗。如孕周 >34 周,早产儿存活率相对增高,并发症发生率少;如孕周 <32 周,早产儿出生后生存能力低下,存活率低,早产儿并发症发生率相对增高。因患者合并妊娠期肝内胆汁淤积征,产时及产后容易发生大出血,严重时危及患者生命。

终止妊娠的方式有两种:

(1) 经阴道试产:对于轻度的妊娠期肝内胆汁淤积症,胎心监护好,无阴道试产禁忌证,可在严密监护下经阴道分娩;但在试产过程中可能出现胎儿窘迫,胎死宫内,以及产程异常改用剖宫产终止妊娠。

(2) 剖宫产,对胎儿相对有利,但需承担手术及麻醉风险(详见附录 2《剖宫产手术同意书》和附录 10《麻醉知情同意书》),且剖宫产术后建议两年以上再次妊娠,再次妊娠期间存在子宫破裂的风险,严重时危及母儿生命;且剖宫产术发生产后出血的几率较阴道分娩高。

目前孕妇血液处于高凝状态,故无论选择上述何种方式,均有随时发生下肢深静脉血栓、全身多器官栓塞、DIC、多器官出血等可能,严重时危及孕妇生命。

将以上情况反复告知患者及其家属,患者及家属表示理解,并选择如下治疗方式,签字为证。

三、妊娠期糖尿病

告知患者及家属:患者为妊娠期糖尿病,如孕期血糖控制欠佳、病情严重。

在母体方面:可发生生殖泌尿系统感染,甚至败血症,也容易出现妊娠期高血压及子痫前期、子痫、严重血管病变、重要脏器缺血缺氧性改变、酮症酸中毒、高渗性昏迷等并发症,危及母儿生命。使用胰岛素治疗期间可能出现低血糖昏迷。

在胎儿及附属物方面:则易发生羊水过多、胎盘功能减退、胎盘早剥,可发生巨大儿、胎儿生长受限、胎儿窘迫甚至胎死宫内。另外,因妊娠期糖尿病的胎儿肺发育成熟相对较晚,新生儿出生后容易出现呼吸窘迫综合征及低血糖。即使孕周已达 37 周,新生儿同样有可能发生早产儿的一系列并发症:如新生儿呼吸窘迫综合征、肺炎、颅内出血、脑瘫、败血症等并发症,必要时需转儿科治疗,病情严重时可能发生新生儿死亡。

■ 促胎肺成熟药物有以下两种途径给予：

（1）羊膜腔内注射：可避免影响孕妇的血糖水平，但可能损伤胎儿，引起胎盘后血肿以及胎盘早剥。

（2）肌内注射：可引起孕妇血糖升高，导致血糖控制不满意，病情加重。

■ 终止妊娠的方式有两种：

（1）经阴道试产：对于孕期控制良好的妊娠期糖尿病，胎心监护好，可在严密监护下经阴道分娩；但在试产过程中可能出现胎儿窘迫，胎死宫内，以及产程异常改用剖宫产终止妊娠。

（2）剖宫产：但需承担手术及麻醉风险（详见附录2《剖宫产手术同意书》和附录10《麻醉知情同意书》），且剖宫产术后建议两年以上再次妊娠，再次妊娠期间存在子宫破裂的风险，严重时危及母儿生命；且剖宫产术发生产后出血的几率较阴道分娩高。因患者为妊娠期糖尿病，两种方式都可能出现伤口愈合不良，延迟愈合以及感染甚至败血症。

四、妊娠期血小板减少症

■ 目前诊断：妊娠合并血小板减少症，血小板计数为×××。妊娠合并血小板减少最常见的原因主要为妊娠相关性血小板减少、特发性血小板减少性紫癜和子痫前期。本例主要原因是×××（或原因不明）。

■ 告知患者及家属：一般认为，血小板计数 $>20 \times 10^9/L$ 的无出血症状的孕妇在孕期可无需治疗，但对于血小板计数 $<50 \times 10^9/L$，在临近分娩时需进行治疗以提升血小板数，降低产后出血的几率。治疗药物选择激素和丙种球蛋白。如果是妊娠相关性血小板减少，终止妊娠是最有效的治疗方法。

分娩方式有两种：

1. 经阴道分娩　对于血小板计数 $>50 \times 10^9/L$，不伴有出血症状，无阴道试产禁忌证，应尽量阴道分娩。

2. 剖宫产　对于血小板计数 $<50 \times 10^9/L$ 并伴临床出血症状的孕妇一般建议采用剖宫产；而对于血小板计数 $<50 \times 10^9/L$，$>30 \times 10^9/L$，不伴有临床出血症状的孕妇采用经阴道分娩或剖宫产有较大的争议；一般建议行药物治疗提升血小板后再终止妊娠；如已经临产，考虑到剖宫产虽然手术创面大，但暴露好，缝合止血操作方便，而阴道分娩后如发生阴道壁血肿，可能因暴露困难导致缝合止血操作困难，以及第二产程孕妇需用力屏气可增加脑出血的风险，因此也建议采用剖宫产终止妊娠。

因血小板减少，不管采用哪种方式，都可能出现产后大出血，切口部位血肿形成以及切口出血、渗血不止，需输注血小板悬液、压迫止血以及必要时清除血肿，再次手术缝合止血。重度血小板减少的孕妇可出现自发性颅内出血，危及生命；新生儿也易出现血小板减少，发生颅内出血而死亡。对于血小板计数 $<50 \times 10^9/L$，经药物治疗血小板未提升者，术前均需预约血小板，因血源紧张，预约血小板需要一定的时间，且所合血液制品从血站一经确认取出后即不可撤回，即使未使用或未输注，均列入治疗计费。

第八节　妊娠晚期出血

一、前置胎盘

目前诊断：前置胎盘。

■ **告知患者及家属：**因孕晚期子宫下段逐渐伸展，牵拉宫颈内口，附着于子宫下段及宫颈内口的胎盘前置部分不能相应伸展而与其附着处分离，血窦破裂，易发生产前出血；而因胎盘附着于子宫下段，该处肌组织菲薄，收缩力差，分娩后不能有效收缩压迫血窦而止血，故容易发生产后出血，严重者量多难于控制、危及患者生命，必要时需切除子宫挽救生命。因患者现孕 ×× 周，未足月，目前治疗方式有：

1. 期待治疗　予卧床休息、抑制宫缩、预防感染、纠正贫血、必要时促胎肺成熟、营养支持、胎儿监护等对症治疗，尽量延长孕周，提高新生儿存活率及降低新生儿并发症的发生；但在期待治疗过程中，孕妇随时可能发生大出血致贫血，甚至危及母儿生命安全。

2. 立即终止妊娠　可避免突发性的阴道大出血，但因新生儿出生后为早产儿，各器官发育未成熟，出生后可能发生早产儿一系列并发症如呼吸窘迫综合征、肺炎、颅内出血、脑瘫、感染、败血症等情况，出生后需立即转 NICU 治疗，严重时可能发生新生儿死亡。

■ **患者终止妊娠的方式有：**

1. 经阴道试产　该方式仅适用于低置胎盘，阴道出血少，估计短时间内能结束分娩者；但在试产过程中可能因宫口扩张、胎盘面剥离等情况出现产时大出血，危及母婴生命，严重时可能发生胎儿窘迫、胎死宫内，必要时需改用剖宫产终止妊娠；如产后发生大出血，经药物保守治疗无效时，需进一步采取相应的手术止血治疗（球囊置入压迫止血法、经阴道子宫下段环形缝扎术、经腹子宫压迫缝合术、子宫动脉栓塞术等）。另外，如胎盘位于后壁或胎盘厚薄不均，B超提示胎盘位置可能存在误差。

2. 剖宫产终止妊娠　如胎盘位于子宫下段前壁，正好是剖宫产切口的位置，更容易出现大出血，手术风险高，新生儿易失血导致贫血、窒息等，若发生子宫下段收缩乏力或胎盘粘连、植入等更增加了大出血发生的几率，严重者危及患者生命；发生产后出血时如患者要求保留子宫，术中可采用外科缝合技术（如子宫压迫缝合术或子宫动脉结扎术等），但术后可能发生子宫缺血坏死、感染、晚期产后出血等情况，严重者需行子宫动脉栓塞术，甚至可能再次开腹手术切除子宫；也可能出现术后继发闭经，影响再次生育力等情况；如切除子宫，术后宫颈阴道残端可能出血、感染、愈合不良、裂开等，无月经来潮、无生育功能等；另外，剖宫产需承担手术及麻醉风险（详见附录2《剖宫产手术同意书》和附录10《麻醉知情同意书》），且剖宫产术后建议两年以上再次妊娠，再次妊娠期间存在子宫破裂的风险，严重时危及母儿生命。另外，前置胎盘孕妇容易出现感染；也会增加羊水栓塞几率，若出现羊水栓塞，可能患者立即出现呼吸困难、血压下降、休克、DIC、抽搐、昏迷、心搏骤停等情况，会迅速危及患者生命。

以上情况告知患者及家属，患者及家属表示理解，选择治疗方式如下，签字为证。

二、胎盘早剥

■ **目前诊断**：胎盘早剥明确，予以完善相关检查、面罩给氧、建立静脉通道、密切母胎监护、积极备血。

■ **告知患者及家属**：目前处理方式：

1. 积极术前准备，剖宫产术立即终止妊娠　对于孕周已足月或近足月,胎盘剥离面积大,或孕妇出现贫血、失血性休克等表现时应首选该方案;但在等待手术的过程中,可能出现剥离面继续扩大,导致患者病情加重,出现胎儿窘迫、胎死宫内等,严重时甚至出现出血性休克、羊水栓塞、凝血功能障碍、弥散性血管内出血(DIC)、急性肾衰竭等,危及母儿生命。而剖宫产术中可能因子宫收缩乏力发生大出血,尤以严重的子宫胎盘卒中患者更为常见,新生儿也可能因失血导致贫血、窒息等,严重者危及母儿生命,必要时需切除子宫挽救患者生命,切除子宫后无月经来潮、无生育功能等;另外,剖宫产手术需承担相应手术及麻醉风险(详见附录2《剖宫产手术同意书》和附录10《麻醉知情同意书》),且剖宫产术后建议两年以上再次妊娠,再次妊娠期间存在子宫破裂的风险,严重时危及母儿生命。胎盘早剥危及孕妇生命时不论胎儿存活与否,均应立即剖宫产,术前、术中、术后均可能出现上述并发症。

2. 期待治疗　若患者孕周仅 ×× 周,未足月,或为轻型胎盘早剥,全身情况良好,病情稳定,出血较少,B超提示胎盘剥离面积小,可采用该方案;但在期待治疗过程中可能出现胎盘剥离面积增大,导致患者病情加重,出现上述严重并发症;另外,对于宫口已近开全,轻型胎盘早剥者,考虑短时间内可经阴道分娩者,可在严密母胎监护下经阴道试产,但在试产过程中可能随时病情加重,出现胎儿窘迫、胎死宫内,孕妇出现失血性休克、凝血功能障碍等上述并发症,仍需急诊改用剖宫产终止妊娠。

不管哪一种分娩方式,均可能因子宫收缩力差发生产后出血,严重者危及患者生命,必要时需切除子宫挽救生命;另外,胎盘早剥患者更容易出现 DIC。

若患者妊娠未足月,因新生儿出生后为早产儿,各器官发育未成熟,出生后可能发生早产儿一系列并发症:如呼吸窘迫综合征、肺炎、颅内出血、脑瘫、感染、败血症等情况,出生后需立即转儿科治疗,严重时可能发生新生儿死亡。

以上情况告知患者及家属了解,患者及家属表示理解,并选择治疗方式如下,以签字为证。

三、凶险型前置胎盘(Ⅱ或Ⅲ级)

目前诊断:凶险型前置胎盘(Ⅱ或Ⅲ级)。

告知患者及家属:现孕 ×× 周,阴道出血时间长,可积极完善相关检查,并做好充分合血等术前准备,尽早终止妊娠;但在等待终止妊娠的过程中,孕妇随时可能发生大出血致贫血、子宫破裂、羊水栓塞等情况,严重时危及母儿生命安全。

目前处理方式:患者现术前准备基本完善,拟定剖宫产终止妊娠。因患者为凶险型前置胎盘,胎盘位于子宫下段前壁及后壁,根据 MRI 及产科 B 超,考虑胎盘植入,不除外膀胱侵犯可能,故剖宫产术中发生产后出血几率大,切除子宫的可能性大,甚至可能需请泌尿外科医师上台协助,切除侵犯的部分膀胱组织、修补膀胱,术后可能发生膀胱瘘等并发症,术中也可能因侵犯严重,导致输尿管损伤、输尿管瘘等,必要时需反复行膀胱、输尿管修补术,术后患者可能会出现排尿困难;膀胱切口愈合不良从而导致漏尿、尿外渗;术后出现尿频等下尿路刺激症状;如输尿管管口狭窄可致肾积水、肾功能不全等;如损伤部位靠近输尿管口,则行输尿管再植术等;严重时甚至可能因大出血等原因导致患者死亡。

现考虑手术方式可选择：

1. 可先行腹主动脉球囊放置术后再行剖宫产手术　可预防术中大出血紧急止血用，但胎儿需接受放射线辐射，且安置腹主动脉球囊后可能出现血栓、气栓、异物、血管壁脱离、硬化斑脱落致脑栓塞或上肢远端等部位栓塞，重者危及生命；腹主动脉主干球囊临时阻断时间较长，可能导致阻断部位脊髓动脉缺血性损伤、阻断部位以下盆腔脏器、结肠以及双下肢缺血性损伤，严重时不能完全恢复或无法恢复；也可能阻断效果不理想，无法达到可控制性大出血效果（详见附录5《腹主动脉造影＋腹主动脉远段球囊临时阻断术知情同意书》），必要时仍需行子宫压迫缝合术、经导管髂内/子宫动脉栓塞术等相关手术，严重时仍可能需切除子宫，甚至可能危及患者生命。

2. 先行剖宫产术　若术中发生大出血再选择腹主动脉球囊压迫止血或经导管髂内/子宫动脉栓塞术。因患者目前考虑凶险型前置胎盘（Ⅱ或Ⅲ级），胎盘位于子宫下段前壁，正好是剖宫产切口的位置，手术风险高，新生儿易失血导致贫血、窒息等，若发生子宫下段收缩乏力或胎盘粘连、植入等更增加了大出血发生的几率，严重者危及患者生命；而此手术方式发生术中大出血风险性极大，而如术中发生大出血，虽可及时选择腹主动脉球囊压迫止血或经导管髂内/子宫动脉栓塞术止血，但因大出血时行股动脉穿刺或介入手术占用了少许时间，若其出血汹涌，可能立即导致失血性休克等相关并发症，严重时危及患者生命；而且术中大出血时立即行股动脉穿刺或介入手术，可能因血管无法充盈等情况，导致手术失败，需急诊改行全子宫切除术，严重时危及患者生命。

因患者凶险型前置胎盘（Ⅱ或Ⅲ级），术中发生大出血几率

极大,术后感染的并发症发生几率也相应增加。若术中发生大出血,可选择如下方案:

1. 先采用保留子宫的手术方法　保留子宫的手术方式有经导管髂内/子宫动脉栓塞术、子宫压迫缝合术、子宫动脉/髂内动脉结扎术等,如采用外科缝合技术(如子宫压迫缝合术或子宫动脉/髂内动脉结扎术等),术后可能发生子宫缺血坏死、感染、晚期产后出血等情况,严重者需行子宫动脉栓塞术,甚至可能再次开腹手术切除子宫;如行子宫动脉/髂内动脉栓塞术,同样可能出现子宫坏死、感染、晚期产后出血等情况,也可能出现栓塞失败仍不能有效止血,严重时仍需切除子宫;术中、术后可能出现栓子脱落导致下肢栓塞、肺栓塞或其他部位栓塞,严重时危及生命等(手术并发症及风险详见附录2-2《凶险型前置胎盘剖宫产手术同意书》以及附录4《经导管子宫动脉/髂内动脉栓塞术知情同意书》);以上两种手术方式均可能出现术后继发闭经,影响再次生育力等情况。

2. 直接切除子宫　术后宫颈阴道残端可能出血、感染、愈合不良、裂开等,无月经来潮、无生育功能等,且因患者为瘢痕子宫,考虑胎盘植入,不排除侵及膀胱的可能,切除子宫手术困难,仍可能大出血,危及患者生命;且因患者曾行剖宫产手术,术中可能因盆腔粘连严重导致腹腔内脏器损伤,必要时需请普外科医师台上协助;且此次为再次剖宫产,更易发生切口愈合不良。

3. 保留胎盘　若患者胎儿娩出后阴道出血较少,探及其胎盘大面积广泛植入于子宫肌壁,甚至部分完全穿透子宫肌层侵犯膀胱,行胎盘剥离时可能发生大出血的风险,故可暂不予以清除胎盘胎膜组织,直接关闭子宫,术后予以口服米非司酮,肌注甲氨蝶呤治疗(有相应化疗副作用),等待残留胎盘自然排出;此方案可避免术中剥离胎盘时发生大出血;但其治疗时间可能相对较长,且治疗期间仍可能发生晚期产后大出血,严重时需切除子宫挽救生命,另若残留胎盘未及时排出,阴道出血时间较长,在治疗期间可能发生宫腔感染、盆腹腔感染、全身感染、败血症、弥散性血管内出血(DIC)等,必要时可能需再次通过手术治疗清除胎盘组织,严重时仍可危及患者生命。

另因患者此次为凶险型前置胎盘(Ⅱ或Ⅲ级),故不建议再次妊娠,建议其术中可同时行双侧输卵管绝育术避孕,术后可能出现输卵管瘘、输卵管再通等情况,若输卵管再通,有可能再次妊娠,甚至可能发生异位妊娠可能;若患者拒绝行双侧输卵管结扎术,建议患者此次剖宫产术后严格避孕。

第九节　妊娠合并内外科疾病

一、妊娠合并急性阑尾炎

目前诊断:考虑急性阑尾炎可能性大。

告知患者及家属:目前处理方式:

1. 剖腹探查术　考虑急性阑尾炎可能性大,建议在积极抗感染的同时立即行剖腹探查术。理由之一:妊娠期阑尾炎易发展成重症感染。因妊娠期盆腔器官及阑尾均充血,炎症发展较快,容易发生阑尾坏死、穿孔。而妊娠期大网膜被增大的子宫推移,难以包裹炎症,一旦穿孔炎症不易局限,可造成弥漫性腹膜炎。理由之二:妊娠期阑尾炎易导致母胎并发症。一旦炎症波及子宫浆膜,可诱发子宫收缩,引起流产、早产,其毒素也可能诱发胎儿窘迫、胎死宫内等,严重时可能危及母胎生命。理由之三:妊娠可导致临床表现不典型,诊断困难,存在一定的误诊率,剖腹探查术可明确诊断。

手术可能存在的弊端及问题:因患者为妊娠期,麻醉及围术期所使用的药物可能影响胎儿;且因目前妊娠期用药受限,或者本身感染重,术后仍可能出现感染控制欠佳,导致严重盆腹腔感染、弥漫性腹膜炎以及绒毛膜羊膜炎、胎儿严重宫内感染等,严重时可能出现感染性休克,危及母儿生命;因妊娠子宫大,视野不易暴露,手术操作存在一定的难度。

手术并发症:术中、术后可能发生流产、早产,需相应的进行保胎治疗,如保胎治疗失败,新生儿出生后为早产儿,可能发生早产儿一系列并发症,如:新生儿呼吸窘迫综合征、肺炎、颅内出血、脑瘫、败血症、新生儿死亡等,必要时需转入 NICU 治疗;孕周越小,早产儿并发症发生几率越高;另外,因急性阑尾炎为感染手术切口,以及随着妊娠周数的增加,腹部张力增大,术后可能出现切口感染、裂开、延迟愈合等切口愈合不良等情况,严重时需再次二期缝合。

2. 期待治疗　如症状轻且不典型,感染指标上升不明显,可考虑该治疗方案:密切监测生命体征、抗感染、监测感染指标、密切胎心监护、必要时抑制宫缩等。但在期待治疗过程中,可能发生病情加重:阑尾穿孔并发弥漫性腹膜炎、感染性休克、绒毛膜羊膜炎、胎儿严重的宫内感染等,以及感染诱发宫缩导致流产或早产,危及母儿生命;也可能出现误诊情况。

二、妊娠合并急性胰腺炎

目前考虑诊断:①妊娠合并急性胰腺炎;②胆囊结石。

告知患者及家属:目前治疗方式有两种:

1. 期待治疗　积极治疗胰腺炎。告知:

(1)胃肠减压、抑酸、预防感染、纠正水电解质紊乱、营养支持对症治疗,以及抑制宫缩、促胎肺成熟、胎儿监护等保胎治疗,尽量延长孕龄,提高新生儿存活率,降低早产儿死亡率及并发症发生率;

(2)但期待治疗过程中,孕妇随时可能因胰腺炎病情加重出现低血压、低血钙、急性腹膜炎、败血症及真菌感染、急性肾衰竭、急性呼吸窘迫综合征、心力衰竭、消化道出血、胰性脑病、凝血功能障碍、肺炎、血栓性静脉炎、皮下及骨髓脂肪坏死等,严重时危及患者生命;

(3)胎儿可能出现宫内窘迫、胎儿宫内感染,甚至不能预测的胎儿突然死亡;且保胎治疗可能失败,若早产,因新生儿为早产儿,出生后需转 NICU 治疗,可能会出现早产儿一系列并发症,如新生儿呼吸窘迫综合征、肺炎、颅内出血、脑瘫、败血症、死亡等。

2. 终止妊娠　妊娠合并胰腺炎多为轻症,但重症胰腺炎仍占约 10% ~20%,具有发病急、并发症多、病死率高等特点;由于:

(1)妊娠孕激素分泌增多,使胆囊排空时间延长,胆汁稍黏稠使胆汁淤积,易引起胆囊炎及胆石症,导致急性胰腺炎的发生;

(2)妊娠期能量消耗多,母体脂肪积存多,糖原储备少,出现高血脂状态,易引起胰腺炎;

(3)妊娠期增大的子宫使胃、肠管向上及两侧移位,使原本胰管的开口位置发生变化,易出现胰腺炎;

（4）同时妊娠期因胰腺位置相对较深，胰腺炎体征多不明显，易出现病情加重，引起广泛性腹膜炎，继发麻痹性肠梗阻，严重者出现脉搏细速、血压下降、四肢厥冷等休克症状；因此，在保守治疗无效时，可积极终止妊娠，对于控制胰腺炎相对有利，手术方式可选择子宫下段剖宫产＋剖腹探查＋腹腔灌洗引流术；但因患者妊娠尚未足月，新生儿未发育成熟，新生儿为早产儿，有可能发生上述早产儿一系列并发症。如果为重症胰腺炎，孕妇术后需转入 ICU 进一步治疗，仍可能出现上述严重并发症危及患者生命。

将以上情况反复告知患者及其家属，患者及家属表示理解，要求期待治疗，积极治疗胰腺炎，继续妊娠，并表示愿意承担上述风险，签字为证。

三、妊娠合并急性病毒性肝炎

目前诊断：妊娠合并急性病毒性肝炎。

告知患者及家属：现有以下处理方式：

1. 期待治疗　患者目前妊娠未足月，建议暂不终止妊娠，加强胎儿监护，避免手术或药物对肝脏的进一步损害，积极行保肝、退黄、控制血氨、改善脑功能、避免脑水肿的发生等对症治疗，同时可补充凝血因子、适当限制补液量，防止肾衰竭及高血钾、妊娠期高血压疾病等，待病情控制后再考虑终止妊娠；若患者妊娠尚不足月，出现腹痛及阴道出血等先兆早产的症状，同时需抑制宫缩、促胎肺成熟等保胎对症治疗；若宫缩无法抑制，早产不能避免，新生儿出生后可能发生一系列早产儿并发症，如新生儿呼吸窘迫综合征、新生儿肺炎、新生儿感染、新生儿窒息、脑瘫等，必要时需转 NICU 治疗，严重时可能出现新生儿死亡。

2. 尽早终止妊娠 若患者已足月,且临产,进入分娩期,建议分娩前肌注维生素 K_1,并积极备血,立即行剖宫产手术终止妊娠为宜;但若患者宫口已开全,建议立即行产钳术或胎头吸引术助产,缩短第二产程,防止产道损伤及胎盘残留;但无论何种分娩方式,因母儿耐受力差,可能加重肝脏负担,随时出现胎儿窘迫、胎死宫内、新生儿窒息或出生后立即死亡等情况,同时患者可能出现产后大出血、肝肾衰竭、肝性脑病等,严重时危及生命;若妊娠尚未足月,新生儿出生后为早产儿,可能出现上述早产儿一系列并发症。

因患者肝细胞损害严重,不管采用哪种治疗方式,孕妇均可能出现肝功能进一步恶化导致肝功能衰竭、肾衰竭、肝性脑病、凝血功能障碍、肝性脑病、产后大出血等,严重时甚至危及母亲生命。胎儿随时可能发生流产、早产、胎儿窘迫、胎死宫内等风险,以及胎儿感染肝炎病毒可能。继续妊娠也可能增加肝脏负担;而若分娩不可避免时,分娩、手术和麻醉也均可能增加孕妇发生各种严重并发症的风险。

现将以上情况向孕妇及家属讲明,患者及家属表示理解,选择以下处理方式。并签字为证。

四、妊娠合并不明原因黄疸

■■ **目前诊断**:黄疸原因待查:①妊娠期急性脂肪肝? ②妊娠期肝内胆汁淤积症? ③急性病毒性肝炎? ④药物性肝损害?

■■ **告知患者及家属**:由于目前病因不清,而且患者有不规律宫缩,20~30 秒 /5~8 分钟,提示先兆早产,继续妊娠本身可加重肝脏负担。目前有三种处理方式:

1. 顺其自然,经阴道分娩,同时行保肝治疗。由于胎儿处于慢性缺氧状态,维生素 K 合成障碍,在分娩过程中容易出现胎儿宫内窘迫、胎死宫内,母亲也容易在分娩过程中发生产后大出血。

2. 期待治疗　抑制宫缩、保肝、退黄、促胎肺成熟、营养等治疗,定期监测肝功能、密切母儿监护,但在期待过程中可能出现早产、胎儿窘迫、胎死宫内,患者肝功能进一步损害,肝功能衰竭、肾衰竭、肝性脑病、昏迷,甚至危及母亲生命。

3. 立即行剖宫产手术终止妊娠　终止妊娠可迅速减轻肝脏负担,有利于提高治疗效果。但麻醉、手术创伤和麻醉用药均会加重肝脏负担,术后可能会出现病情加重,需转 ICU 进一步治疗。新生儿出生后可能发生一系列早产儿并发症,如新生儿呼吸窘迫综合征、新生儿肺炎、新生儿感染、新生儿窒息、脑瘫等,必要时需转 NICU 治疗,严重时可能出现新生儿死亡。

因患者肝细胞损害严重,不管采用哪种方式,孕妇均可能出现肝功能进一步恶化导致肝功能衰竭、肾衰竭、肝性脑病、凝血功能障碍、昏迷、产后大出血,甚至危及母亲生命。分娩、手术和麻醉均可能增加孕妇发生各种严重并发症的风险。一般妊娠期急性脂肪肝的治疗原则需立即终止妊娠;重度妊娠期肝内胆汁淤积症合并先兆早产,如孕周≥34 周,也需立即终止妊娠;但如果是急性病毒性肝炎,一般不主张立即终止妊娠,但目前存在先兆早产,胎儿随时有胎死宫内可能,继续妊娠也可能增加肝脏负担。

现将以上情况向孕妇及家属讲明,表示理解,选择以下处理方式。并签字为证。

五、妊娠合并不明原因腹痛

■■■ **告知患者及家属**：目前孕妇存在不明原因腹痛,现有以下处理方式：

1. 期待治疗　期待治疗的方法：予以禁食、水,必要时胃肠减压,抗感染、纠正水电解质紊乱及酸碱平衡失调等对症支持治疗。

各种腹痛型疾病期待治疗的弊端：若为急性阑尾炎或胆囊炎,可能出现阑尾穿孔、胆囊穿孔或坏死;若为肠梗阻,可能出现肠坏死,严重时可能出现严重的盆腹腔感染、感染性休克、出血性休克等情况,危及母儿生命;若为急性胰腺炎,可能出现胰腺脓肿、假性囊肿、胰腺坏死,严重者可诱发慢性胰腺炎、真菌感染、高血糖、急性呼吸衰竭、急性肾衰竭、心力衰竭与心律失常、消化道出血、胰性脑病、败血症等,严重时危及母儿生命;若为急性脂肪肝或急性病毒性肝炎等,可能出现胎儿窘迫、胎死宫内、肝功能衰竭、肝性脑病、凝血功能障碍等情况,严重时危及母儿生命;若为泌尿系统结石,可能出现泌尿系统梗阻、肾功能不全等;若为卵巢肿瘤蒂扭转,可能发生卵巢坏死、急性腹膜炎等情况;若为卵巢肿瘤破裂出血,可能发生出血性休克、胎儿窘迫、胎死宫内、瘤细胞种植扩散等情况;若为腹主动脉瘤(该病罕见),可能突发性腹主动脉瘤破裂大出血,导致患者立即死亡;总之,因患者腹痛原因不明,无法进行针对性治疗,需进一步完善相关检查以及密切观察病情的发展。期待治疗的产科相关并发症：可能因腹痛诱发宫缩,导致流产及早产等情况,且极可能出现病情进行性加重,最终仍需行剖腹探查术以明确诊断,严重时甚至可能出现母胎死亡。

2. 立即行剖腹探查术　如有腹膜刺激症状,有剖腹探查指征,采用此方法可立即明确诊断;但因患者腹痛部位不明确,导致手术难度增大,手术切口可能会延长,手术时间长,且可能出现开腹后因无法探及病变部位,导致手术探查失败,达不到预期手术探查效果等可能;而因患者为妊娠期,麻醉及围术期所使用的药物可能影响胎儿;若为广泛盆腹腔感染,需留置腹腔引流管,术后可能切口感染、裂开、延迟愈合等切口愈合不良情况,必要时需二次缝合等情况;而且因妊娠子宫大,视野不易暴露,手术困难;术中、术后可能发生流产或早产,新生儿可能发生早产儿一系列并发症:如新生儿呼吸窘迫综合征、肺炎、颅内出血、早产儿脑病、脑瘫、败血症等,必要时需转入 NICU 治疗,严重时甚至危及新生儿生命。

六、妊娠合并系统性红斑狼疮

■ **目前诊断**:系统性红斑狼疮、狼疮性肾炎明确。

■ **告知患者及家属**:该疾病在妊娠期间母亲容易出现狼疮活动,发生妊娠期高血压疾病、凝血功能障碍、产后出血、血管栓塞、肺栓塞、肺出血等并发症,胎儿可能出现流产、早产、胎儿生长受限、胎死宫内以及死产等。

分娩方式根据妊娠合并系统性红斑狼疮病情及产科指征决定,一般认为可以经阴道分娩,但宜适当放宽剖宫产指征,且阴道分娩时加强产时监护。因其长期使用激素治疗,无论何种分娩方式终止妊娠,均可能发生切口感染、愈合不良以及其他部位感染、败血症等;因妊娠、分娩或手术刺激,可能诱发狼疮活动或病情加重,出现心包炎、心肌炎、心内膜及瓣膜病变、心律失常、心力衰竭等,严重时危及患者生命;也可能出现狼疮性肾炎加重,严重时可能导致急性肾衰竭。新生儿可能出现新生儿窒息、先天性心脏病、心包或心肌炎、新生儿狼疮、免疫力低下、肾上腺皮质功能低下,以及不明原因的贫血、血小板减少、白细胞减少等,围生儿发病及死亡率相对增高。

七、妊娠合并重度贫血

目前诊断:贫血(重度)。

告知患者及家属:现患者妊娠已足月,因患者重度贫血,其对手术、麻醉及分娩的耐受能力差,易发生失血性休克、产褥感染。严重贫血可因心肌缺氧导致贫血性心脏病,易发生心力衰竭;胎儿因胎盘供养不足和营养不足容易引起胎儿生长受限、胎儿窘迫,甚至胎死宫内。且无论患者选择何种方式终止妊娠,均需输血纠正贫血,但输血存在发生输血反应及传染疾病可能。目前以下处理方式:

1. 输血治疗纠正贫血,将血色素提升至 70~80g/L,再考虑经阴道试产。因重度贫血,在试产过程中胎儿窘迫的发生率也相应升高。

2. 剖宫产终止妊娠 需承担手术及麻醉风险(详见附录 2《剖宫产手术同意书》和附录 10《麻醉知情同意书》),且剖宫产术后建议两年以上再次妊娠,再次妊娠期间存在子宫破裂的风险,严重时危及母儿生命;且剖宫产术发生产后出血的几率较阴道分娩高。因贫血,切口更易发生感染、愈合不良等。

将以上情况反复告知患者及家属,其表示理解,并选择如下处理方式。签字为证。

八、妊娠合并甲状腺功能亢进

■ **目前诊断**:妊娠合并甲状腺功能亢进明确。

■ **告知患者及家属**:甲状腺功能亢进的孕妇的妊娠结局取决于其代谢是否得到了很好的控制;在未治疗及未经很好治疗的甲状腺功能亢进孕妇,有较高的子痫前期和心功能衰竭的发生率,围产结局较差。目前需待甲亢症状控制后再考虑终止妊娠为宜,终止妊娠的方式可经阴道试产或行剖宫产术终止妊娠:

1. 经阴道试产 甲亢孕妇一般宫缩较强,若胎儿较小,产程相对较短,易发生急产、软产道裂伤等;但若产程进展不顺利,易出现胎儿窘迫,需适当放宽手术指征(即剖宫产或产钳或胎吸助产),避免产程过长、产妇过度疲劳。

2. 剖宫产终止妊娠 需承担手术及麻醉风险(详见附录2《剖宫产手术同意书》和附录10《麻醉知情同意书》),且剖宫产术后建议两年以上再次妊娠,再次妊娠期间存在子宫破裂的风险,严重时危及母儿生命;且剖宫产术发生产后出血的几率较阴道分娩高。

无论何种分娩方式,均可能诱发甲状腺危象,尤其孕期未正规服药患者,发生几率相应增高;同时因妊娠期负荷增加,若甲亢病情未及时控制,容易并发妊娠剧吐、妊娠期高血压、子痫前期、子痫、胎盘早剥或心功能不全等其他心血管病变等,严重时甚至可能出现甲亢性心肌病、严重心律失常、心功能衰竭等,危及母儿生命;产后可能出现宫缩乏力、产后感染等。而甲状腺功能亢进可能导致流产、早产、胎儿生长受限、胎儿窘迫等情况,严重时可能发生胎死宫内、死产。而新生儿出生后也可能发生甲状腺肿、甲状腺功能亢进、甲状腺功能低下等疾病,严重时可能出现先天性畸形、非免疫性水肿、颅缝早闭等并发症，故新生儿出生后 2 周 ~1 个月门诊查甲状腺功能，如有异常儿科就诊。

九、妊娠合并甲状腺功能减退症

■ **目前诊断**：妊娠合并甲状腺功能减退症。

■ **告知患者及家属**：甲减孕妇出现妊娠期高血压、妊娠期糖尿病、早产、流产、胎盘早剥、产后出血等疾病的发生率增加。甲减孕妇的胎儿发生胎儿窘迫、胎死宫内、早产、低体重儿、新生儿呼吸窘迫综合征等并发症发生率增加，也因母亲甲状腺水平低下影响胎儿神经系统的发育，可能造成后代智力水平降低，这些并发症的发生与甲减的程度密切相关。目前认为亚临床甲减也可影响胎儿的神经系统发育及智力水平。孕期尽早治疗可明显降低上述风险的发生。现分娩方式有以下两种方式：

1. 若经阴道试产　可能出现胎儿窘迫、胎死宫内等情况，也可能因子宫收缩乏力导致的产程延长、滞产、产后出血等。

2. 剖宫产终止妊娠　需承担手术及麻醉风险（详见附录 2《剖宫产手术同意书》和附录 10《麻醉知情同意书》），且剖宫产术后建议两年以上再次妊娠，再次妊娠期间存在子宫破裂的风险，严重时危及母儿生命；且剖宫产术发生产后出血的几率较阴道分娩高。

对于甲状腺功能减退严重者，无论何种分娩方式均可能出现甲减昏迷、产后出血或产褥感染等情况，严重时甚至可能出现心力衰竭。新生儿出生后可能出现甲状腺功能亢进或甲状腺功能减退、智力水平降低等情况，故新生儿出生后 2 周 ~1 个月门诊查甲状腺功能，如有异常儿科就诊。

十、妊娠合并下肢静脉栓塞

(一)深静脉血栓形成沟通

■■■ **目前诊断**:患者双下肢静脉彩超提示:×××静脉有血栓形成,故下肢深静脉血栓诊断明确。

■■■ **反复告知患者及家属**:患者目前诊断明确,双下肢静脉栓塞随时可能出现血栓脱落,导致肺栓塞、脑栓塞等,危及母儿生命。为防止血栓脱落导致严重并发症,可采用以下处理方式:卧床休息和抬高患肢、抗凝溶栓治疗、下腔静脉滤网植入术、取栓术等。因患者为孕妇,一般不采用溶栓治疗,建议可行下腔静脉滤网植入术,以防止血栓脱落导致肺栓塞及脑栓塞等严重并发症,危及母亲生命,但此方案需接受放射线,对胎儿可能产生由放射线辐射导致的损害,且可能出现手术相关风险,术后需再次手术取出滤网等。目前放置滤网时机选择如下:①立即放置滤网;②终止妊娠前放置滤网。但在等待手术过程中可能随时出现血栓脱落,导致肺栓塞、脑栓塞等,危及母儿生命。

患者目前孕周为××周,目前处理如下:

1. 下腔静脉滤网植入术后继续期待治疗 此方案可延长孕周,降低早产儿并发症的发生率;因下腔静脉滤网植入术后需长期抗凝治疗,可能导致分娩期大出血;患者虽进行抗凝治疗及下腔静脉滤网植入术,但因妊娠是高凝状态,患者已有血栓形成,在期待治疗过程中可能随时出现各器官血栓形成及栓塞,危及母儿生命;另外,可能因其他部位血栓栓子脱落导致肺栓塞及脑栓塞等情况,危及母儿生命。

2. 期待治疗 予以抗凝治疗,促胎肺成熟两天后再考虑终止妊娠及下腔静脉滤网植入术：此方案可降低围生儿的一系列并发症，但在此治疗期间同样可能出现上述并发症危及母儿生命。

3. 下腔静脉滤网植入术后立即终止妊娠　此方案可降低其他部位发生血栓的几率，但因新生儿出生后为早产儿，新生儿出生后发生早产儿一系列并发症的风险性较前两种方案高。

无论何种治疗方案，若新生儿出生后为早产儿，均可能出现早产儿一系列并发症，如新生儿呼吸窘迫综合征、新生儿肺炎、颅内出血、脑瘫、败血症等，必要时需转入 NICU 进一步治疗，严重时甚至导致新生儿死亡。

（二）可疑深静脉血栓形成沟通

■ **目前诊断**：患者目前双下肢水肿，右侧较左侧明显，且右侧大腿内侧疼痛，行右下肢静脉彩超提示未见明显异常，患者孕期多次凝血功能检查 D- 二聚体进行性升高：根据患者症状、体征、试验室检查，虽反复 B 超检查未见明显异常，但临床表现仍不排除盆腔或下肢深静脉血栓可能。

■ **反复告知患者及家属**：若患者存在深静脉血栓，可能随时出现血栓脱落，导致肺栓塞、脑栓塞等，危及母儿生命。目前处理意见如下：

1. 因患者 B 超未见明显血栓形成，故可先行终止妊娠，术后再完善相关辅助检查，待明确病因后再行相应治疗，如抗凝溶栓治疗、下腔静脉滤网植入术、取栓术等；但若患者目前深静脉内已存在血栓，可能随时出现各器官血栓形成及栓塞，如肺栓塞及脑栓塞等，危及生命。

2. 为防止血栓脱落导致上述严重并发症，可预防性先行下腔静脉滤网植入术后终止妊娠,此方案可降低其他部位发生血栓的几率(详见表1-3-2 右股静脉插管下腔静脉滤网植入术知情同意书),但此方案需接受放射线,对胎儿可能产生由放射线辐射导致的损害,且可能出现手术相关风险,术后需再次手术取出滤网等。

表1-3-2 右股静脉插管下腔静脉滤网植入术知情同意书

中国人民解放军第三军医大学第三附属医院
右股静脉插管下腔静脉滤网植入术知情同意书

姓名: **性别**:女

年龄: 岁 **科室**:产科 **床号:** **住院号:**

临床诊断:

疾病介绍和治疗建议:
医师已告知我需要在 局部 麻醉下进行 下腔静脉临时滤器植入术。

手术潜在风险和对策
医师告知我及家属该手术可能发生的一些风险,有些不常见的风险可能没有在此列出,具体的手术方式根据不同病人的情况有所不同,医师告诉我可与我的医师讨论有关我手术的具体内容,如果我有特殊的问题可与我的医师讨论。

1. 我理解任何手术麻醉都存在风险。

2. 我理解任何所用药物都可能产生副作用,包括轻度的恶心、皮疹等症状到严重的过敏性休克,甚至危及生命。

3. 我理解此手术可能发生的风险和医师的对策:

(1) 造影剂反应,轻者恶心、呕吐、咳嗽、气急、胸腹痛、头痛、荨麻疹等,重者休克、喉头水肿、肺水肿、昏迷、抽搐、心搏骤停等,严重时甚至发生死亡;但延迟反应可发生于24小时后。

(2) 检查中发现血管变异、畸形、明显狭窄和(或)其他病变,需要改检查方法或无法继续进行检查。

(3) 穿刺部位出血、血肿、感染、皮肤坏死等。

续表

(4) 造影剂刺激或栓塞造成脑或脊髓损伤,轻者引起头痛、呕吐,肢体部位感觉和(或)运动功能障碍,重者引起昏迷、休克、抽搐和瘫痪。

(5) 快速注射造影剂时诱发心律失常、心功能衰竭、心肌梗死等。

(6) 介入意外,包括导管及导丝打折、打扣、断裂和断离等,有时需手术解决这些意外。

(7) 穿刺、插管及造影剂刺激损伤静脉内膜引起静脉炎或静脉血栓形成。

(8) 穿刺及插管过程中损伤动脉壁、动脉痉挛,引起动脉血栓形成。

(9) 下腔静脉滤网植入后仍有肺动脉栓塞发生的可能性。

(10) 植入的人工材料可出现排斥、移位、感染、血栓形成,甚至造成血管闭塞。

(11) 术后其他部位静脉血栓形成、感染等。

(12) 植入的人工材料费用不属于医保范围,需自费支付。

(13) 其他意外,以及目前医学科学尚不能解释和解决的问题。

4. 我理解如果我患有高血压、心脏病、糖尿病、肝肾功能不全、静脉血栓等疾病或者有吸烟史,以上这些风险可能会加大,或者在术中或术后出现相关的病情加重或心脑血管意外,甚至死亡。

5. 我理解术后如果不遵医嘱,可能影响手术效果。

特殊风险或主要高危因素

我理解根据我个人的病情,我可能出现未包括在上述所交代并发症意外的风险:

1. 临时滤器 4~8 周后需要再次手术取出。

2. 临时滤器可能不能取出,转为永久滤器,需要终生服用药物。

3. 如血栓累及腔静脉改行颈部插管或放弃手术。

一旦发生上述风险和意外,医师会采取积极应对措施。

患者知情选择

1. 医师已经告知我将要进行的手术方式、此次手术及术后可能发生的并发症和风险、可能存在的其他治疗方法并且解答了我关于此次手术的相关问题。

2. 我同意在手术中医师可以根据我的病情对预定的手术方式做出调整。

3. 我理解我的手术需要多位医师共同进行。

4. 我并未得到手术百分之百成功的许诺。

5. 医师已详细告知我替代治疗方案,如:<u>期待治疗、抗凝溶栓治疗或门诊随访等</u>,我决定放弃替代治疗方案。

6. 我授权医师对手术切除的病变器官、组织或标本进行处置,包括病理学检查、细胞学检查和医疗废物处理等。

患者签名 ＿＿＿＿＿＿＿＿　　　　签名日期 ＿＿年＿＿月＿＿日

如果患者无法签署知情同意书,请其授权的亲属在此签名:

患者授权亲属签名 ＿＿＿＿＿＿＿　与患者关系 ＿＿＿＿＿＿

签名日期 ＿＿年＿＿月＿＿日

医师陈述

我已经告知患者将要进行的手术方式、此次手术及术后可能发生的并发症和风险、可能存在的其他治疗方法并且解答了患者关于此次手术的相关问题。

手术医师签名 ＿＿＿＿＿＿＿　　经治医师签名＿＿＿＿＿＿

签名日期 ＿＿年＿＿月＿＿日

3. 期待治疗　因患者目前无法明确是否合并深静脉血栓,故可先予以卧床休息、抬高患肢 30° 伸直制动、低分子肝素抗凝、严密母胎监测、观察肤色及皮温等期待治疗,且在治疗过程中需定期复查血常规、凝血六项、肝肾功、血栓弹力图(TEG)、双下肢深静脉 B 超等,尽量延长孕周至足月,减少新生儿出生后的并发症率和死亡率;但若患者为深静脉血栓,在期待治疗过程中,可能随时出现栓子脱落,发生其他器官及脏器栓塞,严重时危及母胎生命;另因患者长期抗凝治疗,在治疗血栓的同时,增加了产前、产时、产后出血风险。总之,无论患者采用何种治疗方案,在待产过程中均可能随时出现潜在血栓脱落,导致肺栓塞、脑栓塞等,危及母儿生命。

以上情况反复告知患者及家属,患者及家属表示理解,并选择如下治疗方案,以签字为证。

十一、妊娠合并支气管扩张、哮喘、呼吸功能衰竭

目前考虑诊断:①支气管扩张伴感染;②支气管哮喘;③Ⅱ型呼吸衰竭。

告知患者及家属:目前处理方式:

1. 期待治疗　治疗原发病,纠正呼吸功能衰竭,密切胎儿监护:因患者存在支气管哮喘、支气管扩张、呼吸功能衰竭,如继续妊娠,可能出现如下情况:肺部大出血、哮喘持续状态发作、肺心病、肺性脑病、败血症、心功能衰竭,严重者危及生命;胎儿亦可能出现宫内窘迫,不能预测的胎儿突然死亡;且治疗所需药物对胎儿可能有影响。

2. 立即剖宫产终止妊娠　可减轻妊娠负担,利于病情控制及选择更多药物治疗;但手术及麻醉存在风险,因患者合并支气管扩张、支气管哮喘和Ⅱ型呼吸衰竭,术中、术后同样可能出现上述风险。患者妊娠尚未足月,胎儿未发育成熟,且患者长期处于缺氧状态、供氧不足,可能导致新生儿出生后生存能力低下、智力障碍、新生儿窒息、缺血缺氧性脑病、脑瘫、新生儿呼吸窘迫综合征、肺炎、感染、颅内出血,甚至新生儿死亡等可能。根据患者目前病情,建议患者以后不宜再次妊娠,可同时行双侧输卵管绝育术。

将以上情况反复告知患者及其家属,患者及家属表示理解,并选择如下处理方式,签字为证。

十二、妊娠合并肺源性心脏病、Ⅱ型呼吸功能衰竭

目前诊断：妊娠合并肺源性心脏病、心功能Ⅳ级、Ⅱ型呼吸功能衰竭。

告知患者及家属：因孕周未足月，目前处理方式：

1. 期待治疗　纠正心肺功能、抑制宫缩，尽量延长孕周，在期待过程中，患者可能出现心肺功能恶化，导致心肺功能衰竭，严重时危及母儿生命。

2. 立即剖宫产终止妊娠　终止妊娠可减轻妊娠本身对心肺功能负荷加重的影响，有利于控制病情及选择更多的辅助检查协助诊断以及选择更多的药物治疗。

胎儿出生后为早产儿，且因母亲长期处于缺氧状态、供养不足，新生儿出生后可能出现发育迟缓、智力水平低下、生存能力低下、缺血缺氧脑病、脑瘫、新生儿呼吸窘迫综合征、感染、窒息等，严重者甚至新生儿死亡。

患者有长期肺源性心脏病、呼衰、心衰，可能因缺氧或在孕期诊治心脏疾病时曾行相应检查及使用相应的药物，均可能对胎儿产生不良影响，与本次处理无关。患者妊娠合并肺源性心脏病、心功能Ⅳ级、Ⅱ型呼吸功能衰竭，麻醉及手术过程中随时可能出现心跳、呼吸骤停，需尽力抢救，严重时可能因抢救无效死亡。另外，胎儿娩出时患者可能因回心血量增多、心脏负荷增大致心脏功能衰竭，严重时危及生命；患者合并中度贫血及低蛋白血症，术后切口可能裂开、延迟愈合等，且术中、术后大出血可能导致贫血加重、失血性休克，危及患者生命，必要时需切除子宫挽救生命，以后无生育能力；患者入院时合并肺部感染，术后可能再次发生肺部感染，致肺功能衰竭加重，危及患者生命；

患者术后可能需卧床休息,故需适当床上活动,多翻身,按摩下肢,以免发生下肢深静脉栓塞、肺栓塞等。因患者不宜再次妊娠,建议患者剖宫产术中可同时行双侧输卵管结扎术。

以上情况反复告知患者及家属,患者及家属表示理解,愿承担一切后果,并签字为证。

第十节　妊娠合并性传播性疾病

一、梅毒

目前诊断:妊娠合并梅毒明确。

告知患者及家属:虽在孕期经过正规化治疗,但因具体感染时间不明确,胎儿仍有感染梅毒的可能性,因此存在如下风险:

1. 在待产过程中,可能随时出现胎儿窘迫、胎死宫内等情况。

2. 新生儿可能为先天性梅毒儿,严重者可能发生新生儿皮肤大疱、肝脾大、淋巴结肿大、脑瘫等,甚至可能发生新生儿死亡;若梅毒儿存活,在婴儿或幼儿期可能出现鞍鼻、间质性角膜炎、骨膜炎、神经性耳聋、智障等情况,其病死率及致残率明显高于正常婴幼儿。对于梅毒两项均阳性,TRUST 滴度高或从未经过正规化治疗者,新生儿感染几率高,新生儿出生后需行脐血检测,并根据检测结果行相应处理,必要时需转 NICU 治疗;对于梅毒仅一项阳性者(TPPA 阳性,TRUST 阴性),新生儿感染几率低,以上所诉风险发生率低。

二、HIV 感染

目前诊断:患者孕期已行 HIV 确诊实验,确诊为 HIV 阳性,目前诊断妊娠合并 HIV 感染明确。

告知患者及家属：因 HIV 感染的孕产妇若在产前，产时或产后正确应用抗病毒药物治疗，其新生儿 HIV 感染率有可能显著下降（小于 8%）；但在分娩时仍应尽可能缩短破膜距分娩的时间；尽量避免使胎儿暴露于血液和体液危险增加的操作，如会阴侧切术、人工破膜、胎头吸引器或产钳助产术等；建议在妊娠 38 周时选择性剖宫产以降低 HIV 母婴传播；不推荐 HIV 感染者母乳喂养。对于产后出血建议用催产素和前列腺素类药物，不主张用麦角新碱类药物，其可与反转录抑制酶和蛋白酶抑制剂协同促进血管收缩。若患者孕期未行特殊治疗（规范性服药阻断治疗），不除外胎儿宫内感染可能，无论何种分娩方式，新生儿出生后均可能已存在 HIV 感染。而无论新生儿有无感染 HIV，均需服药治疗，抗 HIV 药物由国家免费提供，在疾控中心或相应保健部门领取。

三、尖锐湿疣

目前诊断：外阴阴道尖锐湿疣。

告知患者及家属：孕妇感染尖锐湿疣可能发生垂直传播给胎儿，导致胎儿畸形或死胎，且新生儿出生后有发生喉乳头瘤可能，需一次或多次手术治疗，手术仍有复发可能。妊娠合并尖锐湿疣在妊娠期的治疗效果并不满意，随着妊娠的进展，可能再发、复发或疣体继续增大、增多。由于多数病灶在产后消退，可不必在孕期根除，如病灶大，且有不适症状，可在妊娠期进行治疗。治疗方法一般采用物理治疗：激光、冰冻和电切等。在治疗过程中可能诱发宫缩、引起胎儿流产可能，因妊娠仅 ×× 周，胎儿未发育成熟，若流产，胎儿无法存活。尖锐湿疣物理治疗后仍可能复发,术后可能出血、感染等。若不治疗尖锐湿疣可能继续增大、增多,甚至堵塞产道,分娩时导致大出血。

将以上情况告知患者及家属,患者及家属表示理解,要求治疗尖锐湿疣,并要求继续妊娠,愿承担以上风险,签字为证。

第十一节 妊娠合并妇科肿瘤

一、卵巢肿瘤

目前诊断:卵巢肿瘤?卵巢子宫内膜异位囊肿?盆腔炎性包块?

告知患者及家属:因妊娠已足月,终止妊娠方式有如下两种:

1. *经阴道试产* 待产后子宫复旧后再行剖腹探查术或腹腔镜探查术。因生育期女性约90%的卵巢肿瘤为良性,故若卵巢肿瘤直径较小,未嵌顿于子宫前方,可经阴道试产,此方案发生产后出血几率较剖宫产术低,且产后再次手术因无增大子宫暴露较好,手术易操作,止血难度相应较小,而产后可能因激素水平下降,导致妊娠期某些卵巢包块可自行消失或减小;但在试产过程中,可能因宫缩频发或过强,导致卵巢肿瘤破裂、扭转等,以及可能随时因产程延长、停滞或胎儿窘迫等原因急诊改行剖宫产术终止妊娠;因未行手术治疗,无法明确卵巢包块性质,若为恶性肿瘤,可能延误治疗时机。

2. *剖宫产术终止妊娠* 同时行剖腹探查术。此方案可立即明确包块性质,及早行相应治疗:如为卵巢良性肿瘤,则行卵巢肿瘤剥除或患侧附件切除术;如为卵巢子宫内膜异位囊肿,则行卵巢囊肿剥除术或子宫内膜异位灶清除术;如为盆腔炎性包块,则行盆腔粘连松解术;如为卵巢恶性肿瘤,则根据恶变分期及患者、家属意见决定手术时机及手术方式,术后可能需再次手术或进一步化疗、放疗,预后差。另若卵巢病变与子宫粘连紧密,不易剥离,因妊娠子宫大,暴露较困难,手术操作较难,有可能无法完全清除病灶,术后可能复发,需再次手术,且妊娠期盆腔供血丰富、止血困难,易发生大出血,严重时危及患者生命;手术中冰冻结果也可能无法准确明确卵巢包块性质,需术后石蜡切片方可明确,若为交界性或恶性肿瘤,可能需再次开腹手术;且卵巢不管为何种病变术后均可能复发、再发。如果为恶性肿瘤,可能需进一步扩大手术范围(全子宫 + 双附件 + 大网膜 + 阑尾切除术),术后可能需加化疗或放疗,预后差。

二、子宫肌瘤

■ **目前诊断**:妊娠合并子宫肌瘤明确。

■ **告知患者及家属**:子宫肌瘤是子宫的良性平滑肌瘤,妇女一生中的发病风险为 70%~80%,而子宫肉瘤是一种罕见的恶性肿瘤,人群发病率为 (3~7)/100 000,术前诊断子宫肌瘤的患者中肉瘤发生的几率为 0.2%~0.5%。目前有以下两种分娩方式:

1. **经阴道试产**　待患者子宫恢复后,再行子宫肌瘤剔除术。因患者妊娠合并子宫肌瘤,目前产科 B 超提示子宫肌瘤位于子宫体部未阻塞产道,故考虑可经阴道试产,但在试产过程中,可能随时出现胎头下降停滞或胎心改变、产程延长等异常情况,必要时仍需改行剖宫产术终止妊娠。患者分娩结束后,可能随着子宫复旧子宫肌瘤缩小,甚至消失,而不需要手术治疗,仅需定期门诊复查;也可能肌瘤进行性增大仍需要再次手术处理肌瘤。

2. 剖宫产术终止妊娠 若术中探及子宫肌瘤,根据患者的要求同时行子宫肌瘤剔除术,剖宫产术时机选择:

(1) 择期剖宫产,妊娠期子宫血流丰富,若无规律性宫缩而行剖宫产术,可能出现子宫收缩乏力等,严重时可能发生大出血,致失血性休克,危及生命或产后贫血等,必要时需切除子宫,术后无月经来潮,无生育能力。

(2) 等待规律性宫缩时行剖宫产术,可减少产时、产后大出血风险,但此方案大出血发生几率仍高于阴道试产;无论何时行剖宫产 + 子宫肌瘤剔除术,均可能因子宫肌瘤体积小或者位置深术中无法探及,导致无法剔除子宫肌瘤,术后可能肌瘤进行性增大仍可能需再次手术;且子宫肌瘤剔除术后,仍有复发及再发可能;而若为子宫腺肌瘤,因界限不清,术中无法完全剔净。如为子宫肉瘤,需扩大手术范围,预后不良。

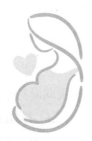

第四章

分娩后相关疾病沟通

第一节 胎盘植入

一、经外院处理的疑似胎盘植入

■ **目前诊断**：①产后出血；②胎盘残留；③胎盘粘连；④胎盘植入？因患者外院产时胎盘、胎膜粘连，胎盘剥离不全，清宫术时出血多，已行宫腔填塞纱布或球囊止血，现患者生命体征平稳，阴道出血少，入院后经 B 超及增强 MRI 检查提示胎盘残留、胎盘粘连，未提示胎盘植入。

■ **告知患者及家属**：现有两种治疗方案：

1. 经导管子宫动脉或髂内动脉栓塞术后，再行宫腔纱条或球囊取出术 + 清宫术。此方案可明显降低再次大出血的风险，但其费用相对昂贵，且存在栓塞手术风险，以及栓塞后仍可能在取宫腔纱条（球囊）或行清宫术时出现大出血，危及患者生命，严重时需切除子宫，术后无月经来潮，无生育能力。

2. 在备血及使用促宫缩药物的同时,立即取出宫腔填塞纱条(球囊),然后行清宫术。此方案费用相对较低,但患者在取宫腔填塞纱条(球囊)或行钳夹清宫时,发生术后大出血可能性相对较大,严重时甚至可能导致凝血功能障碍、弥散性血管内出血(DIC)等情况发生,可能无法及时止血,致多器官功能衰竭,危及生命,必要时需切除子宫,术后无月经来潮,无生育能力。

二、妊娠合并胎盘植入

■ **目前诊断**:胎盘植入。

■ **告知患者及家属**:现患者生命体征平稳,阴道出血少,有 5 种治疗方案:

1. 期待治疗 因患者胎盘植入部位较小,产后阴道出血少,故可暂不予以特殊处理,严密观察阴道出血及子宫复旧情况,定期检测血 β-hCG 及产后 B 超;但在期待治疗过程中植入胎盘组织可能会自行脱落,发生大出血、感染等,需急诊行清宫等相应方法治疗;也可能出现随访过程中宫腔内残留物持续不缩小或 β-hCG 下降不明显等情况,必要时仍需在 B 超引导下行清宫术或者在宫腔镜下行清宫术或电切术。

2. 药物化学治疗 口服米非司酮 + 肌注甲氨蝶呤治疗后,等待胎盘自然排出。此方案费用相对较低,但治疗时间可能相对较长,且治疗期间仍可能发生大出血,严重时需切除子宫挽救生命;且因胎盘未及时排出,阴道出血时间较长,在治疗期间发生宫腔感染、盆腹腔感染、全身感染、败血症、弥散性血管内出血(DIC)等,严重时危及患者生命。

3. 经导管子宫动脉或髂内动脉栓塞术后,等待胎盘自然娩出。此方案因行经导管子宫动脉栓塞术,阴道出血可能较少,但在等待胎盘自然剥离过程中仍可能出现上述感染风险,且其费用相对昂贵,并存在栓塞手术的一系列风险,术后若胎盘无法自行剥离,仍需行清宫术。

4. 经导管子宫动脉或髂内动脉栓塞术后立即行清宫术　因胎盘植入诊断明确,清宫术可能无法完全清除胎盘组织,需多次清宫,清宫术中可能发生子宫穿孔、腹腔脏器损伤以及大出血等,必要时需开腹或腹腔镜手术。

5. 如无生育要求,也可直接选择子宫切除术,术后无生育功能,无月经来潮,阴道残端可能出现感染、愈合不良、裂开等并发症。

第二节　产后出血治疗方式选择

■ **目前诊断:** 产后出血诊断明确。

■ **告知患者及家属:** 现处理方法有以下几种:

1. 促宫缩药物及按摩子宫等保守治疗　可能治疗无效,出现休克等并发症需改用以下其他方法。也可能治疗在一定时期有效,但在治疗过程中或出院观察过程中再次出现大出血、休克等并发症需采用以下方法治疗者。

2. 经导管行子宫动脉或髂内动脉栓塞术　此方案需尽量在患者生命体征稳定时进行,术后可能阴道出血明显减少,且创伤性最小,但其费用相对昂贵,存在栓塞手术的一系列风险,以及栓塞后仍可能发生大出血,危及患者生命;而栓塞术可能对患者生育能力有影响。

3. 一次性宫腔压迫球囊止血　该方案操作简单,手术并发症少,可达到一定的止血效果,但止血效果不如栓塞术,放置宫腔压迫球囊手术操作可能失败或止血效果差需改用其他方法，取出宫腔压迫球囊后有再次发生大出血风险，严重时可能危及患者生命，必要时需开腹行外科缝合方法止血或行动脉栓塞术止血；另宫腔压迫球囊会增加感染机会。

4. 宫腔填塞纱布止血　该方案费用较低，但操作较一次性宫腔压迫球囊困难，适用于剖宫产者，不适用阴道分娩者，宫腔填塞纱布后发生大出血几率仍较大，且填塞 24~48 小时后需取出宫腔纱条时也可能再次发生大出血，危及患者生命，必要时需开腹行手术止血或行动脉栓塞术止血；另宫腔填塞纱条也会增加感染机会。

5. 剖腹探查术　如为子宫收缩乏力则行外科缝合技术止血，此方案可保留子宫，但术后仍有发生大出血可能，且外科缝合术后，可能发生子宫缺血坏死、感染、晚期产后出血等情况，需再次开腹切除子宫或子宫动脉栓塞术；也可能出现术后继发闭经，影响再次生育力等情况；如为剖宫产切口感染或愈合不良，需切除相应组织重新缝合，术后仍可能出现感染、愈合不良、出血等并发症。

6. 子宫切除术　该方法止血最有效，一般在上述方法无效时或者病情危重无条件采取其他保守方法时或无生育要求者可采用该方法，但需承担手术和麻醉风险以及切除子宫术后的一系列并发症的发生：无月经来潮、无生育能力、阴道残端感染、出血、裂开、愈合不良等。

第三节　疑似胎盘残留

目前诊断：患者分娩 / 剖宫产术中有胎盘粘连或植入病史，

现其生命体征平稳,阴道有少量出血,复查产科 B 超提示 ×××;血 β-hCG:×××,高于正常。目前诊断考虑胎盘残留可能。

告知患者及家属:有以下治疗方案:

1. 期待治疗　因患者目前生命体征平稳,阴道出血少,血 β-hCG 稍高于正常,B 超提示宫腔内异常回声不排除血凝块可能,可考虑予以促子宫收缩药物、中药等治疗,B 超定期随访;但在期待治疗过程中残留的胎盘组织可能会自行脱落或吸收,也可能出现大出血、感染等需进一步采用其他方法治疗,以及 B 超随访提示宫腔内残留物持续不缩小仍需清宫可能,有些可能需要在 B 超引导下行清宫术或者在宫腔镜下行清宫术甚至电切术。

2. 药物治疗　因患者目前生命体征平稳,阴道出血少,血 β-hCG 高,且曾行清宫术,考虑胎盘植入,可口服米非司酮、肌注甲氨蝶呤治疗,等待残留胎盘自然排出或血 β-hCG 降至正常,此方案费用相对较低,但需停止哺乳,治疗时间可能相对较长,且治疗期间可能出现阴道出血淋漓不尽、宫腔感染、盆腹腔感染等情况,严重时甚至可出现大出血、败血症,危及患者生命,甚至需急诊切除子宫或行相应的处理。

3. 口服大剂量雌激素对症治疗后再行清宫术　口服雌激素需停止哺乳,且需承担雌激素的相应不良反应(血栓性疾病发生风险增加),但此方案手术时间相对较短,且风险性相对较轻,但在清宫术时,同样可能发生清宫术的相应并发症,且若胎盘与子宫粘连紧密,可能出现子宫穿孔、大出血或胎盘无法清除干净,仍需再次清宫术等可能。在服用药物期间,仍有发生感染或大出血的可能。

4. 立即行清宫术　此方案治疗时间短,但发生大出血几率相应高,且若胎盘粘连紧密,可能无法完全清除胎盘组织,需多次清宫,清宫术中可能发生子宫穿孔、腹腔脏器损伤以及大出血等,必要时需开腹手术;也可能因清宫术中子宫内膜损伤,导致术后月经量减少或继发性闭经、宫腔粘连等情况。

以上方案反复告知患者及家属,患者及家属表示理解,并选择治疗方案,愿承担相应后果,以签字为证。

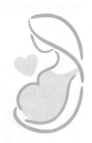

第五章

新生儿相关沟通

第一节 羊水Ⅲ度,脐动脉血 pH 值 <7.20

■■■ **目前诊断:**患儿出生时羊水Ⅲ度,Apgar 评分 1 分钟、5 分钟及 10 分钟均评 10 分,出生后查新生儿脐动脉血 pH 值 <7.2。

■■■ **告知患者及家属:**因患儿羊水Ⅲ度,脐动脉血 pH 值 <7.2,虽出生时 Apgar 评分 10 分,但仍不除外胎儿窘迫可能。若发生胎儿窘迫可导致患儿出现新生儿缺血缺氧性脑病、缺血缺氧性心肌损害等,严重者可发生脑瘫甚至死亡,因此建议转 NICU 进行早期干预治疗。

第二节 新生儿病理性黄疸

■■■ **目前诊断:**患者为出生后第 ×× 天,今晨测 24 小时经皮黄疸指数升高大于 5mg/dl;或经皮黄疸指数大于 12mg/dl,考虑新生儿病理性黄疸可能性大。

告知患者及家属：目前处理方案：

1. 立即抽血查胆红素三项或血常规 +C 反应蛋白、新生儿溶血病检测等明确诊断　此方案可明确诊断，若抽血查血总胆红素大于 220μmol/L，或新生儿溶血病检测阳性，或血常规提示异常等，需请儿科医师会诊后转入 NICU 进一步治疗；但若患儿病情较严重，在等待血结果返回期间，可能随时出现病情加重，严重时可能危及患儿生命。

2. 建议立即转入 NICU 对症治疗　如果患儿存在以下高危因素之一：患儿母亲为 RH 阴性血 /O 型血 / 出生时羊水Ⅲ度 / 早产 / 胎膜早破 / 低体重儿，建议尽早转入 NICU 治疗；若患儿父母拒绝转儿科治疗，可能因无法及时行药物、光疗或换血等相应处理，导致新生儿黄疸加重，可能发生胆红素脑病，造成患儿呼吸困难、抽搐、嗜睡、呼吸暂停等，从而导致新生儿脑瘫、手足徐动症、听力下降、智力落后、眼球运动障碍等后遗症，严重时甚至可能发生新生儿死亡。

3. 继续在产科观察或出院观察　若患儿精神、睡眠好，哭声响亮，吃奶好，无吐奶，大小便正常，无上述高危因素，测 24 小时经皮黄疸指数升高大于 5mg/dl，但小于 12mg/dl；或经皮黄疸指数大于 12mg/dl，但小于 15mg/dl，可继续观察，但在观察期间，可能出现黄疸进行性加重，仍需急诊转 NICU 治疗；也可能因治疗延误出现胆红素脑病，从而造成新生儿脑瘫（约 2% 左右）、手足徐动症、听力下降、智力落后、眼球运动障碍等后遗症，严重时甚至可能发生新生儿死亡。

患儿父母表示理解上述情况，并选择治疗方案，愿承担相应后果，以签字为证。

第三节 早产儿并发症发生率

■■■ **关于早产儿并发症的发生率**：国内有文献报道小于1500g 的早产儿,死亡率 20%~30%。呼吸窘迫综合征发生率20%~60%,中~重度支气管肺发育不良发生率 10%~20%;早产儿视网膜病发生率 30%~40%;脑室内出血发生率 10%~20%;坏死性小肠结肠炎发生率 3%~5%。2012 年瑞士的研究报道:孕周在 24~27 周的早产儿死亡率为 33%,在存活儿中 64% 获得良好的结局,24% 发生中度的脑瘫,11% 发生重度的脑瘫。

■■■ **关于脑瘫的发生率**：国际卫生组织报道脑瘫患病率为0.1%~0.5%,我国流行病学调查其患病率为 0.12%~0.27%,其中早产儿脑瘫发生率为 2.9%。极低出生体重儿(<1500g)中,脑瘫患儿的发生率为 3.97%。流行病学统计显示,在不同的国家及地区,脑瘫发病率在胎龄 28~31 周为 4%,32~36 周为 0.7%,36~37 周为 0.1%。当出生体重 <1500g 时,脑瘫发生风险是正常出生体重儿 20~40 倍;出生体重 <2500g 时,发生风险是正常出生体重儿的 10~20 倍。

男性早产儿的脑瘫发生率及呼吸窘迫综合征发生率明显高于女性。

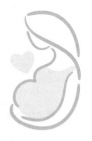

第六章

其他常见疾病沟通

第一节　Rh 阴性及血型不合

告知患者及家属：孕妇系 O 型血，Rh 血型为阴性，爱人为 A 型或 B 型血，Rh 血型为阳性，虽定期监测抗体效价均为阴性，胎儿或出生后新生儿仍可能发生溶血症、高胆红素血症、贫血、水肿、心力衰竭、脾大，甚至胎死宫内或死产，出生后新生儿必要时需转儿科治疗，严重者可引起胆红素脑病（核黄疸），甚至抢救无效死亡等。患者因 Rh 血型为阴性，若再次怀孕更容易发生母儿 Rh 血型不合导致胎儿水肿、胎死宫内，产后可予以抗 D 免疫球蛋白肌注预防，该药需自行外购。患者血型稀有，如在产科门诊未提前备自体血，分娩及手术需提前备血以防急用。所合血液制品一经血站确认并取出，即不可撤回，即使未使用或未输注，均列入治疗计费。

将上诉情况告知患者及家属，患者及家属表示理解，作出如下选择，并签字。

第二节　拒绝胸片检查

■ **告知患者及家属**：因孕妇既往有支气管扩张、支气管哮喘病史，现合并Ⅱ型呼吸功能衰竭；或不排除肺结核、肺部肿瘤可能，故建议孕妇在医疗保护下行胸片检查，进一步了解患者病情，但X线存在辐射，虽然在保护下可以降低辐射剂量，但胎儿仍有可能受辐射影响。

与患者及家属沟通后，患者及家属拒绝行胸片检查，告知患者及其家属，若不行胸片检查，不利于明确诊断，评估病情，可能延误病情、影响治疗。

患者及其家属表示理解，愿意承担上述风险。签字为证。

第三节　拒绝输血

■ **告知患者及家属**：因产后出血导致中度贫血，Hb ××× g/L，低于70g/L（或者心率明显增快，Hb 低于100g/L），建议输血纠正贫血，但输血治疗存在风险，由于目前医疗检测手段局限，仍有少数致病因子不易检出，因此仍有极少数患者可能发生输血反应及传染疾病。但如不尽早输血纠正贫血，可能导致产妇发生席汉综合征，即因脑垂体缺血坏死导致产后内分泌失调，出现月经紊乱，甚至闭经，生育能力下降、卵巢早衰、精神萎靡，怕冷、记忆力衰退等严重危害日常生活及工作。同时贫血可以导致伤口愈合不良、感染、败血症、晚期产后出血等。

将以上情况反复告知患者及其家属，患者及家属表示理解，拒绝输血治疗，并愿意承担以上风险，签字为证。

第四节 妊娠合并乙肝母乳喂养

▬ **目前情况**：孕妇为乙肝病毒感染者，新生儿需定期注射乙肝疫苗及免疫球蛋白以降低母婴垂直传播的风险。

▬ **告知产妇及家属**：根据目前《2013 年乙型肝炎病毒母婴传播预防临床指南》第 1 版，新生儿出生后进行正规阻断预防后均可母乳喂养，但在喂养过程中婴儿仍有可能传染乙型病毒性肝炎（如母亲乳头破裂出血、新生儿胃肠炎或抵抗力下降以及与乙肝病毒感染者密切体液接触时发生乙肝传染的几率可能增加）；在接触新生儿时，需注意新生儿防护。患者及家属表示理解，选择喂养方式，并愿意承担以上风险，签字为证。

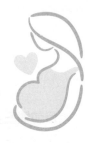

第七章

出院医嘱

第一节　剖宫产出院医嘱

1. 按规定休剖宫产假,遵医嘱用药。

2. 注意休息,合理营养。

3. 禁性生活、盆浴及重体力劳动 2 个月。

4. 坚持纯母乳喂养≥4~6 个月(如有传染性疾病者请选择合适的喂养方式,新生儿注意防护)。

5. 产后 42 天、3 个月及 6 个月定期门诊随访;如出院后出现任何异常情况请立即就诊;注意产妇心理状态,必要时心理咨询门诊就诊。

6. 严格避孕,术后 6 个月可安环避孕,术后 2 年以上方可再次妊娠(两次剖宫产史者不建议再次妊娠,需严格避孕)。

7. 若阴道出血淋漓不尽持续 1 个月或阴道出血量多于平素月经量、腹痛、发热等,及时就诊;

8. 新生儿出院 2 周到就近防疫站建预防接种卡、按要求定期接种疫苗,并定期儿保;新生儿若黄疸加深或持续 14 天未消退,请及时就诊(如住院期间黄疸指标有异常情况第二天来院复查,必要时到儿科就诊)。

9. 注意新生儿精神状态、饮食、睡眠、大小便及脐带脱落、红肿情况,必要时及时就诊。

10. 门诊行产后康复治疗。

11. 如有妊娠期高血压疾病,出院后需监测血压,如有异常门诊随诊;产后 3 个月如血压仍高,需转内科门诊就诊。如有妊娠期糖尿病,出院后仍需注意饮食结构,必要时监测末梢血糖,产后 42 天 ~3 个月来院复查 OGTT,如异常转内分泌科门诊就诊。如有妊娠合并甲状腺功能疾病,产妇出院后 14 天 ~1 个月复查甲功,新生儿出生后 0.5~1 个月儿科门诊查甲状腺功能。

第二节 顺产出院医嘱

1. 按规定休顺产假,遵医嘱用药。

2. 注意休息,合理营养,保持外阴清洁。

3. 禁性生活、盆浴及重体力劳动 2 个月。

4. 坚持纯母乳喂养≥4~6 个月(如有传染性疾病者请选择合适的喂养方式,新生儿注意防护)。

5. 产后 42 天、3 月及 6 个月定期门诊随访;如出院后出现任何异常情况请立即就诊;注意产妇心理状态,必要时心理咨询门诊就诊。

6. 严格避孕,产后 3 个月可安环避孕。

7. 若阴道出血淋漓不尽持续 1 个月或阴道出血量多于平素月经量、腹痛、发热等,及时就诊。

8. 新生儿出院 2 周到就近防疫站建预防接种卡、按要求定期接种疫苗,并定期儿保;新生儿若黄疸加深或持续 14 天未消退,请及时就诊(如住院期间黄疸指标有异常情况第二天来院复查,必要时到儿科就诊)。

9. 注意新生儿精神状态、饮食、睡眠、大小便及脐带脱落、红肿情况,必要时及时就诊。

10. 门诊行产后康复治疗。

11. 如有妊娠期高血压疾病,出院后需监测血压,如有异常门诊随诊,产后 3 个月如血压仍高,需转内科门诊就诊;如有妊娠期糖尿病,出院后仍需注意饮食结构,必要时监测末梢血糖,产后 42 天 ~3 个月来院复查 OGTT,如异常转内分泌科门诊就诊;如有妊娠合并甲状腺功能疾病,产妇出院后 14 天 ~1 个月复查甲功,新生儿出生后 0.5~1 个月儿科门诊查甲状腺功能。

12. 因产后 24 小时 B 超提示:宫腔内下段混合回声影;故建议产后 2 周门诊再次复查产后 B 超。

第三节　流产保胎出院医嘱

1. 注意休息,合理营养,避免剧烈运动。

2. 禁性生活。

3. 若出现腹痛及阴道流血、流液及时就诊。

4. 门诊定期产前检查(产前检查时间:首次产前检查应在妊娠 8 周之前,早孕期在确诊宫内妊娠并有胎心搏动时即在产科门诊建保健手册及孕妇学校听课卡;从 12 周开始每四周检查 1 次,孕 28 周以后每 2 周检查 1 次,35 周后每周检查 1 次,直至分娩,高危孕妇应增加检查次数。检查项目:妊娠 8~10 周预约系统 B 超,妊娠 11~13 周行 B 超检查测胎儿 NT 值、16~20 周行唐氏筛查或无创 DNA 检测,18~21 周羊水穿刺,22~24 系统 B 超检查筛查胎儿畸形、24~28 周妊娠期糖尿病筛查试验,32~34 周复查产科 B 超等)。

第四节　清宫术后出院医嘱

1. 全休 2 周,注意休息,合理营养。
2. 保持外阴清洁,禁性生活及盆浴 1 个月。
3. 若出现阴道流血增加或超过 2 周未净及时就诊。
4. 若有其他不适,及时就诊。
5. 避孕 6 个月后方再次妊娠;在不准备受孕的情况下请采用有效的避孕方法。

(韩　梅　彭珠芸)

产科医患沟通案例分析

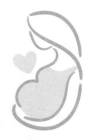

第一章

慢性高血压并发重度子痫前期

病例资料:

　　患者女性,36 岁,2 年前曾于外院行子宫肌瘤剔除手术时检查发现血压高,平素未服药,未监测血压。此次因"停经32^{+6}周,双下肢水肿 2 周,加重伴心悸、气促、胸闷 1 周"入院。

　　患者孕 19^{+3} 周于当地县医院测血压为 140/90mmHg,孕 20周测血压为 150/100mmHg,患者无头昏、头痛、视物模糊、畏寒、发热、恶心、呕吐、心悸、气促、肝区疼痛等症状。尿常规提示:尿蛋白(−),自行监测血压波动于 160~170/100~120mmHg 之间,未就诊,未服用降压药物治疗。2 周前患者开始出现双下肢膝关节以下凹陷性水肿,晨起及卧床休息后好转,仍未重视。1周前水肿进行性加重,延至大腿,且晨起及休息后无缓解,伴心悸、气促、胸闷,自测血压为 200/120mmHg。遂于当地县医院就诊,测血压 190/120mmHg,尿常规提示:尿蛋白 +++。因考虑病情危重由当地医院转入我院。

　　入院查体:血压 180/120mmHg,心肺听诊未闻及明显异常,腹部膨隆,水肿 ++++。

产科情况:宫高 30cm,腹围 96cm,胎心 146 次 / 分,先露头,浮,胎方位 LOA,无宫缩,未破膜。B 超:单胎,双顶径 8.0cm,股骨长 5.9cm,胎盘位于子宫后壁,钙化 I$^+$级,羊水指数 10.5cm,脐血流 S/D:210%。NST 反应型。

入院诊断:①孕 32^{+6} 周 G_2P_0LOA;②慢性高血压并发子痫前期(重度);③瘢痕子宫。入院后查血常规、凝血象、肝肾功、生化、心电图、BNP、心脏超声检查均提示基本正常,血清白蛋白为 25.1g/L。

【首次医患沟通】

告知患者及其家属,终止妊娠对控制子痫前期病情有利。因患者目前妊娠尚未足月,现处理方法有以下三种:

1. 期待治疗 予解痉、镇静、降压、促胎肺成熟、营养支持、改善胎盘微循环、严密母胎监护等对症治疗,尽量延长孕周,但在期待治疗期间,血压可能进一步升高,病情恶化,严重者可导致胎盘早剥、凝血功能障碍、脑血管意外、急性肾衰竭、急性心衰、急性肺水肿、视网膜剥离、子痫发作等并发症,甚至呼吸心搏骤停,危及生命,胎儿可能出现胎儿生长受限、胎儿窘迫、胎死宫内等。且因患者为瘢痕子宫,在继续期待治疗过程中随时可能出现子宫破裂,危及母子性命。

2. 在如上治疗的前提下,促胎肺成熟 2 天后终止妊娠,可降低早产儿相关并发症的发生率,但仍有可能出现上述情况,且在促胎肺成熟期间,血压可能进一步升高,出现上述严重并发症。

3. 立即终止妊娠 终止妊娠对于控制孕妇病情有利,可避免病情进一步加重;一般建议尽早终止妊娠。但患者目前妊娠尚不足33周,若终止妊娠,胎儿发育未完全成熟,新生儿存活率低,并发症发生率高,可能出现新生儿窒息、缺血缺氧性脑病、脑瘫、新生儿呼吸窘迫综合征、肺炎、感染、颅内出血、败血症等早产儿并发症,出生后需转NICU治疗,病情严重时可能发生新生儿死亡。以上情况反复向患者及家属沟通后,患者及其家属要求继续期待治疗,并签字为证。

【病情进展情况】

入院后予尼卡地平降压、硫酸镁解痉、苯巴比妥钠镇静等对症治疗。患者入院后第5天开始出现频繁恶心、呕吐,不能平卧,尿量明显减少。查体:肝区叩痛,心肺听诊未闻及明显异常。肝功、肾功提示:AST 165.5U/L,ALT 103.1U/L,乳酸脱氢酶202.4U/L,总胆红素36.7μmol/L,直接胆红素:10.9μmol/L,间接胆红素:15.8μmol/L,尿素10.98mmol/L,肌酐129.3μmol/L,胱抑素C 2.23mg/L。血常规提示:血红蛋白:115g/L,PLT 76×10^9/L。诊断考虑:①孕33^{+4}周G_2P_0LOA;②慢性高血压并发子痫前期(重度);③瘢痕子宫;④HELLP综合征? ⑤肾功能不全。再次与患者及家属沟通。

【第二次医患沟通】

告知患者及其家属,患者考虑HELLP综合征? 肾功能不全,现处理方法有以下几种:

1. 继续期待治疗　但因患者目前考虑HELLP综合征,已出现肝肾功能损害,若继续期待治疗,病情随时可能恶化(具体风险见前述沟通)。

2. 立即终止妊娠　因孕周已接近34周,可考虑终止妊娠。现终止妊娠对于控制孕妇病情有利,可避免病情进一步加重。

终止妊娠方式有经阴道分娩及剖宫产。若经阴道分娩,因患者血压高,在经阴道分娩过程中随时可能出现血压进一步升高,病情恶化,发生胎盘早剥、脑血管意外、急性肾衰竭、急性心衰、急性肺水肿、视网膜剥离、子痫发作、肝破裂等可能,甚至呼吸心搏骤停,危及生命,胎儿可能出现胎儿窘迫、胎死宫内等。因考虑HELLP综合征,产后出血发生率增加。同时因患者为瘢痕子宫,在经阴道分娩过程中随时可能出现子宫破裂,危及母子性命。如发生产程异常仍需剖宫产终止妊娠。若行剖宫产术,需承担手术及麻醉风险,术中、术后也可能因血压升高出现凝血功能障碍、脑血管意外、急性肾衰竭、急性心衰、急性肺水肿、产后子痫发作等并发症,甚至呼吸心搏骤停,危及生命。且无论患者选择何种治疗方式,分娩时妊娠尚未足月,新生儿出生后为早产儿,可能出现早产儿一系列并发症(具体见前述沟通)。

以上情况反复向患者及家属沟通后,患者及其家属要求行子宫下段剖宫产术。

【结局】

患者签署知情同意书后行子宫下段剖宫产术,术中剖宫产一1500g活女婴,出生1分钟评分7分(呼吸、肌张力、皮肤颜色各扣1分),5分钟评分8分(呼吸、肌张力各扣1分),10分钟评分9分(呼吸扣1分),新生儿由手术室直接转儿科治疗。患者术后予预防感染、解痉、降压等对症治疗痊愈出院。

【随访】

术后患者于高血压内分泌科门诊继续随访,血压控制可;新生儿于NICU住院治疗26天后出院,现健康。

沟通要点及专家点评：

1. 向患者及其家属沟通时需强调终止妊娠是子痫前期最有效的治疗方法，对控制慢性高血压并发子痫前期的病情有利，一般重度子痫产妇孕龄已达 34 周可建议尽早终止妊娠，对于孕周小于 34 周的子痫前期患者应充分交代各种治疗方案的利弊、早产儿可能出现的并发症。

2. 应注意肾功能检验报告单的解读　孕期由于孕妇肾血浆流量及肾小球滤过率增加，加之妊娠期存在血液稀释，故血浆尿素氮及肌酐浓度较非孕期低。孕妇血浆尿素氮平均为 3.2mmol/L，肌酐平均为 51.3μmol/L（非孕期的平均值分别为 4.6mmoL/L 及 72.3μmol/L）。因此，孕妇尿素氮、肌酐在达到非孕期的正常参考区间的上半部分则提示已经存在肾功能减退。

3. HEEP 综合征是妊娠期高血压疾病的严重并发症，本病以溶血、肝酶升高及血小板减少为特点，常危及母儿生命。国内报道重度妊娠期高血压疾病患者 HEELP 综合征的发病率约为 2.7%，国外为 4%~16%。该患者出现肝酶升高，血小板减少，虽没有血管内溶血的表现，仍应考虑 HELLP 综合征可能，在出现病情变化及病情加重时应再次与患者及其家属沟通继续妊娠可能存在的风险及终止妊娠的利弊、终止妊娠的方式，并强调早产儿可能出现的并发症。对于孕周已达 32 周，已促胎肺成熟的重度子痫前期孕妇一旦出现 HELLP 综合征、肾功能不全等应考虑积极剖宫产终止妊娠。如无早产儿救治中心建议转至有能力的 NICU 救治中心。

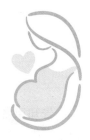

第二章

羊水栓塞（凝血功能障碍）

病例资料：

患者女性,33岁,因"停经33⁺⁵周,全身水肿2周,检查发现血压升高1天"入院。

G_2P_1,9年前足月顺产一3500g活男婴,现健康,此次为自然受孕。此次停经12^{+4}周行B超确诊为三胎妊娠。孕期未正规产前检查,于入院前2周出现全身水肿,无其他伴随症状,自诉测血压正常。入院前1天于我院常规产检,测血压161/96mmHg;查尿常规提示:尿蛋白+++;建议住院治疗,患者拒绝。于10月9日再次我院就诊,门诊以"子痫前期(重度)"收入住院治疗。

入院查体:血压169/108mmHg,水肿++++。

产科情况:宫高38cm,腹围125cm,先露不清,有不规律宫缩,宫口未开,胎膜未破;产科B超提示:晚孕、三活胎,胎儿A估测体重(2614±382)g,胎儿B估测体重(2195±320)g,胎儿C估测体重(2213±323)g;NST反应型。

入院诊断:①孕33^{+5}周G_2P_1先兆早产;②子痫前期(重度);

③三胎妊娠。

【首次医患沟通】

告知患者及其家属,终止妊娠对控制子痫前期病情相对有利。因患者目前妊娠尚未足月,现处理方法有以下三种:

1. 期待治疗 予解痉、镇静、降压、促胎肺成熟、营养支持、改善胎盘微循环、严密母胎监护等对症治疗,尽量延长孕周,但在期待治疗期间,血压可能进一步升高,病情恶化,严重者可导致胎盘早剥、凝血功能障碍、脑血管意外、急性肾衰竭、急性心衰、急性肺水肿、视网膜剥离、子痫发作等并发症,甚至呼吸心搏骤停,危及生命,胎儿可能出现胎儿生长受限、胎儿窘迫、胎死宫内等。

2. 促胎肺成熟 2 天后终止妊娠 在如上治疗的前提下,促胎肺成熟 2 天后终止妊娠,可降低早产儿患病率,但仍有可能出现上述情况,且在促胎肺成熟期间,血压可能进一步升高,出现上述严重并发症。

3. 立即终止妊娠 终止妊娠对于控制孕妇病情有利,可避免病情进一步加重;故对孕 34 周以上的重度子痫前期患者可选择尽早终止妊娠。但患者目前妊娠尚不足 34 周,若终止妊娠,胎儿发育未完全成熟,可能出现新生儿窒息、缺血缺氧性脑病、脑瘫、新生儿呼吸窘迫综合征、肺炎、感染、颅内出血、败血症等早产儿并发症,出生后需转 NICU 治疗,病情严重时可能发生新生儿死亡。

以上情况反复向患者及家属沟通后,患者及其家属要求于入院第 2 天行子宫下段剖宫产术,并签字为证。

【病情进展情况】

入院后积极完善相关术前准备,在入院第 2 天上午在持续硬膜外麻醉下行子宫下段剖宫产术,术中剖宫产三活男婴,新生儿 A 体重 2000g,胎儿 B 体重 2000g,胎儿 C 体重 1500g,Apgar 评分均评分 10 分,新生儿因"早产儿"由手术室直接转儿科治疗。

手术顺利,术中出血约 600ml,术后返回病房。在返回病房后,患者诉胸痛、呼吸困难,随即出现面色苍白、呻吟、口周有白色泡沫样痰,呼之不应,血压无法测及,脉搏不清,心音无法闻及,呼吸正常,双侧瞳孔缩小,无明显阴道流血。立即予胸外心脏按压、清理呼吸道、面罩正压给氧、气管插管,持续心电监护,约 5 分钟后测血压为 136/54mmHg,心率 95 次 / 分,呼吸 32 次 / 分,氧饱和度95%,患者仍意识不清,子宫收缩可,阴道流血少。考虑"子痫",积极按照子痫抢救流程处理后转入 ICU 进一步治疗。

转入 ICU 后患者开始出现阴道流血增加,血液不凝,但子宫轮廓清楚,宫缩好,持续无尿,予缩宫素静滴促进子宫收缩、腹部 - 阴道双手压迫子宫法处理后阴道流血无减少,术中 + 术后 2 小时共计出血约 2400ml,发病后 5 分钟抽血查血常规提示:HGB 83g/L,PLT 93×10^9/L;凝血象提示:PT>120 秒,TT>120 秒,APTT >240g,FIB<0.8g/L,DD 55710μg/L。考虑羊水栓塞导致的凝血功能障碍,予输注红细胞悬液、冷沉淀、新鲜冰冻血浆纠正凝血功能障碍,与患者家属沟通病情如下。

【第二次医患沟通】

目前诊断:①孕 33^{+6} 周 G_2P_3 早产剖宫产术后;②子痫前

期(重度);③三胎妊娠;④羊水栓塞;⑤产后出血;⑥凝血功能障碍。

因患者目前持续阴道流血不止,且凝血功能严重障碍,目前处理方式有如下两种:

1. 保守治疗　予输血纠正贫血及凝血功能障碍等治疗,但保守治疗风险较高,由于凝血功能障碍,子宫出血会加重,随时可能出现失血性休克,危及患者生命。

2. 立即行经腹全子宫切除术　以减少胎盘剥离面开放的血窦出血以及减少因子宫内残留的羊水成分进一步进入血液循环中加重凝血功能障碍。且患者目前经积极处理后仍不能止血,有手术指征。但全子宫切除术后无月经来潮,无生育功能,且术中、术后仍可能出现创面出血不止,危及患者生命。将以上情况反复告知患者家属后,患者家属要求行全子宫切除术。

【病情进展情况】

患者签署知情同意书后在全麻下经腹行全子宫切除术,术中出血 500ml,阴道流血共约 500ml,术中输红细胞悬液 800ml,血浆 600ml,冷沉淀 10U,术后转 ICU 继续治疗,术后复查血常规提示:HGB 63g/L,继续输红细胞悬液 1200ml,血浆 400ml,冷沉淀 10U,血小板 1U 治疗。术后监测血红蛋白仍持续性下降、血压不稳定,尿量少,动态监测腹腔积液呈进行性增加,于当日晚上 22:00 左右行 B 超检查提示:腹腔大量积液,左侧腹腔积液深度约 10cm,髂窝积液深度约 6cm,行腹腔穿刺抽出不凝血,考虑可能为凝血功能障碍导致的创面广泛渗血,但不除外腹腔内存在活动性出血可能,经多科会诊后建议再次行剖腹探查术再次与患者家属沟通。

【第三次医患沟通】

患者现血色素进行性下降，B 超提示腹腔积液进行性增加，血压不稳定，尿量少，行腹腔穿刺抽出不凝血。目前考虑腹腔积液原因可能为凝血功能障碍导致的创面广泛渗血，但不除外腹腔内存在活动性出血可能，因考虑腹腔内大量出血，有手术探查指征，建议行剖腹探查止血处理，若继续保守治疗可能加重出血、出现失血性休克、全身多器官功能衰竭，危及生命。若术中探查为腹腔广泛渗血，必要时需采用纱布压迫止血，术后需再次手术取腹腔填塞纱布；以及术后可能出现腹腔感染、败血症、感染性休克、腹部切口愈合不良、延迟愈合等可能，严重时危及患者生命。将以上情况反复告知患者家属后，患者家属签字要求剖腹探查术。

【结局】

术中取原手术切口，依次拆除缝线，进入腹腔，洗手探查见腹腔内有积血及血凝块 3500ml，检查各断端未见明显活动性出血，创面广泛渗血，组织充血、水肿。清理腹腔积液，将阴道残端加固缝合一次，表面仍渗血，以止血粉喷洒创面后渗血好转。以宫腔纱条填塞压迫盆腔，纱条头留置于腹腔外，并留置单腔引流管一根。术中输红细胞悬液 400ml，血浆 400ml，术后急查血常规提示：HGB 32g/L，再次输注红细胞悬液 1200ml，血浆 400ml后复查血常规提示：HGB 59g/L。术后患者血压仍不稳定，予间羟胺持续泵入后血压维持在 100/65mmHg 左右，于术后第一天凌晨 06：00 左右腹部切口区出现大量血性渗出液；再次复查 B超见腹腔大量积液，最大暗区约 11.1cm。考虑为严重凝血功能障碍所致,经全院讨论后予继续输注红细胞悬液、血浆、血小板、冷沉淀等纠正凝血功能障碍、预防感染、持续水电解质平衡等对症治疗,凝血功能逐步好转,于术后第三天拔出腹腔填塞的纱布,于术后第 19 天痊愈出院,住院期间累计输注红细胞悬液 10800ml,血浆 6600ml,血小板 2U,冷沉淀 50U。

> **沟通要点及专家点评:**
>
> 1. 分娩时妇女出现突发性心肺衰竭时应该考虑与羊水栓塞鉴别诊断,如排除心肌梗塞、肺栓塞、空气栓塞、麻醉并发症、过敏、子痫等引起心衰、呼衰、循环衰竭的疾病应考虑羊水栓塞的可能性;目前羊水栓塞仍然是临床诊断,典型的三大临床表现为低血压、低氧和凝血功能障碍。不建议使用任何特殊的实验室诊断技术确诊或排除羊水栓塞的诊断。
>
> 2. 该患者为三胎妊娠合并重度子痫前期,是羊水栓塞发生的高危人群。其临床表现为典型的羊水栓塞的临床表现:先发生呼吸困难,随即立即发生过敏性休克的表现,然后出现凝血功能障碍。对于这种高危孕妇在术前应做好充分的医患沟通,尽量安排择期剖宫产,做好充分的术前准备。在患者病情恶化的情况下,需充分进行医患沟通,且告知多次全院会诊结果,以取得患者及家属的理解,并积极配合治疗,最终得到满意的治疗效果。
>
> 3. 羊水栓塞所致的凝血功能障碍、产后大出血的公认的处理方式是全子宫切除术,预防残留的羊水成分继续进入母体循环。该患者在全子宫切除术后因凝血功能障碍出现盆腹腔大量的创面渗血,经再次剖腹探查明确后积极内

科保守治疗,补充红细胞悬液、新鲜冰冻血浆、冷沉淀以及血小板纠正凝血功能障碍,两天后病情趋向稳定,再次证明了产科严重合并症及并发症需要内科、外科、ICU、输血科等多科协作、共同救治的重要性。也说明了严重的凝血功能障碍的纠正需要一定的时间,一般需要 2~3 天,临床医师应该有一定的耐心及信心。另外,子宫动脉栓塞术用于治疗凝血功能障碍导致的产后大出血是一种创伤性小的处理方式,我们已有两例成功的案例。所以,在有介入手术条件的医院可以考虑子宫动脉栓塞术,既达到止血效果,又可保留生育功能。

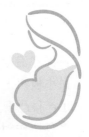

第三章

早发型妊娠肝内胆汁淤积综合征
（早期妊娠）

病例资料:

患者女性,38 岁,因"停经 11^{+4} 周,全身皮肤瘙痒 10^+ 天"入院。

患者既往 2 次妊娠均有皮肤瘙痒病史,终止妊娠后好转。患者 1996 年因"孕 6^+ 个月、双胎妊娠"自然流产 1 次,孕期出现皮肤瘙痒,流产后症状消失;2001 年因"孕 7^+ 个月"早产一活男婴,现健在,此次孕期再次出现皮肤瘙痒,产后症状消失。该次妊娠入院前 10^+ 天前出现全身皮肤瘙痒,四肢为主,夜间为重,无畏寒、发热、恶心、呕吐、食欲减退、肝区疼痛、腹胀、乏力等症状。于我院就诊。

入院检查:查 AST:85U/L;ALT:120.8U/L;总胆汁酸:30.8μmol/L;CG:40μg/ml;查肝炎全套、EB 病毒、TORCH 均正常;肝胆 B 超未见异常,近期无用药史。

入院诊断:①孕 11^{+4} 周;②妊娠期肝内胆汁淤积症。

【首次医患沟通】

告知患者及其家属,目前考虑妊娠期肝内胆汁淤积症可能性大,但不完全除外目前医学无法确诊的病毒等所致的肝损害。因妊娠期肝内胆汁淤积症是妊娠相关性疾病,终止妊娠是最有效的治疗方法。妊娠期肝内胆汁淤积症可导致胎盘功能低下,胎儿长期处于慢性缺氧状态,影响肠肝循环,维生素 K 合成障碍。在继续妊娠过程中随时可能出现流产、早产、胎儿宫内窘迫,甚至不能预测的胎儿突然死亡等可能。且随着妊娠时间延长,肝脏负担加重,可能使肝功能损害进行性加重,孕产妇甚至出现肝性脑病、肝肾综合征等,严重时危及生命。分娩时容易出现产后出血,严重者需切除子宫挽救生命。现处理方式有如下两种:

1. 期待治疗　即予保肝、降胆酸、间断低流量吸氧、营养支持等综合治疗。

2. 终止妊娠　但引产术后可能继发不孕,且再次妊娠仍可能患妊娠期肝内胆汁淤积症。

以上情况向孕妇及家属讲明,其表示理解,要求期待治疗,并签字为证。

【病情进展情况】

入院后予丁二磺酸腺苷蛋氨酸静脉降胆酸等对症治疗 20天后复查肝功提示:总胆汁酸 76.0μmol/L,AST 54.3U/L,ALT 58.7U/L,GGT 121.1U/L,总胆红素 23.3μmol/L,DBIL 10.3μmol/L;CG 49.8μg/ml。患者签字要求出院,出院后予继续口服丁二磺酸腺苷蛋氨酸治疗。

　　患者出院后 45 天再次因"皮肤瘙痒"症状加重入住我科,入院当日查总胆汁酸 71.7μmol/L,AST 100.6U/L,ALT 108.5U/L,总胆红素 36.5μmol/L,直接胆红素 17.5μmol/L;CG 55.12μg/ml。入院后再次与患者及其家属沟通(沟通如前),患者及其家属要求继续期待治疗,故继续予丁二磺酸腺苷蛋氨酸降胆酸、肝得健保肝治疗。2 周后复查肝功提示:总胆汁酸 225.3μmol/L,AST 37.7U/L,ALT 36.7U/L,总胆红素 25.8μmol/L,直接胆红素 9.7μmol/L,间接胆红素 16.0;CG 56.31μg/ml。患者再次签字要求出院,出院后予继续口服丁二磺酸腺苷蛋氨酸治疗。

　　患者于孕 26^{+3} 周时查总胆汁酸为 136.1μmol/L,AST 80.8U/L,ALT 87.0U/L,总胆红素 39.5μmol/,再次入住我科。

【第二次医患沟通】

　　医患沟通内容基本同上,另加:因患者单纯使用丁二磺酸腺苷蛋氨酸降胆酸效果欠佳,拟加用熊去氧胆酸胶囊联合降胆酸治疗,告知患者及其家属,因动物研究发现妊娠早期使用熊去氧胆酸会有胚胎毒性。为了安全起见,熊去氧胆酸胶囊不能在妊娠期前 3 个月服用。患者目前孕 26^{+3} 周,可使用熊去氧胆酸胶囊,但仍不除外药物可能对胎儿造成的毒性作用。患者及其家属表示理解,要求使用熊去氧胆酸胶囊治疗。

【病情进展情况】

　　予丁二磺酸腺苷蛋氨酸、熊去氧胆酸胶囊降胆酸、丹参改善胎盘微循环等对症治疗。患者孕 32 周时复查总胆汁酸 34.4μmol/L,AST 39.5U/L,ALT 32.9U/L,总胆红素 35.0μmol/L,直接胆红素 12.4μmol/L,CG 45.14μg/ml。因患者孕周已 32 周,再次与患者及其家属沟通。

【第三次医患沟通】

因妊娠期肝内胆汁淤积症是妊娠相关性疾病,终止妊娠是最有效的治疗方法。根据患者目前病情,治疗方式有三种:

1. 继续期待治疗 予保肝、降胆酸、抗凝、改善胎盘微循环、抑制宫缩、胎心监测、营养支持、必要时促胎肺成熟等对症治疗,尽量延长孕龄,密切监测母胎情况。但在期待治疗过程中可能出现肝功能损害进行性加重,导致肝肾综合征、肝性脑病,严重时导致患者死亡。胎儿随时可能出现早产、胎儿宫内窘迫,甚至不能预测的胎儿突然死亡等可能。

2. 期待治疗至孕 34 周 之后再考虑终止妊娠。

3. 立即终止妊娠 新生儿出生后为早产儿,有可能发生早产儿一系列并发症,如新生儿呼吸窘迫综合征、肺炎、颅内出血、脑瘫、败血症、死亡等可能,且新生儿需转入 NICU 治疗。如孕周 >34 周,早产儿存活率相对增高,并发症发生率相对少;如孕周 <32 周,早产儿出生后生存能力低下,存活率低,早产儿并发症发生率相对增高。因患者合并妊娠期肝内胆汁淤积症,产时及产后容易发生大出血,严重时危及患者生命;且剖宫产术后2 年方可再次妊娠,孕期随时有子宫破裂的风险。若终止妊娠,终止妊娠的方式有两种:

(1) 经阴道试产:对于轻度的妊娠期肝内胆汁淤积症,胎心监护好,可在严密监护下经阴道分娩。该患者属于重度 ICP,不建议采用该方法。

(2) 剖宫产:对胎儿相对有利,但需承担手术和麻醉的风险。

将以上情况再次反复告知患者及其家属,患者及其家属表示理解,要求继续期待治疗,并签字为证。

【病情进展情况】

继续维持原治疗方案不变,并加强胎心监护,予以盐酸利托君抑制宫缩。孕 34 周时复查肝功提示:总胆汁酸 44.8μmol/L,AST 47.8U/L,ALT 43.9U/L,总胆红素 28.0μmol/L,直接胆红素 14.8μmol/L,CG 47.11μg/ml。行产科 B 超检查提示:双顶径 8.32cm,头围 30.54cm,腹围 30.49cm,股骨长 6.41cm,估测胎儿体重 2310g。胎心监护提示不规律宫缩。因患者目前孕周已 34 周,新生儿存活率相对较高,并发症发生率减少,再次与患者及其家属沟通。

【第四次医患沟通】

因妊娠期肝内胆汁淤积症是妊娠相关性疾病,终止妊娠是最有效的治疗方法,患者目前已孕 34 周,为早发型重度肝内胆汁淤积症,且合并先兆早产,目前处理方式有如下两种:

1. 继续期待治疗。

2. 立即终止妊娠　因孕周≥34 周,早产儿存活率相对增高,并发症发生率较前减少,既往有不良产史,故可考虑终止妊娠(具体见第三次医患沟通)。

以上情况已告知孕妇及家属,其表示理解,要求继续期待治疗,并签字为证。

【病情进展情况】

继续维持原治疗方案不变,并改为盐酸利托君静脉滴注抑制宫缩,根据宫缩情况调整剂量。孕 35 周时复查肝功提示:总胆汁酸 53.0μmol/L,AST 41.6U/L,ALT 40.2U/L,总胆红素 32.7μmol/L,直接胆红素 0μmol/L,间接胆红素 32.7μmol/L,CG 54.37μg/ml。产科 B 超检查提示:双顶径 8.41cm,头围 30.8cm,腹围 32.7cm,股骨长 6.7cm,估测胎儿体重 2685g。

【第五次医患沟通】

患者目前孕周已 35 周,建议可采用剖宫产终止妊娠以防不可预测的胎死宫内,再次与患者及其家属沟通(医患沟通同第四次沟通),患者及其家属要求行剖宫产术。

【结局】

术中见羊水Ⅱ度,新生儿性别:女性,体重 2500g,Apgar 评分 1 分钟、5 分钟、10 分钟均为 10 分,新生儿因早产儿转 NICU 治疗。患者痊愈出院。

【随访】

患者产后复查肝功正常,新生儿一般情况好,于 NICU 住院治疗 4 天后出院。

沟通要点及专家点评:

1. 该病例为一例在早孕期发生的妊娠期肝内胆汁淤积症,比较罕见。从病情进展看,发现到妊娠晚期有好转趋势。通过此例也增加了我们对治疗早发型重度 ICP 的信心,但在医患沟通中仍需强调 ICP 对胎儿可能引起不可预测的胎死宫内、流产及早产等。

2. 对于孕周≥32 周的重度 ICP,需沟通各种治疗方案的利弊和终止妊娠方式及各自利弊,并强调孕周与新生儿并发症发生率的关系。在治疗过程中需密切胎心监测,可预防性使用宫缩抑制剂,以防生理性宫缩导致的突发的胎死宫内。近年来因 NICU 技术水平的整体提高,对于重度 ICP 的住院病人应积极处理,避免因突发胎死宫内而导致不必要的医疗纠纷。建议在孕 32 周后每周监测肝功能两次、每周医患沟通一次,如发生病情变化随时医患沟通,充分告知病情变化情况。

3. 注意鉴别诊断　对于刚入院或转诊的重度 ICP 孕妇,建议每 2~3 天定期监测血常规、凝血功能、肝肾功,做到急性脂肪肝的早发现、早治疗。

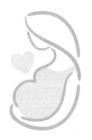

第四章

未足月羊水过少
（羊膜腔内灌注治疗）

病例资料：

患者女性,24 岁,因"停经 31 周,B 超提示羊水量少 1 天"入院。

患者孕期经过顺利,定期产前检查。入院前 1 天患者于我院常规产检,B 超检查提示:单胎,双顶径 7.58cm,头围 30.4cm,腹围 24.4cm,股骨长 6.26cm,胎盘钙化 I 级,羊水指数 4.5cm,羊水最大暗区 2.0cm,脐带血流 S/D 值 240%。

产科情况:宫高 28cm,腹围 84cm,先露臀,胎心 155 次 / 分,无宫缩,胎膜未破。

入院诊断:①孕 31 周 G_1P_0 ;②臀位;③羊水过少?

【首次医患沟通】

告知患者及家属,导致羊水减少的原因有以下几种:胎儿畸形及发育不全(其中包括染色体异常、泌尿生殖道畸形、囊性淋巴瘤、小头畸形、Fallot 四联症、前脑无裂畸形、甲状腺功能减退、胎儿肺发育不全等,其中以胎儿先天性泌尿系统畸形最为常见)、胎盘功能减退、羊膜病变以及非特异性羊水减少。目前患者羊水过少原因不明。患者目前孕 31 周,虽 B 超未提示胎儿畸形,但仍不能完全排除胎儿发育异常的可能。

现有如下三种治疗方案:

1. 期待治疗　目前暂予以补液、营养支持、改善胎盘微循环等对症治疗,此方案可能增加羊水量,延长孕周,提高新生儿出生后存活率,但在治疗过程中,可能随时出现胎儿窘迫、胎死宫内等情况,也可能出现羊水增加不明显或羊水继续减少等情况,严重时可导致胎儿死亡。如期待治疗效果不佳,可再行胎儿 MRI 检查、羊水 / 脐血染色体相关检查(细胞核型分析及基因组拷贝数变异分析)以排除胎儿常见的结构性畸形及遗传物质异常导致的胎儿出生缺陷。

2. 羊膜腔内灌注术　该方法的优点在于可迅速增加羊水量,但需承担手术、感染、胎儿损伤等相关风险;如为胎儿、胎盘、羊膜本身原因所致的羊水量减少,术后可能再次出现羊水过少。

3. 进一步行胎儿 MRI、羊水 / 脐血染色体相关检查,明确胎儿是否存在先天性发育异常后再决定是否治疗,但不是所有发育异常现均能发现,尤其是肺发育不全,同时检查过程中可能羊水继续减少,发生胎儿窘迫、胎死宫内,且限于现有医疗手段,可能无法获知羊水减少的确切病因。

4. 终止妊娠　因患者目前孕 31 周,如终止妊娠早产儿出生后生存能力差,存活率低,早产儿并发症发生率高,早产儿各器官发育未成熟,出生后可能发生早产儿一系列并发症,如呼吸窘迫综合征、肺炎、颅内出血、脑瘫、感染、败血症等情况,出生后需立即转儿科治疗,严重时可能发生新生儿死亡。

　　将以上情况反复与患者及其家属沟通后,患者及其家属表示理解,要求期待治疗,并签字为证。

【病情进展情况】

　　与患者及其家属沟通后,患者及其家属要求期待治疗,遂予低分子右旋糖酐氨基酸、复方丹参注射液静滴增加母体血容量,阿司匹林改善胎盘微循环等治疗7天后复查羊水指数5.0cm,最大羊水暗区2.0cm。因考虑期待治疗效果欠佳,再次与患者及其家属沟通。

【第二次医患沟通】

　　患者入院后经期待治疗1周,目前B超检查提示羊水指数为5.0cm,最大羊水暗区2.0cm。因患者目前妊娠仅32周,考虑期待治疗效果欠佳,目前处理方式有如下几种:

　　1. 继续期待治疗　治疗可能仍然无效,且在继续期待治疗过程中羊水量继续进行性减少,发生胎儿窘迫、胎死宫内等情况。

　　2. 羊膜腔内灌注术　该方法可迅速增加羊水量,但需承担手术、感染、胎儿损伤等风险;且如为胎儿、胎盘、羊膜本身原因所致的羊水量减少,术后可能再次出现羊水减少。

　　3. 现终止妊娠　终止妊娠方式有经阴道分娩及剖宫产。由于患者系初产妇,现无产兆,因羊水少,若经阴道分娩,产程需较长时间,胎儿对缺氧耐受能力差,产程过程中可能出现胎儿窘迫,甚至死亡以及新生儿窒息、死亡等情况。若行剖宫产,需承担手术及麻醉风险,且剖宫产术后2~3年才能再次妊娠,再次妊娠孕期有随时子宫破裂的可能。且因胎儿尚未足月,新生儿出生后为早产儿,早产儿生存能力低,并发症发生率高,各器官发育未成熟,出生后可能发生早产儿一系列并发症。

4. 行胎儿 MRI 检查、羊水/脐血染色体相关检查(细胞核型分析及基因组拷贝数变异分析)以排除胎儿常见的结构性畸形及遗传物质异常导致的胎儿出生缺陷。

将以上情况反复告知患者及其家属,患者及其家属表示理解,要求行羊膜腔内灌注治疗,并签字为证。

【病情进展情况】

患者签署知情文件后在 B 超引导下行羊膜腔穿刺,并顺利注入 37℃生理盐水 200ml,术毕行 B 超检查提示羊水指数 9.3cm,术后予盐酸利托君片口服抑制宫缩,术后复查血象正常,并于术后第 2 天复查羊水指数 8.0cm,第 5 天再次复查 B 超提示羊水指数 7.56cm,患者签字要求出院。患者出院后门诊随访,孕 35 周时复查 B 超提示羊水指数正常,于孕 35^{+5} 周时行 B 超检查提示:羊水指数 5.6m,NST 反应型,再次建议患者住院治疗,患者拒绝。孕 36^{+4} 周再次复查 B 超检查提示:单胎,臀位,双顶径 8.40cm,头围 31.3cm,腹围 29.5cm,股骨长 7.04cm,胎盘位于子宫后壁,钙化 I~II级,羊水指数 5.6cm,羊水最大暗区 2.0cm,脐带血流 S/D 值 207%。估测胎儿体重:2365g±156g。NST 反应型,患者入院要求终止妊娠。患者目前诊断:①孕 36^{+4} 周 G_1P_0;②臀位;③羊水过少? ④胎儿生长受限?

【第三次医患沟通】

告知患者及其家属,因患者多次 B 超提示羊水量少,且孕周大于 35 周,故可考虑终止妊娠。终止妊娠方式有经阴道分娩及剖宫产。由于患者系初产妇,现无产兆,因羊水少,且合并胎儿生长受限,若经阴道分娩,产程需较长时间,胎儿对缺氧耐受能力差,产程过程中可能出现胎儿窘迫,甚至死亡以及新生儿窒息、死亡等情况。若行剖宫产,需承担手术及麻醉风险,且剖宫产术后 2~3 年才能再次妊娠,再次妊娠孕期有随时子宫破裂的可能。且因胎儿尚未足月,新生儿出生后为早产儿,出生后仍有可能发生早产儿一系列并发症。

　　将以上情况反复告知患者及其家属,患者及其家属表示理解,要求当日行剖宫产术。

【结局】

　　患者于 2010 年 12 月 8 日行子宫下段剖宫产术,术中见羊水清亮,量约 200ml,新生儿性别:女性,体重 2350g,Apgar 评分 1 分钟、5 分钟、10 分钟均为 10 分,胎盘、脐带未见明显异常,术后痊愈出院。出院后随访新生儿一般情况好,现健康。

> **沟通要点及专家点评:**
>
> 　　1. 对于孕周小于 34 周的羊水减少患者,入院首次医患沟通应充分告知患者及其家属导致羊水减少的原因(尤其需排除胎儿先天发育异常可能)、羊水过少对胎儿的影响以及治疗方案、各种治疗方案利弊。对于未常规行产前诊断的患者建议补充胎儿 MRI、羊水/脐血细胞核型分析及基因组拷贝数变异分析以排除胎儿的结构性畸形及遗传物质异常导致的胎儿出生缺陷。
>
> 　　2. 对于期待治疗效果欠佳,羊水量增加不明显,且孕周

小于34周患者,应再次沟通治疗方案,告知羊膜腔灌注方法可治疗羊水过少,但需沟通该方法的风险。

3. 对于孕周大于35周患者,若B超提示羊水量少,经处理后羊水量未见增加者应考虑终止妊娠,需充分告知羊水少经阴道分娩及剖宫产各自存在的利弊,并强调早产儿可能出现的相关并发症。

4. 目前新的指南将羊水过少的标准做了相应修改　若羊水最大暗区垂直深度(AFV)≤2cm或羊水指数(AFI)≤5cm即诊断为羊水过少,但根据临床经验,我们建议羊水指数位于5~8cm之间的孕妇仍应加强监护,定期随访复查羊水变化情况,避免不良事件以及医疗纠纷的发生。

附

羊膜腔灌注治疗羊水过少知情同意书

手术潜在风险和对策:

医师已告知我及家属羊膜腔灌注治疗可能发生的一些风险,有些不常见的风险可能没有在此列出,具体的手术术式根据不同病人的情况有所不同,医师告诉我可与我的医师讨论有关我手术的具体内容,如果我有特殊的问题可与我的医师讨论。

此手术可能发生的风险:

1. 损伤胎儿。

2. 胎盘早剥。

3. 其他脏器损伤,如肠管、膀胱、大血管等,必要时需开腹手术。

4. 胎膜早破。

5. 羊水栓塞,严重时危及患者生命。

6. 弥散性血管内凝血。

　　7. 感染,术后导致绒毛膜羊膜炎、败血症等,严重时危及患者生命。

　　8. 早产。

　　9. 穿刺或灌注失败需改用其他在治疗方案。

　　10. 胎儿宫内窘迫、胎死宫内。

　　11. 羊水渗漏。

　　12. 出血、胎盘后血肿形成等。

患者知情选择

　　□ 我的医师已经告知我将要进行的手术方式、此次手术及术后可能发生的并发症和风险、可能存在的其他治疗方法并且解答了我关于此次手术的相关问题。

　　□ 我同意在手术中医师可以根据我的病情对预定的手术方式做出调整。

　　□ 我理解我的手术需要多位医师共同进行。

　　□ 我并未得到手术百分之百成功的许诺。

　　□ 医师已详细告知我替代治疗方案,如:继续补液治疗,我决定放弃替代治疗方案。

患者签名:　　　　　　　　　　　签名日期:　　年　　月　　日

如果患者无法签署知情同意书,请其授权的亲属在此签名:

患者授权亲属签名:　　　　　　　与患者关系:

　　　　　　　　　　　　　　　　签名日期:　　年　　月　　日

医师陈述:

我已经告知患者将要进行的手术方式、此次手术及术后可能发生的并发症和风险、可能存在的其他治疗方法并且解答了患者关于此次手术的相关问题。

手术医师签名:　　　　　　　　　经治医师签名:

　　　　　　　　　　　　　　　　签名日期:　　年　　月　　日

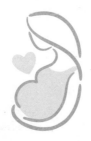

第五章

晚期妊娠未足月胎膜早破
（绒毛膜羊膜炎及胎儿窘迫）

病例资料：

患者女性,29岁,因"停经29^{+1}周,阴道流液7天,见红伴阵发性腹痛10^{+}小时"于2013年4月4日入院。

平素月经规律,周期30天,末次月经2012年09月12日,预产期2013年6月17日。孕期未正规产前检查,自诉入院前7天出现阴道流液,色清亮,浸湿内裤面积约直径5cm大小范围,于3月31日当地医院就诊,pH试纸检查未变色,考虑阴道炎,予口服阿莫西林胶囊治疗,此后仍间断有阴道流液。入院前10^{+}小时开始出现阴道少量流血伴不规律腹痛,胎动正常,于当地医院就诊,予硫酸镁抑制宫缩治疗。因患者及其家属要求上级医院就诊,遂转入我院。

入院查体:体温、血压均正常。

产科情况:宫高20cm,腹围96cm,胎心140次/分,先露臀,胎方位LSA,宫缩不规律。肛查:先露臀,-1,宫口扩张一指松,胎膜已破,入院后见少量阴道流液,类胰岛素生长因子-1测定阳性。床旁 B 超:单胎,双顶径 6.89cm,股骨长 5.3cm,胎盘位于子宫后壁,下缘距离宫颈内口显示不清,羊水指数:右上腹 0cm,右下腹 1.0cm,左上腹 0.9cm,左下腹 0cm,颈部压迹"U"形。超声提示:晚孕、单活胎,臀位,胎儿脐带绕颈一周,羊水指数 1.9。NST 提示胎心基线波动在 150 次 /min 左右,有一次变异减速。

　　入院诊断:①孕 29^{+1} 周 G_4P_0LSA 先兆早产;②胎膜早破;③胎儿生长受限;④胎儿窘迫?

【首次医患沟通】

　　告知患者及其家属,因患者目前妊娠尚未足月,目前处理方式有如下几种:

　　1. 期待治疗　予卧床休息、抑制宫缩、预防感染、促胎肺成熟、营养支持、母胎监护、定期复查炎性指标、密切监测感染征象等,尽量延长孕周,提高新生儿存活率及降低早产儿并发症的发生率。因患者孕周小于 32 周,早产儿出生后存活率相对低,并发症发生率相对高,暂无感染征象,可建议采用期待治疗,但在期待治疗过程中,孕妇随时可能出现脐带脱垂、胎儿窘迫甚至胎死宫内等;并随着破膜时间的延长,感染几率也相应增加,可能发生宫腔感染、绒毛膜羊膜炎,全身感染,甚至败血症、DIC 等;孕妇卧床时间长,以及孕妇本身处于高凝状态,容易形成血栓,导致各器官栓塞形成,危及母儿生命;胎儿随时可发生宫内感染、胎儿宫内窘迫,甚至胎死宫内等。

　　2. 促胎肺成熟两天后再考虑终止妊娠　可降低围生儿并发症,但在这期间同样存在上述风险。

　　3. 顺其自然　继续待产,等待自然临产后经阴道试产或剖宫产,但在待产过程中可能出现上述情况,危及母儿生命。

4. 现终止妊娠　因其孕周小于 32 周,胎儿出生后存活率相对较低,且并发症发生率较高,可暂不考虑采用该方法;终止妊娠方式有经阴道分娩及剖宫产,若经阴道分娩,因患者系初产、臀位,故产程时间相对较长,分娩过程中可能随时出现脐带脱垂导致胎儿窘迫或胎死宫内等情况发生,也可能因后出头困难,出现胎儿脊柱损伤、脑幕撕裂、新生儿窒息、臂丛神经损伤、胸锁乳突肌损伤、斜颈、颅内出血等情况,甚至可能发生死胎、死产;如采用剖宫产结束分娩,需承担手术及麻醉风险,术后系瘢痕子宫,需严格避孕 2 年以上方可再次妊娠,且在妊娠过程中随时可能出现子宫破裂等。不管哪种方式,如果分娩时妊娠尚未足月,新生儿均有可能发生早产儿一系列并发症:如新生儿呼吸窘迫综合征、肺炎、颅内出血、脑瘫、败血症等并发症,必要时需转儿科治疗,病情严重时可能发生新生儿死亡。

以上情况已告知孕妇及家属,其表示理解,要求保胎治疗,若保胎失败,要求阴道分娩,并签字为证。

【病情进展情况】

入院后取宫颈分泌物培养及 B 族链球菌 DNA 后,予盐酸利托君抑制宫缩、地塞米松促胎肺成熟、头孢类抗生素预防感染、监测感染指标等保胎治疗。

入院当日查血常规提示:白细胞(WBC)13.94×10^9/L↑、中性粒细胞百分数(NEU%)89.2%↑、全血 C- 反应蛋白(CRP-3)7mg/L↑,炎性标志物提示:降钙素原(PCT-1)0.17ng/ml、白细胞介素 -6(IL-6)5.35pg/ml。

入院后第 3 天复查血常规提示:白细胞(WBC)20.34×10^9/L↑、中性粒细胞百分数(NEU%)93.8%↑、全血 C- 反应蛋白

(CRP-3)45.29mg/L↑,炎性标志物提示:降钙素原(PCT-1)0.75ng/ml、白细胞介素 -6(IL-6)22.31pg/ml;查体:体温、血压、脉搏均正常,左下腹轻微压痛,羊水清亮,无异味。B 超提示:晚孕,单活胎,胎盘下缘达宫颈内口,羊水指数 2.6cm。宫颈分泌物培养及 B 族链球菌结果均为阴性,因感染指标进行性上升,且合并左下腹轻压痛,考虑绒毛膜羊膜炎,再次与患者及其家属沟通。

【第二次医患沟通】

患者目前诊断考虑:①孕 29^{+3} 周 G_4P_0LSA 先兆早产;②前置胎盘(边缘型);③胎膜早破;④胎儿生长受限？⑤绒毛膜羊膜炎。

现告知患者及其家属,因患者入院后查血常规提示血象、炎性标志物进行性上升,今日查体:左下腹轻微压痛。目前考虑绒毛膜羊膜炎,若继续妊娠可能出现感染加重,发生宫腔感染、DIC、全身感染甚至败血症等可能,危及患者生命。且胎儿随时可能出现胎儿窘迫甚至胎死宫内等。但若现终止妊娠,终止妊娠方式有经阴道分娩及剖宫产(两种分娩方式利弊见前次医患沟通,但因复查 B 超提示为边缘型前置胎盘,增加部分内容如下:因患者为边缘型前置胎盘,在试产过程中可能因宫口扩张,胎盘面剥离等情况出现产时大出血,危及母婴生命,严重时可能发生胎儿窘迫、胎死宫内,必要时仍需改用剖宫产终止妊娠。若行剖宫产术终止妊娠:除需承担手术及麻醉风险外,剖宫产术后两年以上方可再次妊娠,因术后系瘢痕子宫,再次妊娠孕期随时有子宫破裂可能,严重时危及母儿生命;且剖宫产术发生产后出血的几率较阴道分娩高。且因患者为边缘型前置胎盘,若发生子宫下段收缩乏力或胎盘粘连、植入等更增加了大出血发生的几率,严重者危及患者生命,必要时需切除子宫挽救生命,术后无月经来潮、无生育功能等。且若现终止妊娠,患者目前孕周为29^{+2}周,考虑胎儿生长受限,新生儿出生后存活率低,并发症发生率高,可能发生早产儿一系列并发症:如新生儿呼吸窘迫综合征、肺炎、颅内出血、脑瘫、败血症等并发症,出生后需转儿科治疗,治疗费用高,且预后差,病情严重时可能发生新生儿死亡)。

将以上情况反复告知患者及其家属,患者及其家属表示理解,要求放弃保胎治疗,经阴道分娩,静滴缩宫素引产,并签字为证。

【病情进展情况】

患者签字放弃保胎后予静滴缩宫素引产,于当日 14:20 阴道检查,先露臀,−1,宫口扩张 5cm,胎心监护提示频繁晚期减速,再次与患者及其家属沟通如下。

【第三次医患沟通】

因患者目前胎心监护提示频繁晚期减速,若继续阴道分娩试产,随时可能出现胎儿窘迫加重、胎死宫内、死产等可能。但若行剖宫产术终止妊娠,除需承担手术及麻醉风险外,剖宫产术后两年以上方可再次妊娠,因术后系瘢痕子宫,再次妊娠孕期随时有子宫破裂可能。且因患者现宫口已开 5cm,故在等待手术及麻醉过程中随时可能宫口开全,经阴道分娩。且无论患者选择何种分娩方式,患者目前孕周仅为 29^{+2} 周,且考虑胎儿生长受限,新生儿出生后存活率低,并发症发生率高,可能发生早产儿一系列并发症:如新生儿呼吸窘迫综合征、肺炎、颅内出血、脑瘫、败血症等并发症,出生后需转NICU 治疗,治疗费用高,且预后差,病情严重时可能发生新生儿死亡。

将以上情况反复告知患者及其家属,患者及其家属表示理解,要求继续阴道分娩,并签字为证。

【结局】

患者于 2013 年 4 月 5 日 15:09 在会阴保护下臀位助产分娩一活女婴,新生儿体重 1000g,身长 38cm,外观无畸形。Apgar评分 1 分钟评分 2 分,5 分钟评分 1 分,与患者及其家属沟通后,患者及其家属签字放弃新生儿抢救,新生儿出生 10 分钟评分 0分,新生儿死亡。患者产后予头孢及氨基糖苷类抗生素抗感染治疗 5 天后复查血常规、炎性标志物均正常,痊愈出院。

沟通要点和专家点评:

1. 此例患者为孕 29 周以上,但不足孕 32 周的胎膜早破孕妇,在首次沟通中,需将胎膜早破的各种治疗方案利弊详细告知患者及家属,多次沟通过程中强调可能发生感染、脐带脱垂、血栓等风险。

2. 如出现感染多项指标均上升,超过正常范围,且出现临床表现时,应诊断绒毛膜羊膜炎,一旦发生绒毛膜羊膜炎,需再次与患者及家属沟通治疗方案,一般不建议继续期待治疗。而当其选择放弃保胎时,因孕龄仅 29^{+3} 周,且合并绒毛膜羊膜炎,早产儿预后差,目前没有证据表明剖宫产术可以提高此早产儿的存活率,需将阴道试产及剖宫产术的两种分娩方式的利弊充分告知患者及家属。

3. 患者终止妊娠时孕龄 29^{+3} 周,阴道试产过程中出现晚期减速,提示胎儿窘迫,需再次沟通分娩方式,并将胎死宫内、死产及新生儿窒息、死亡以及早产儿可能出现的严重并发症反复告知患者及家属,再次选择分娩方式。

第六章

中期妊娠胎膜早破
（绒毛膜羊膜炎）

病例资料：

患者女性，35 岁，因"停经 18 周，阴道流液 1 天"入院。

患者于入院前 1 天无明显诱因出现阴道流液，色清亮，无腹痛及阴道流血。患者 9 年前因"宫颈原位癌"行宫颈锥形切除术。G_4P_0，既往人流 3 次，自 9 年前开始一直未避孕，5 年前行两次 IVF 均失败，此次为自然受孕。

入院查体：体温、血压均正常。

产科情况：宫高 18cm，腹围 92cm，胎心 152 次/min，未扪及宫缩，宫体无压痛，阴道可见少量流液，色清亮，pH 试纸变色。B 超提示：中孕、单活胎，羊水最大暗区 1cm。

入院诊断：①孕 18 周 G_4P_0 先兆流产；②胎膜早破；③宫颈锥形切除术后。

入院后查血常规、CRP、炎性标志物、宫颈分泌物培养均提示正常。患者得此孕相对不易，有强烈生育要求。

【首次医患沟通】

患者目前孕周仅 18 周,胎膜已破,目前处理方式有如下几种:

1. 放弃胎儿行引产术　因患者目前仅孕 18 周,现已胎膜早破,胎儿出生后无法存活,可考虑直接行引产术。引产存在风险,可能出现一系列并发症:如感染、产后出血、子宫破裂、羊水栓塞、继发不孕等可能。

2. 期待治疗　予卧床休息、抑制宫缩、预防感染、营养支持、母胎监护、定期复查炎性指标、密切监测感染征象等,尽量延长孕周,提高新生儿存活率及减少并发症。在期待治疗过程中,孕妇随时可能出现脐带脱垂、胎儿窘迫甚至胎死宫内等;并随着破膜时间的延长,感染几率也相应增加,可能发生宫腔感染、绒毛膜羊膜炎,全身感染,甚至败血症、DIC 等;孕妇卧床时间长,以及孕妇本身处于高凝状态,容易形成血栓,导致各器官栓塞形成,危及母儿生命;胎儿随时可发生宫内感染、胎儿宫内窘迫甚至胎死宫内等。因患者目前孕周为 18 周,胎膜已破,距离胎儿可存活的孕周时间长,故不建议患者采取该治疗方案。

3. 顺其自然　在观察待产过程中可能出现上述情况。因患者既往行宫颈锥形切除术,若终止妊娠,在引产过程中可能引产失败,或出现宫颈裂伤、产后出血等情况。

将以上情况反复告知患者及其家属,患者及其家属表示理解,要求期待治疗,并签字为证。

【病情进展情况】

因患者要求期待治疗,遂予头孢类抗生素预防感染、硫酸镁抑制宫缩等保胎对症治疗。

入院后第 3 天复查血常规提示 CRP 22mg/L,炎性标志物正常;复查 B 超提示羊膜腔内未见羊水分布,再次与患者及其家属沟通后,患者及其家属放弃保胎治疗,要求引产。因患者胎膜早破,故采用米索前列醇引产。遂予米索前列醇 0.2mg 阴道上药,患者出现不规律腹痛,但未排出胎儿,于入院第 4 天上午、下午各给予米索前列醇 0.2mg 阴道上药引产,仍未引产成功。于入院第 5 天上午继续予米索前列醇 0.4mg 阴道上药,患者仍宫缩不规律。

于入院第 5 天下午 15:30 患者出现畏寒、发热、寒战、头痛,测体温为 39℃,予物理降温后 16:30 测体温为 40.7℃,立即予柴胡 2ml、安痛定 2ml 肌注注射,18:30 测体温为 40.3℃。因患者破膜时间长,考虑感染可能性大。立即予查血常规、CRP、炎性标志物、血培养、肾功、生化等检查,并取宫颈分泌物培养。查体:宫体无压痛,宫口扩张 2cm,宫颈质硬,弹性差。因考虑流产感染,加用氨基糖苷类抗生素加强抗感染,同时予 0.9% 氯化钠 500ml+ 缩宫素 10U 静滴促进胎儿尽早排出。患者静滴缩宫素后宫口仍不扩张,质硬,于入院第 6 天上午测体温为 35.8℃,血压波动在 80~90/40~60mmHg 之间,查血常规提示:WBC 13.62×10^9/L,中性 90%,HGB 94g/L,PLT 55×10^9/L,CRP 91.16mg/L,降钙素原 >100ng/ml,白介素 -6>5000pg/ml;血培养结果提示:有 G^- 杆菌生长,待鉴定及药敏。诊断:败血症、感染性休克。

立即予更换抗生素为泰能抗感染、扩容、补液等对症治疗,同时继续予静滴缩宫素,但宫口仍不扩张,徒手扩张宫颈困难。入院第 6 天下午复查血常规提示:WBC 21.5×10^9/L,中性

94.9%,PLT 18×10^9/L;D- 二聚体 30 132μg/L;肌酐 198.9μmol/L,尿素 9.33mmol/L。考虑感染性休克代偿期,于入院第 6 天晚上转入 ICU。

入院第 7 天患者呼吸频率增快,波动在 40~48 次 / 分之间。复查血常规提示:WBC 16.77×10^9/L,中性 96.3%,HGB 92g/L,PLT 17×10^9/L,CRP 385.35mg/L,降钙素原 >100ng/ml,白介素 -6>345.7pg/ml;肌酐 125.4μmol/L,尿素氮 8.67mmol/L;凝血象提示 D- 二聚体 41 220μg/L,APTT 35.5 秒,PT 18.3 秒,TT 15 秒,FIB 5.5g/L;中心静脉血气分析:pH 7.42,Lac 4.4mmol/L。患者阴道开始流出淡红色黏稠脓性分泌物。

目前诊断:①孕 18 周 G_4P_0 先兆流产;②胎膜早破;③绒毛膜羊膜炎;④败血症;⑤感染性休克;⑥血小板减少症;⑦宫颈锥形切除术后。

再次与患者及其家属沟通。

【第二次医患沟通】

因考虑感染原发灶为羊膜腔可能性大,妊娠未终止,感染原发灶未排出,感染将难以控制,若继续等待宫口扩张,经阴道引产,感染将继续加重,导致重度感染性休克,危及患者生命。现也可采取立即剖宫取胎终止妊娠,清除感染原发灶,但因患者目前感染较重且血小板极低,术中可能因子宫感染重,导致产时、产后大出血,需切除子宫导致术后无月经来潮,无生育能力,且术后发生切口感染、切口延迟愈合可能性增加。且若术中保留子宫,术后仍可能因子宫感染重,子宫切口无法愈合,导致子宫组织坏死及产后大出血,仍需再次手术切除子宫。且若保留子宫,术后为瘢痕子宫,术后需 2~3 年方可再次妊娠,再次妊娠有发生子宫破裂风险。将以上情况反复告知患者及其家属后，患者及其家属要求行剖宫取胎术，尽量保留子宫，并签字。

【结局】

患者及其家属签署知情同意书后于 2 月 2 日在全身麻醉下行剖宫取胎术，术中见腹腔积液约 200ml，呈淡黄色，稍浑浊，无异味，取部分腹水送培养。于子宫体部近下段纵行切开子宫肌层长约 4cm，检查见宫腔内妊娠组织颜色晦暗，有明显腥臭味，组织质脆、朽烂，以卵圆钳钳夹胎儿时感躯体易断裂，并可见颅骨软化变形明显，术中钳取部分胎膜组织送细菌培养，因胎盘与子宫粘连紧密，钳夹困难，以大刮匙清宫，共钳夹及清除出胎儿各部分及胎盘、胎膜组织约 200g，以甲硝唑冲洗宫腔，并自宫腔经宫颈口至阴道放置烟卷引流条一根。并留置腹腔引流管一根，术后继续予泰能抗感染、输红细胞悬液 800ml、血小板 2U、营养、补液、促进子宫收缩等对症治疗。患者于术后 12 天痊愈出院。

沟通要点及专家点评：

1. 对于孕周小于 24 周的胎膜早破首先应向患者及其家属强调新生儿的存活率问题，因小于 24 周的胎儿早产儿不良结局发生率高，母儿感染风险大，故对于孕周小于 24 周的胎膜早破不建议保胎治疗。但随着产科医疗技术及新生儿救治水平的逐渐提高，以及较多珍贵儿的存在，如患者及其家属坚决要求保胎治疗，应在充分沟通相关风险后尊重患者及家属的意见。对于中孕合并胎膜早破，感染因素更占主导因素，因此需密切监测血感染指标，定期复查宫颈管分泌物培养，注重观察感染的早期临床表现。

2. 对于发生绒毛膜羊膜炎并发感染性休克的患者如引产失败,应积极予以剖宫取胚术,清除宫腔感染组织,术后加强抗感染,但需强调绒毛膜羊膜炎可能出现的并发症:腹部切口的感染、愈合不良、裂开;子宫感染甚至需切除子宫。手术操作一定要轻柔,并需放置引流管。

3. 对于宫颈锥切术的患者引产需交代宫颈扩张困难导致引产失败的风险,也应交代宫颈裂伤导致大出血的风险。

(普小芸 俞丽丽)

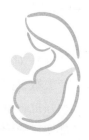

第七章

中央型前置胎盘合并胎死宫内（多种引产方法失败）

病例资料：

患者,26 岁,因"停经 37 周,胎动消失 4 天"于 2013 年入院。

系统 B 超检查提示:胎盘完全覆盖宫颈内口。4 天前无明显诱因自觉胎动消失,未予以重视,2 天前我院行 B 超检查提示胎死宫内。患者于 3 年前在外院行择期足月剖宫产一次,人流 1 次。

入院产科检查:宫高 22cm,腹围 100cm,胎心无,先露头,胎位不清,宫缩无。骨盆外测量各径线均正常。肛查:先露头,-3,宫口未开,胎膜未破,坐骨棘不突,坐骨切迹大于两横指,骶尾关节活动。B 超:单胎,双顶径 8.5cm,股骨长 6.7cm,胎盘位于子宫后壁,下缘覆盖宫颈内口,宫腔内未见羊水,未见胎心搏动。超声提示:晚孕、胎死宫内、前置胎盘(中央型)。盆腔 MRI 提示:胎死宫内;前置胎盘(中央型),整个胎盘位于子宫下段。

入院诊断:①孕 37 周 G3P1LOA;②胎死宫内;③瘢痕子宫;④前置胎盘(中央型)。

【首次医患沟通】

　　患者目前诊断死胎明确,现反复告知患者及家属:因死胎在宫内停留时间过久,可能导致母体凝血功能障碍,引起弥散性血管内凝血(DIC),胎死宫内4周以上发生DIC机会明显增多,可能导致分娩时严重出血,甚至危及生命,需切除子宫,致术后无生育能力。因此需检测凝血功能及血常规,做好输血准备。另死胎时间越长,胎盘组织机化,与子宫壁紧密粘连,易导致清宫困难,必要时需多次清宫,增加了感染几率,术后可能影响患者生育能力。

　　患者系瘢痕子宫,在分娩过程中或者等待剖宫产过程中随时可能出现子宫破裂、大出血,危及患者生命。

　　患者目前诊断前置胎盘(中央型)明确,因胎死宫内需要终止妊娠,现反复向患者及家属交代,因胎盘附着于子宫下段,该处肌组织菲薄,收缩力差,不能有效收缩压迫血窦而止血,容易发生产后出血,而且出血量可能多,无法控制,严重时危及患者生命,必要时需切除子宫挽救生命;若有胎盘植入,植入面过大,导致大出血,也需切除子宫。

　　目前引产方式有如下四种:

　　1.利凡诺羊膜腔内注射引产经阴道分娩,引产术前行动脉栓塞术。该方式为栓塞子宫动脉及髂内动脉,费用高,但可减少引产过程中因中央型前置胎盘导致阴道大出血。动脉栓塞介入手术可能发生一系列栓塞手术的并发症,且术后仍有可能出现引产过程中阴道出血多,危及生命,必要时需行剖宫产术,术后有可能导致不孕。因患者羊水缺如,可能引产失败,需改用其他引产方式,导致动脉栓塞术与分娩间隔时间长,可能影响栓塞止血效果。

2. 利凡诺羊膜腔内注射引产经阴道分娩,待引产起效后或发生出血时行动脉栓塞术。因引产术后可能突然发生大出血、出血性休克,来不及行动脉栓塞手术,需急诊行剖宫产术或子宫切除术。

3. 利凡诺羊膜腔内注射引产后经阴道分娩　该方式相对风险性较大,引产过程中可能出现大出血,危及生命。因整个胎盘位于子宫下段,胎盘覆盖宫颈口,需行胎盘打洞后胎儿才能分娩,易出现大出血,短时间即危及患者生命。若出血过多,短时间不能经阴道分娩,则需行剖宫产术或急诊动脉栓塞术。若行利凡诺羊膜腔内注射引产术,因患者羊水缺如,可能引产失败,需要改为其他引产方式,如普贝生宫颈上药引产、剖宫产术等。

4. 剖宫产术　可避免中央型前置胎盘导致产前阴道大出血,且可在直视下止血,但术中若发生子宫下段收缩乏力或胎盘粘连、植入等情况,同样存在大出血可能,严重者危及患者生命,需切除子宫挽救生命,术后无月经来潮,无生育能力等;一般不建议首选该方案,因该方案创伤大,可能影响下一次生育,需间隔两年以上方可再次妊娠,孕期随时有子宫破裂风险;以上处理方式均有可能发生羊水栓塞、DIC 等可能,危及患者生命。不管何种处理方式,因整个胎盘位于子宫下段,胎盘覆盖宫颈内口,极易出现大出血,若出血凶猛,随时可能危及患者生命。

将以上情况详细告知患者及其家属,患者及其家属表示理解,要求利凡诺羊膜腔内注射引产经阴道分娩,引产术后即行动脉栓塞术,签字为证。

【病情进展情况】

于入院第 2 天在 B 超引导下行利凡诺羊膜腔内注射引产

术,引产术后行子宫动脉造影 + 栓塞术。入院第 3 天起出现不规律宫缩,于入院第 5 天起予以缩宫素静脉滴注 3 天。入院第 7 天停滴缩宫素后偶有宫缩,入院第 8 天宫口仍未开。因产程无进展,再次沟通。

【第二次医患沟通】

（诊治过程描述略）目前处置方式:

1. 再次行利凡诺羊膜腔内注射引产术 可能出现引产失败,不能诱发自己宫缩,需要再次改用其他方式引产。

2. 普贝生促宫颈成熟 此方式引产成功率相对较高,但患者为瘢痕子宫,普贝生上药后若过度敏感,易导致子宫破裂、大出血,危及患者生命,也可能引产失败(详见附录 3《普贝生促宫颈成熟知情同意书》)。

3. 米索前列醇宫颈上药 因患者为瘢痕子宫,可能导致子宫破裂、大出血,危及患者生命,仍可能引产失败。

4. 继续静滴缩宫素引产 因患者现已经缩宫素静脉滴注 3 天,引产失败可能性大。

5. 剖宫产终止妊娠 剖宫产术可能出现:

(1) 术后近期并发症:子宫内膜炎、尿路感染、子宫或腹部切口感染、贫血、肠麻痹、血栓静脉炎、肠梗阻、肺栓塞、盆腔脓肿、晚期产后出血、损伤邻近脏器等。

(2) 远期并发症:在剖宫产术后远期随访中,盆腔炎、月经不调、腰痛、异位妊娠等并发症明显比阴道分娩高。但术中若发生子宫下段收缩乏力或胎盘粘连、植入等情况,同样存在大出血可能,严重者危及患者生命,需切除子宫挽救生命,术后无月经来潮,无生育能力等;患者两次剖宫产史,不建议再次妊娠,再次妊娠发生子宫破裂可能性大。

将以上情况反复告知患者及其家属后,患者及其家属表示理解,要求再次行利凡诺羊膜腔内注射引产术,签字为证。

【病情进展情况】

于入院第 8 天再次在 B 超引导下行利凡诺羊膜腔内注射引产术,引产术后当日自然破膜,并流出少许淡红色组织,予以缩宫素静滴。入院第 9 天再次行阴道窥镜检查:宫颈管消退70%~80%,宫颈口未开,见少许胎盘组织堵塞。因产程仍未进展,再次沟通。

【第三次医患沟通】

(诊治过程描述略)目前处置方式:

1. 普贝生促宫颈成熟。

2. 米索前列醇宫颈上药。

3. 继续静滴缩宫素引产。

4. 剖宫产终止妊娠(四种处置方式相关利弊同前次医患沟通)。

将以上情况反复告知患者及其家属后,患者及其家属表示理解,要求米索前列醇宫颈上药,签字为证。

【病情进展情况】

于入院第 9 天予以米索前列醇 100μg 宫颈上药,上药后患者无明显腹痛,患者及其家属要求普贝生宫颈阴道上药,于入院第 10 天予以普贝生 10mg 宫颈阴道上药促宫颈成熟,入院第 11 天仍无规律宫缩,宫口未开。组织科室讨论。因采取多种引产方式仍失败,再次沟通。

【第四次医患沟通】

(诊治过程描述略)经科室讨论,目前处置方式:

1. 继续静滴缩宫素引产,引产可能失败,且胎膜已破,在等待分娩过程中随时可能发生感染、败血症、DIC 等,严重者需切除子宫甚至危及患者生命。

2. 剖宫产终止妊娠　存在麻醉及剖宫产术相关并发症(具体见前述沟通)。

将以上情况反复告知患者及其家属后,患者及其家属表示理解,要求当日剖宫产终止妊娠,签字为证。

【病情进展情况】

于入院第 11 天行子宫下段剖宫产术,术中剖宫取出一死女婴,胎儿颅骨明显变性,闻及明显臭味,子宫呈囊袋状,收缩极差,但无明显出血。因胎儿已腐烂、子宫收缩差,再次沟通。

【第五次医患沟通】

因子宫呈囊袋状,暗紫色,宫腔组织有明显臭味,胎盘组织与子宫组织不易区分,已尽量清除残留胎盘胎膜组织,因无明显出血,目前处置方式:

1. 保留子宫　术后可能出现子宫缺血坏死、感染,以及产后出血、胎盘残留,需再次行药物治疗,严重者甚至可能切除子宫。

2. 切除子宫　不能再次生育,以及有子宫切除的相关风险,术后仍可能发生感染。

将以上情况反复告知患者及其家属后,患者及其家属表示理解,要求保留子宫,签字为证。

【结局】

根据患者及其家属意见保留子宫,手术顺利。患者术后头孢西丁钠、硫酸异帕米星抗感染、缩宫等治疗,阴道出血少,子宫收缩好,于术后第 5 天治愈出院,出院后随访恶露于术后第 45 天干净,B 超子宫未见明显异常,随访患者于术后 4 个月恢复月经,量少,经期规律,未采取避孕措施,于 2015 年自然受孕,孕 40^+ 天自然完全流产。

> **沟通要点及专家点评:**
>
> 1. 此例患者为晚孕合并前置胎盘(中央型)、瘢痕子宫,因胎死宫内需行引产术,各种处置方式风险均大,特别是大出血及子宫破裂的风险需取得患者及其家属充分理解。同时一定别忘了交代引产失败的可能。
>
> 2. 常规患者经一种或者两种引产方式均能达到引产成功的目的,但此例患者多种引产方式均失败,后采用剖宫产术,住院时间长,费用高,但因治疗过程中做到了与患者及其家属的充分沟通,故患者及其家属均表示理解,并能及时地配合治疗。

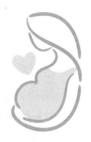

第八章

妊娠合并深静脉血栓

病例资料:

患者女性,35 岁,因"胚胎植入术后 28^{+4} 周,检查发现双侧肾积水 3^+ 个月"于 2012 年入院。

孕 3 个月时因"排尿困难"在外院行 B 超检查提示:右侧肾窦区分离 25mm,右侧输尿管上段内径 11mm,左侧肾窦区分离 22mm,左侧输尿管上段内径 11mm,予以留置尿管处理,带尿管 15 天后拔除尿管,自解小便正常,建议定期随访。

孕 5 个月起出现双下肢轻度水肿,休息后好转。20^+ 天出现排尿困难,伴尿痛、尿急、尿频,逐渐加剧,排大便困难,并出现腹部及腰骶部坠胀不适,无皮肤瘙痒,7 天前在外院行 B 超检查提示:双侧肾积水(右侧 4.1cm,左侧 3.6cm),双侧输卵管上段积水(右侧 2.0cm,左侧 2.9cm);查血常规:血红蛋白 72g/L;尿常规:白细胞 +++。于当日在外院予以抗感染对症处理(具体用药不详),并输入同型红细胞悬液 400ml。

昨日复查血常规:血红蛋白 81g/L,患者腹部及腰骶部不适、大小便困难症状仍未缓解,且输液后出现双下肢明显水肿,休息未缓解。为求进一步诊治,于今日来我院门诊就诊。

泌尿系统 B 超提示:左侧肾脏集合系统分离,间距约 3.2cm,左侧输卵管上段内径 1.5cm,右侧肾脏集合系统分离,间距约 3.0cm,左侧输卵管上段内径 1.2cm,膀胱未充盈。

产科 B 超:单胎,双顶径 7.67cm,头围 29.28cm,腹围 26.86cm,股骨长 6.34cm,估测胎儿体重 1811g ± 200g,胎盘位于子宫后壁,下缘距离宫颈内口大于 3.6cm;羊水指数:右上腹 1.5cm,右下腹 2.0cm,左上腹 3.1cm,左下腹 3.9cm;脐带血流 S/D:234%。超声提示:晚孕、单活胎。

其他检查:尿常规:白细胞 ++++,酮体 ++。查血:白蛋白 21.8g/L;生化:钾 3.09mmol/L,钠 134.9mmol/L;肾功:肌酐 110.2μmol/L;血常规:血红蛋白 95g/L;血型 O 型,RH 阳性;凝血象正常。

既往手术史:患者于 1994 年在外院行阑尾切除术,2008 年因"原发不孕症、卵巢囊肿"在外院行盆腔粘连分解 + 右侧卵巢囊肿剥除术。

入院行产科检查:宫高 26cm,腹围 100cm,胎心 142 次 / 分,先露头,胎位 LOA,宫缩无。骨盆外测量各径线均正常。肛查:先露头,–2,宫口未开,胎膜未破,坐骨棘不突,坐骨切迹大于两横指,骶尾关节活动。双下肢水肿 ++。NST 反应型。

入院诊断:①孕 31 周 G_1P_0LOA 待产;②双肾积水;③尿路感染;④贫血(轻度);⑤试管婴儿。

【首次医患沟通】

患者患双肾积水,可能系泌尿系统结石、盆腹腔肿瘤、盆腔粘连、妊娠子宫压迫等原因导致,目前原因尚不明确,需进一步

检查明确诊断。根据患者目前病情,治疗方式有三种:

1. 期待治疗 予抗感染、改善胎盘微循环、胎心监测、营养支持、促胎肺成熟等对症治疗,尽量延长孕龄,密切监测母胎情况。可能治疗效果欠佳,在期待过程中随时可能出现肾积水加重、肾功能不全、肾衰竭、感染进一步加重、败血症等。胎儿随时可能出现早产、胎儿宫内窘迫,甚至不能预测的胎儿突然死亡等可能。

2. 促胎肺成熟2天后终止妊娠,在此期间仍可能出现以上情况。

3. 立即终止妊娠,终止妊娠后益于检查及治疗,对控制病情相对有益,但现仅孕31周,新生儿出生后为早产儿,早产儿出生后生存能力低下,存活率低,早产儿并发症发生率相对增高,可能发生早产儿一系列并发症,如新生儿呼吸窘迫综合征、肺炎、颅内出血、脑瘫、败血症、死亡等,且新生儿需转入NICU治疗。目前孕妇血液处于高凝状态,故无论选择上述何种方式,均有随时发生下肢深静脉血栓、全身多器官栓塞、DIC、多器官出血等可能,严重时危及孕妇生命。

将以上情况与患者及其家属沟通,其表示理解,要求期待治疗,签字为证。

【病情进展情况】

入院后予抗感染、改善胎盘微循环、胎心监测、营养支持、促胎肺成熟等对症治疗。经上述治疗后,入院第5天双下肢水肿明显消退,但出现左侧下肢水肿较右侧明显。阴道检查:阴道通畅,未见包块,宫颈后方及后穹隆膨出明显,宫颈无法暴露,因位置高且深未触及宫颈。三合诊未扪及直肠包块及盆腔包块。

阴道 B 超:宫颈厚 3.2cm,宫颈管长度 3.5cm,余未见明显异常。双下肢静脉 B 超:双侧下肢股静脉、腘静脉未见明显异常。双肾 B 超检查提示:左肾集合系统分离,间距 3.5cm;右肾集合系统分离,间距 4.0cm,双侧输尿管因胎儿影响显示不清。产科 B 超:晚孕,单活胎,生物物理评分 10 分。血常规:白细胞 5.31×10^9/ L,血红蛋白 81g/L,C- 反应蛋白 55mg/ml,血沉大于 140mm/h,降钙素原 0.31ng/ml;肝功:白蛋白 29.1g/L;肾功:肌酐 123.4μmol/L。当日组织院内讨论。因出现双下肢不对称水肿,且病情缓解不明显,再次沟通。

【第二次医患沟通】

(诊治过程描述略,补充诊断:肾功能不全。)

根据院内会诊讨论意见再次进行医患沟通:目前感染原因不明,双肾积水原因不明,因存在不对称水肿,不排除血栓可能。因孕周仅 31^{+4} 周,现治疗方案:①继续期待治疗,延长孕周:予抗凝、改善胎盘微循环、抑制宫缩、胎心监测、营养支持、必要时再次促胎肺成熟等对症治疗,尽量延长孕龄,密切监测母胎情况。但在此过程中随时可能出现肾积水加重、肾衰竭、尿毒症等,若存在血栓,可能出现血栓加重、血栓脱落,导致各器官栓塞形成,危及母儿生命。②再次促胎肺成熟两天后终止妊娠,在此期间仍可能出现以上情况。③立即终止妊娠,对病情控制有益,但新生儿为早产儿,可能发生早产儿一系列并发症。

对于肾积水的处理,目前处理方式有:①继续期待治疗,B 超及抽血检查相关指标,严密监测双肾及输尿管积水情况,但在此治疗过程中可能出现肾脏积水进一步加重、感染进一步加重、肾功能不全、肾衰竭、尿毒症等。②予以双侧输尿管双 J 管置入,可减轻双肾积水情况及肾功能损害情况。但双侧输尿管双J管置入属于浸润性操作,需要承担相关操作风险,且可能因妊娠子宫压迫导致操作失败无法放入。

因不排除血栓的发生,为预防血栓脱落导致严重并发症,目前处理:①抗凝治疗,B超密切监测静脉血栓情况;②术前放置临时滤网,防止血栓脱落导致肺栓塞及脑栓塞等严重并发症危及母亲生命,但需接受放射线,且可能出现手术相关风险,术后需再次取出滤网。

将以上情况告知患者及其家属,其表示理解,要求继续期待治疗,暂不予以输尿管双"J"管置入,签字为证。

【病情进展情况】

根据院内讨论意见,完善相关辅助检查,加用低分子量肝素钙注射液皮下注射预防血栓形成,余治疗同前。入院第8天双下肢水肿较前好转,左下肢足背水肿,右下肢无明显水肿,查血常规:白细胞 6.44×10^9/L,血红蛋白 73g/L,红细胞 2.64×10^{12}/L,HCT 21.2%。C-反应蛋白 54.62mg/ml,降钙素原 0.20ng/ml,白蛋白 24.6g/L,肌酐 151.8μmol/L,尿常规正常。血管彩超提示:左侧髂外、股静脉、大隐静脉血栓形成,右侧可见段未见血栓形成。产科B超提示:晚孕,单活胎,羊水指数 7.3cm。泌尿系统B超提示:左肾集合系统分离,间距 3.5cm;右侧集合系统分离,间距 3.0cm。查心肌损伤标志物正常,B钠尿肽(BNP):9590.00pg/ml。超声心动图:左房增大,二尖瓣中度反流,左室舒张功能降低。请相关科室会诊。因检查提示左下肢深静脉血栓,立即进行医患沟通。

【第三次医患沟通】

(诊治过程描述略,补充诊断:左下肢深静脉血栓。)

患者今日行 B 超检查提示:左侧髂外静脉、股静脉、大隐静脉血栓形成。患者深静脉血栓诊断明确,随时可能出现血栓脱落,导致肺栓塞、脑栓塞等,随时危及患者及其胎儿生命。因患者偶有心慌症状,B 钠尿肽(BNP)明显升高,双肺底可闻及湿性啰音,因此考虑可能存在肺栓塞以及早期心衰。另外,不排除其他器官有血栓可能等。

为预防血栓脱落导致严重并发症,目前处理方式需放置滤网,防止血栓脱落导致肺栓塞及脑栓塞等严重并发症危及母亲生命,但需接受放射线,对胎儿可能产生由放射线辐射导致的损害,且可能出现手术相关风险,术后需再次手术取出滤网以及取栓等。目前放置时机选择如下:①立即放置滤网;②剖宫产术前放置滤网,但在等待过程中随时可能出现血栓脱落,导致肺栓塞、脑栓塞等,随时危及患者及其胎儿生命。

患者孕周已孕 32 周,今日已开始再次促胎肺成熟,目前处置如下:

(1) 继续期待治疗,延长孕周:患者现有血栓形成,在期待治疗过程随时可能出现各器官栓塞,危及母儿生命,另外可能出现心衰、呼吸衰竭,危及母亲生命。

(2) 促胎肺成熟两天后再考虑终止妊娠。可降低围生儿并发症,但在这期间同样存在上述风险。

(3) 放置滤网后立即终止妊娠。可降低深静脉血栓脱落的发生,减轻心脏负担,降低心衰及呼衰的发生几率。但新生儿出生后为早产儿,有可能发生早产儿一系列并发症,如新生儿呼吸窘迫综合征、肺炎、颅内出血、脑瘫、败血症、死亡等可能,且新生儿需转入 NICU 治疗。

将以上情况告知患者及其家属,其表示理解,要求当日放置滤网,次日行子宫下段剖宫产术,签字为证。

【结局】

于当日行 DSA 引导下下腔静脉可回收滤器置入术,于次日行子宫下段剖宫产术,术中发现膀胱及腹膜、子宫前壁致密粘连成团,考虑双肾积水的原因为盆腔严重粘连所致。剖宫产一1600g 活女婴,Apgar 评分 1 分钟及 5 分钟均评 10 分。新生儿因"早产儿、低体重儿"由手术室直接转儿科治疗,胎盘、脐带、羊水未见明显异常。患者术后水肿、肾积水恢复快,于术后第 5 天出院,出院于滤器置入后 12 天转入血管外科行数字减影血管造影引导下下腔静脉临时滤器取出术,术后给予低分子肝素等对症支持治疗,于取出滤器术后第 3 天出院,出院持续口服抗凝药物(华法林),新生儿于出生 12 天好转出院,出院后患者定期随访,2015 年B 超提示双下肢无深静脉血栓,同时停用抗凝药物华法林,2017年随访仍无静脉血栓,其女儿发育与同龄儿相仿。

沟通要点及专家点评:

1. 此例患者为孕 31 周患者,其临床症状不典型,孕 3个月即出现双肾积水比较少见,需考虑到可能引起积水的各种原因,可能系泌尿系统结石、盆腹腔肿瘤、盆腔粘连、妊娠子宫压迫等。因有反复盆腔手术史以及盆腔粘连病史,考虑双肾积水可能为盆腔严重粘连所致,但应排除盆腹腔肿瘤导致的肾积水,需向患者及其家属详细交代疾病的严重性。

2. 因孕妇一般处于高凝状态，是发生血栓的高危人群，尤其对于长期卧床，孕期活动量少的孕妇更易发生。当孕妇出现双下肢不对称性水肿时应高度考虑深静脉血栓形成可能，虽然 B 超未提示血栓存在，也不能除外血栓可能，仍需抗凝治疗及进一步检查，并做好充分的医患沟通。

3. 当发现深静脉血栓明确存在时，需及时沟通并进行相关的处理，医患沟通时需特别强调随时可能出现血栓脱落，导致肺栓塞、脑栓塞等，以及告知其他器官有血栓存在的可能等。放置滤器应尽早进行，以尽量降低血栓脱落的风险，但需告知手术相关风险，征得患者及其家属同意。剖宫产时机的选择，需根据胎儿成熟度、病情情况、患者及其家属意愿而选择。

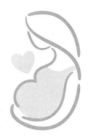

第九章

双胎妊娠伴先兆早产、白细胞减少症

病例资料：

患者女性，27岁，因"胚胎植入术后26^{+5}周，不规律腹痛4小时"2013年入院。

于入院前4小时开始出现不规律腹痛，无阴道流血、流液，无皮肤瘙痒，胎动正常。入院产科检查：宫高34cm，腹围100cm，胎心140次/min，先露头，胎位LOA/LSA，宫缩规律，20s/4~5min。骨盆外测量各径线均正常。肛查：先露头，-3，宫口开大一指，胎膜未破，坐骨棘不突，坐骨切迹大于两横指，骶尾关节活动。

超声提示：双胎，胎儿A：位于宫腔左侧，头位，双顶径7.97cm，头围27.23cm，腹围26.08cm，股骨长5.14cm，估测胎儿体重1306g±191g，胎盘位于子宫前壁，下缘距离宫颈内口大于7cm，脐带血流S/D 310%；胎儿B：位于宫腔右侧，臀位，双顶径7.57cm，头围27.16cm，腹围27.22cm，股骨长5.51cm，估测胎儿体重1560g±228g，胎盘位于子宫后壁，下缘距离宫颈内口大于 7cm,脐带血流 S/D 310%;羊水指数:右上腹 6.7cm,右下腹 3.6cm,左上腹 3.9cm,左下腹 5.7cm。超声提示:晚孕、双活胎。CST 阴性。

入院诊断:①孕 29^{+1} 周 G_1P_0LOA/LSA 先兆早产;②双胎妊娠;③臀位(胎儿 B);④试管婴儿。

【首次医患沟通】

患者目前诊断孕 29^{+1} 周 G_1P_0 先兆早产、双胎妊娠明确,现妊娠尚未足月,现有如下处理方式:

1. 期待治疗　予卧床休息、抑制宫缩、预防感染、促胎肺成熟、营养支持、母胎监护等保胎对症治疗,尽量延长孕周,提高新生儿存活率及减少并发症。但患者宫口已开大一指,在期待治疗过程中,可能宫口进一步开大,早产不能避免;孕妇卧床时间长,以及孕妇本身处于高凝状态,容易形成血栓,导致各器官栓塞形成,危及母儿生命。

2. 顺其自然　继续待产,等待自然临产后经阴道试产或者剖宫产。

3. 予以保胎对症治疗　促胎肺成熟两天后顺其自然。

4. 终止妊娠　因患者目前仅孕 29^{+1} 周,若出现早产,新生儿存活率相对低,且易发生早产儿一系列并发症:如新生儿呼吸窘迫综合征、肺炎、颅内出血、脑瘫等并发症,需转儿科治疗,病情严重时可能发生新生儿死亡;甚至可能出现新生儿出生后立即死亡等情况。若孕周 <32 周,因新生儿存活率低,并发症高,建议尽量期待治疗。

产科检查提示双胎第一个先露为头位,若早产不可避免,分娩方式可选择经阴道试产或行剖宫产术终止妊娠:

1. 若经阴道试产　因患者为初产妇,产程时间相对较长,且孕 29^{+1} 周,早产儿耐缺氧能力相对低,分娩过程中可能出现胎儿窘迫、产程延长、滞产等情况,必要时需急诊改行剖宫产术终止妊娠;第二个胎儿为臀位,在分娩过程中可能出现脐带脱垂导致胎儿窘迫或胎死宫内等情况发生,也可能因后出头困难,出现胎儿脊柱损伤、脑幕撕裂、新生儿窒息、臂丛神经损伤、胸锁乳突肌损伤、斜颈、颅内出血等情况,甚至可能发生死胎、死产,新生儿出生后需立即转儿科治疗,严重时危及患儿生命;若第一个胎儿娩出后第二个胎儿发生胎位改变,形成横位,需行内倒转或外倒转手术,若将其旋转为臀位,可能发生上述臀位的一系列并发症;也可能内倒转失败,导致难产、胎死宫内,必要时需急诊行剖宫产术。

2. 剖宫产术终止妊娠　除需承担手术及麻醉风险外,术后两年以上方可再次妊娠,孕期随时有子宫破裂可能,严重时危及母儿生命;剖宫产术发生产后出血的几率较阴道分娩高;剖宫产术可能会影响下一次生育及分娩。

无论何种分娩方式,双胎妊娠因子宫过度膨胀,产后宫缩乏力加之胎盘附着面积增大,发生产后出血几率大。

以上情况反复告知患者及家属,患者及其家属表示理解,要求期待治疗,分娩方式要求剖宫产术终止妊娠,并签字为证。

【病情进展情况】

入院后予以盐酸利托君抑制宫缩、地塞米松促胎肺成熟补充营养、头孢一代预防感染、补钙、补充维生素、预防性补钾等治疗,并定期复查感染指标及行分泌物培养。入院第 8 天,已期待治疗 1 周,再次沟通。

【第二次医患沟通】

(诊治过程描述略)现有如下处理方式:①继续期待治疗;②顺其自然;③终止妊娠(三种处置方式利弊同入院首次沟通)。

以上情况反复告知患者及家属,患者及其家属表示理解,要求继续期待治疗,并签字为证。

【病情进展情况】

入院第 14 天,查血常规示:WBC 10.61×10^9/L,RBC 3.24×10^{12}/L,HGB 99g/L,PLT 210×10^9/L,中性 84%,淋巴 12.3%。C- 反应蛋白31.95mg/L,降钙素原 0.68ng/ml,白细胞介素 -6 16.10pg/ml。

因感染指标上升,再次沟通。

【第三次医患沟通】

(诊治过程描述,补充诊断:亚临床绒毛膜羊膜炎。)

患者现 C- 反应蛋白、降钙素原、白介素 -6 均有升高,考虑有感染可能,感染部位不明。目前处理方式如下:

1. 继续期待治疗 予卧床休息、抑制宫缩、更换抗生素抗感染、必要时再次促胎肺成熟、营养支持、母胎监护等保胎对症治疗,尽量延长孕周,提高新生儿存活率及减少并发症。但在期待治疗过程中,因存在感染可能,可能发生感染进一步加重,发生败血症、DIC 等,可能宫口开大,早产不能避免,胎儿窘迫甚至胎死宫内等;孕妇卧床时间长,以及孕妇本身处于高凝状态,容易形成血栓,导致各器官栓塞形成,危及母儿生命。

2. 抗感染同时停用保胎药物 顺其自然。继续待产,等待自然临产后经阴道试产。

3. 立即剖宫产终止妊娠 现孕 31 周,胎儿娩出后是早产儿,存活率较低,新生儿易可能发生早产儿一系列并发症(具体见前述沟通)。

以上情况反复告知患者及家属,患者及其家属要求继续期待治疗,并签字为证。

【病情进展情况】

治疗上改用哌拉西林他唑巴坦抗感染,继续抑制宫缩、补充营养、补钙、补充维生素、预防性补钾等治疗,宫颈管分泌物培养无细菌生长。入院第 21 天,复查血常规示:WBC 5.71×10^9/L,RBC 3.61×10^{12}/L,HGB 108g/L,PLT 238×10^9/L,中性 78.3%,淋巴 19.3%。C- 反应蛋白 8.9mg/L,降钙素原 0.56ng/ml。因降钙素原仍增高,已孕 32 周,再次沟通。

【第四次医患沟通】

(诊治过程描述略)目前处理方式如下:①继续期待治疗;②顺其自然;③立即剖宫产终止妊娠(三种处置方式利弊同入院第三次沟通)。

以上情况反复告知患者及家属,患者及其家属要求继续期待治疗,并签字为证。

【病情进展情况】

入院第 26 天,第二次分泌物培养显示:解脲支原体感染,对阿奇霉素敏感。血常规示:WBC 4.57×10^9/L,中性 65%,淋巴 33.5%。C- 反应蛋白 10.12mg/L,降钙素原 0.73ng/ml。因阴道分泌物培养查见解脲支原体生长,降钙素原仍进行性增高,已孕 32^{+6} 周,再次医患沟通。

【第五次医患沟通】

(诊治过程描述略)目前患者降钙素原较前升高,且明显高于正常,分泌物培养提示解脲支原体感染。现孕 32^{+6} 周,目前处理方式:

1. 继续期待治疗 予卧床休息、盐酸利托君抑制宫缩、再次更换抗生素抗感染、营养支持、母胎监护等保胎对症治疗,尽量延长孕周,提高新生儿存活率及并发症。但在期待治疗过程中,随时可能发生感染加重、绒毛膜羊膜炎、败血症等。胎儿随时可能出现早产、胎儿宫内窘迫、胎死宫内等可能。

2. 终止妊娠 现孕 32^{+6} 周,新生儿出生后有一定的存活率,但有可能发生早产儿一系列并发症,如新生儿呼吸窘迫综合征、肺炎、颅内出血、脑瘫、败血症、死亡等,且新生儿需转入 NICU 治疗。

以上情况反复告知患者及家属,患者及其家属要求继续期待治疗,并签字为证。

【病情进展情况】

治疗上改用阿奇霉素抗感染,继续抑制宫缩、补充营养、补钙、补充维生素、预防性补钾等治疗,并定期复查感染指标。入院第 29 天,行血常规检查提示:WBC 1.45×10^9/L,RBC 3.50×10^{12}/L,HGB 103g/L,PLT 288×10^9/L,中性 4.8%,淋巴 90.3%。C- 反应蛋白 17.79mg/L,降钙素原 0.78ng/ml。立即请血液科会诊,并进行科内讨论。因白细胞降低明显,立即医患沟通。

【第六次医患沟通】

(诊治过程描述略)患者降钙素原持续升高,白细胞明显降低。患者随时可能出现白细胞进行性降低、白细胞缺乏、感染、败血症、白血病、骨髓抑制甚至危及生命。

患者目前白细胞减少诊断明确,原因不明,可能系:①药物所致:患者近 3 天换用阿奇霉素抗感染治疗,可能系阿奇霉素引起;②感染:患者降钙素原一直持续上升,可能系感染所致;③其他因素:白血病、再生障碍性贫血等。请血液科会诊诊断血细胞减少症。建议定期复查血常规、行骨髓穿刺细胞学检查,停用可疑引起白细胞减少的药物。现孕 33^{+3} 周,今日已停用阿奇霉素。

目前处理方式:①期待治疗:停用所有可疑药物,复查白细胞,升白细胞治疗,但重组人粒细胞刺激因子对胎儿的影响尚不明确,行骨髓穿刺检查。②剖宫产终止妊娠:患者现已 33^{+3} 周,胎儿存活率相对较高,且胎儿终止后益于进一步检查及治疗。但新生儿出生后为早产儿,有可能发生早产儿一系列并发症,如新生儿呼吸窘迫综合征、肺炎、颅内出血、脑瘫、败血症、死亡等,且新生儿需转入 NICU 治疗。

患者白细胞降低明显,若行手术治疗,可能出现感染、腹部切口愈合不良、败血症、DIC 等,多种抗生素均有白细胞减少的副作用,若予以抗生素抗感染,可能引起白细胞进一步降低、危及生命。若不予以抗生素预防感染,可能导致感染扩散、切口感染、切口愈合不良、败血症、DIC 等。

将以上情况详细告知患者及其家属,患者及其家属要求次日行剖宫产术,术前不用重组人粒细胞刺激因子升白细胞,不行骨髓穿刺检查,签字为证。

【结局】

停用除盐酸利托君外所有药物,予以鲨甘醇片口服升白细胞,术前 2 小时停用盐酸利托君,术前复查血常规:WBC 1.68×10^9/L,RBC 3.62×10^{12}/L,HGB 108g/L,PLT 296×10^9/L,中性 14.2%,淋巴 79.8%。于入院第 30 天行子宫下段剖宫产,术中剖宫产两活女婴,体重 2300g/2450g,1 分钟、5 分钟、10 分钟 Apgar 均评分 10 分,胎盘、脐带、羊水未见明显异常,新生儿因"早产儿"转儿科治疗,术后予以重组人粒细胞刺激因子 50μg 皮下注射升白细胞,头孢他啶抗感染、缩宫等治疗,术后当晚查血常规:WBC 3.77×10^9/L,RBC 3.98×10^{12}/L,HGB 117g/L,PLT 322×10^9/L,中性 47.4%,淋巴 24.7%。术后第 1 天查血常规:WBC 10.25×10^9/L,中性 65.5%,淋巴 15.1%。患者术后恢复好,于术后第 4 天出院,术后 50 天恶露干净,2017 年随访其两个女儿发育与同龄儿相仿。

沟通要点及专家点评:

1. 此例患者系试管婴儿、双胎妊娠、先兆早产,入院时仅 29^{+1} 周,宫口扩张一指。在期待治疗过程中需注意每周常规进行一次医患沟通,每次医患沟通均需强调早产、感染、血栓等风险。

2. 先兆早产的孕妇需定期复查感染指标(至少每周一次)及分泌物培养(至少每两周一次),若有异常需及时沟通,让患者及其家属对病情、目前治疗、预后充分了解。

3. 阿奇霉素可引起白细胞减少症,这种副作用较少见。因此,所用药物使用均需有用药指征,用药前需征得患者及家属的同意。在发生一些罕见并发症时,一定要注意查看所用药物的药物说明书,即使是我们常规使用的药物。

第十章

中期妊娠先兆流产
（胎盘前置状态合并宫颈上皮内瘤变）

病例资料：

患者女性,26 岁,因"停经 25^{+3} 周,阴道流血 3 小时"2013 年入院,核实孕周推迟 2 周。入院前 3 小时出现无痛性阴道流血,色鲜红,量约 20ml,无腹痛及阴道流液,无皮肤瘙痒,胎动正常。

入院产科检查:宫高 19cm,腹围 82cm,胎心 152 次/min,因阴道出血暂未行阴道检查。B 超:单胎,胎位 LOA,双顶径 5.84cm,可见胎心胎动,股骨长 4.24cm,胎盘位于子宫前壁,下缘距离宫颈内口 3.9cm,于子宫肌壁后方见范围约 2.7cm×1.1cm 无回声区;羊水最大暗区厚 6.0cm,脐带血流 S/D:340%。超声提示:中孕、单活胎,胎盘前置状态。

入院诊断:①孕 23^{+3} 周 G_1P_0 先兆流产;②胎盘低置状态。

【首次医患沟通】

因患者妊娠尚未足月,根据患者及家属意愿,目前暂予抑制宫缩、预防感染、卧床休息等保胎对症治疗,等待阴道出血缓解后行阴道检查了解阴道、宫颈情况,并根据检查情况行相应的检查及治疗。同时告知患者及家属:随着孕期延长,先兆流产症状可能逐渐改善,胎儿发育逐渐成熟,胎盘位置可能会随着子宫下段的形成而上移,但在此过程中孕妇随时可能发生大出血致严重贫血、感染、血栓形成、保胎失败,甚至危及母儿安全。若保胎失败,因妊娠不足 28 周,胎儿未发育成熟,出生后不能存活或存活能力极低,并发症多。若保胎失败后经阴道分娩,产时可能因胎盘早剥或胎盘植入发生大出血,危及患者生命,必要时可能剖宫取胎甚至行子宫切除术以挽救孕妇生命。

以上情况告之患者及家属,患者及家属表示理解,要求先行保胎治疗,签字为证。

【病情进展情况】

入院后予以盐酸利托君泵入抑制宫缩、头孢类抗生素预防感染、卧床休息等治疗。入院第 2 天起阴道出血逐渐减少,入院第 3 天阴道出血停止,行阴道检查:外阴已婚未产型,阴道通畅,宫颈口未开,宫颈下唇糜烂样改变,见新生血管,触之易出血。因阴道检查提示宫颈可疑病变,再次医患沟通。

【第二次医患沟通】

(诊治过程描述略)患者因"停经 25⁺³ 周,阴道流血 3 小时"入院,入院后完善相关辅助检查,予以抑制宫缩、补液、预防感染等治疗,今日阴道检查:宫颈下唇糜烂样改变,见新生血管,触之易出血。告知患者及其家属,患者目前阴道检查提示宫颈有病变,目前病变性质不详,建议行阴道镜检查、宫颈细胞学检查及宫颈活检进一步明确病变性质,但患者存在先兆流产,此检查可能导致再次出血、诱发宫缩、感染、流产不可避免等,但若不行检查,可能延误病情,错过治疗时机,导致病情加重,严重者可危及患者生命。

将以上情况与患者及其家属详细沟通后,患者及其家属表示理解,要求暂行宫颈细胞学检查,暂不行阴道镜检查、宫颈活检,签字为证。

【病情进展情况】

治疗上继续盐酸利托君泵入抑制宫缩治疗,并根据患者及其家属要求于入院第 3 天行宫颈细胞学检查,检查后出现点滴阴道出血,无腹痛,无阴道流液,入院第 4 天宫颈细胞学检查回示:高度鳞状上皮内病变。再次与患者及其家属沟通行阴道镜检查、宫颈活检必要性,患者及其家属同意检查,于当日行阴道镜检查、宫颈活检,检查后出现少许阴道出血,无腹痛,入院第 5 天出血停止,阴道镜检查提示:宫颈下唇醋酸白斑、异性血管、碘实验阴性,入院第 6 天宫颈活检提示:(宫颈 3 点、9 点)慢性宫颈炎;(宫颈 6 点、7 点)中～重度宫颈上皮内瘤变(CINⅡ~Ⅲ级)。再次医患沟通。

【第三次医患沟通】

[诊治过程描述略,补充诊断:宫颈中～重度宫颈上皮内瘤变(CINⅡ~Ⅲ级)。]

患者目前宫颈活检提示:宫颈中～重度宫颈上皮内瘤变(CINⅡ~Ⅲ级)。根据妊娠合并宫颈疾病诊治规范,妊娠期合并中～重度宫颈上皮内瘤变,妊娠期间可随访观察,每 3~6 个月进行细胞学检查及阴道镜检查,产后 6~8 周重复检查,必要时再次行宫颈活检。但在此期间,可能病变加重、癌细胞扩散、阴道出血等。如行手术治疗(LEEP切除或宫颈锥切术),术后可能导致流产、宫颈创面大出血、感染等。

将以上情况告知患者及其家属,患者及其家属表示理解,要求随访观察,并签字。

【结局】

患者于入院第6天停用盐酸利托君静脉泵入,改口服药物抑制宫缩,于入院第8天出院,无腹痛、阴道流血、流液。随访至出院后1个月无阴道出血。患者于2013年7月足月剖宫产一3350g女婴,术后恢复好并转妇科诊治,2017年随访其女儿发育与同龄儿相仿。

沟通要点及专家点评:

1. 对于先兆流产合并胎盘低置状态的患者,注意不要忽视可能导致阴道出血的其他原因:如阴道糜烂、溃疡、宫颈息肉、宫颈糜烂以及宫颈上皮类瘤变甚至宫颈癌等,一定要在征得患者的同意前提下行阴道检查以进一步明确出血部位,避免延误病情。

2. 若检查发现宫颈病变时,应进一步进行宫颈细胞学检查、阴道镜检查,必要时宫颈活检。最后确诊后可根据妊娠合并宫颈疾病诊治规范进行处理,但需要充分和患者及家属沟通,告知风险。

附:妊娠合并宫颈疾病诊治规范

1. 癌前病变　每3~6个月进行细胞学检查及阴道镜检查,

产后 6~8 周重复检查,必要时行宫颈活检,所谓必要时宫颈活检:指细胞学检查及阴道镜观察高度怀疑浸润癌时。

2. 浸润癌　处理主要取决于诊断的孕周、疾病的分期、病变的大小、病人本人的情况以及对保留生育和孩子的愿望。组织学类型和非孕期相同。

Ia1:有争议

观点 1:活检为浸润癌,应行锥切以明确病灶程度。

观点 2:不建议锥切,仅需要每 1~2 个月进行阴道镜,产后 6 周进行细胞学和阴道镜重新评估,必要时活检。

治疗方式:①观察,随访阴道镜,产后重新评估再开始治疗。②妊娠 24 周后得到诊断,最佳的治疗时机等待肺成熟后锥切,如果切缘干净,可继续妊娠,孕期随访阴道镜,产后 6~8 周再次评估。

Ia2、Ib、Ⅱa 期:

主要取决于孕期,研究表明期待疗法并不影响宫颈癌患者的预后,证实推迟治疗是安全的,但要充分和患者沟通,告知风险,了解病人对胎儿的要求,详细解释病情,再决定进一步处理,多数研究是利用妊娠早期至 20 周作为界限来决定等待还是治疗。小于 20 周:立即开始治疗,手术或放化疗。大于 20 周,等待肺成熟,行剖宫产术,同时行肿瘤治疗(手术或放化疗),尽管子宫增大,充血明显,但手术方面是可行的,并发症的发生也无明显增加。

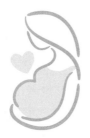

第十一章

重度子痫前期并发胎儿生长受限、S/D 增高

病例资料:

患者女性,35 岁,因"胚胎植入术后 26 周,检查发现血压高 29 天"于 2012 年入院。

孕早期测血压 120/84mmHg,29 天前外院测血压为 140/100mmHg,现孕 28^{+3} 周,来我院就诊,门诊测血压 183/125mmHg,复测血压 190/110mmHg。无头痛、心悸、气促、呼吸困难,无眼花、视力障碍。

入院产科检查:宫高 23cm,腹围 96cm,胎心 145 次/min,先露臀,浮,宫缩无。B 超:单胎,臀位,双顶径 6.10cm,头围 24.05cm,腹围 20.97cm,股骨长 4.65cm,胎儿体重约(857±50)g,相当于 25^{+5} 周,胎盘位于后壁,下缘距宫颈内口 5.3cm,钙化 I 级,羊水最大暗区 4.4cm,脐带血流 S/D:340%;提示:中孕、单活胎。NST 反应型。

入院诊断:①孕 28^{+3} 周 G_2P_0LOA 待产;②子痫前期(重度);③试管婴儿;④胎儿生长受限。

【首次医患沟通】

患者目前孕 28⁺³ 周,现处理方法有以下三种:

1. 期待治疗　解痉、镇静、降压、促胎肺成熟、营养支持、改善胎盘微循环、密切母胎监测等对症治疗,尽量延长孕周,但期待治疗期间,血压可能进一步升高,病情恶化,严重者可导致胎盘早剥、凝血功能障碍、脑血管意外、急性肾衰竭、急性心衰、急性肺水肿、视网膜剥离、胎盘功能减退、子痫发作等并发症,甚至心搏呼吸骤停,危及生命。因患者合并胎儿生长受限,告知胎儿生长受限的主要原因有:①孕妇因素:营养因素、妊娠并发症与合并症、胎儿宫内感染等;②胎儿因素:胎儿基因或染色体异常、先天发育异常等;③胎盘因素;④脐带因素。目前导致胎儿生长受限原因可能系患者患子痫前期(重度)所致,胎儿可能随时出现胎儿窘迫、胎死宫内等。

2. 在如上治疗的前提下,促胎肺成熟 2 天后终止妊娠,可降低早产儿患病率,但仍有可能出现上述情况,且在促胎肺成熟期间,血压可能进一步升高,出现上述严重并发症。

3. 立即终止妊娠　终止妊娠对于控制孕妇病情有利,可避免病情进一步加重。但患者目前妊娠仅 28⁺³ 周,胎儿发育未成熟,新生儿出生后存活率低,并发症发生率高,出生后可能出现新生儿窒息、缺血缺氧性脑病、脑瘫、新生儿呼吸窘迫综合征、肺炎、感染、颅内出血、败血症等早产儿并发症,出生后需转 NICU 治疗,病情严重时可能发生新生儿死亡。

将以上情况反复告知患者及其家属,患者及其家属表示理解,要求期待治疗,分娩方式要求剖宫产,并签字为证。

【病情进展情况】

入院后予以解痉、镇静、降压、促胎肺成熟、营养支持、改善胎盘微循环、吸氧、胎儿监测等对症治疗。入院第 6 天行产科 B 超提示：双顶径 6.61cm，股骨长 4.70cm，相当于超声孕周 26^{+2} 周，估计胎儿体重 991g；脐带血流 S/D：435%。胎心监护提示变异减弱。目前补充诊断：慢性胎儿窘迫，再次沟通。

【第二次医患沟通】

（诊治过程描述略）胎心监护提示变异减弱及脐动脉血流 S/D 明显增高，诊断慢性胎儿窘迫。胎儿随时可能出现胎儿窘迫进一步加重、胎死宫内等。现处理方法有以下两种：①继续期待治疗；②立即终止妊娠。（两种处置方式各自的利弊同首次医患沟通描述，特别强调期待治疗过程中出现 S/D 值进行性增高，胎儿窘迫加重、随时发生胎死宫内、胎儿长期慢性缺氧可导致脑瘫发生率增加等。）

将以上情况反复告知患者及其家属，患者及其家属表示理解，要求继续期待治疗，并签字为证。

【病情进展情况】

入院第 13 天病情加重，血压波动在 149~170/89~101mmHg 之间，出现结膜水肿，腹部膨隆，双下肢水肿较前明显加重，全天尿量 2050ml。NST 变异减弱。复查血常规示：WBC 12.26 × 10^9/L，RBC 4.31 × 10^{12}/L，HGB 139g/L，PLT 173 × 10^9/L，中性 81.8%，淋巴 13.1%。肝功能提示：AST 36.7U/L，ALT 37.9U/L，白蛋白 24.5g/L，前白蛋白 128.8mg/L。

复查 B 超提示:估计胎儿体重(1085±74)g,超声生物物理评分 6 分,脐带舒张期未见明显血流频谱显示,母体腹腔内见片状无回声区,肝周间隙见厚 4.4cm 液性暗区,右下腹见厚 2.0cm 液性暗区,左下腹见厚 3.0cm 液性暗区。

目前补充诊断:低蛋白血症。因病情加重,胎儿窘迫加重,立即沟通。

【第三次医患沟通】

(诊治过程描述略)患者目前病情较前明显加重,脐血 S/D 明显增高,现已无法测得。现处理方法有以下三种:

1. 继续期待治疗　但期待治疗期间,胎儿可能随时胎死宫内。母亲血压可能进一步升高,病情恶化,严重者可导致胎盘早剥、凝血功能障碍、脑血管意外、急性肾衰竭、急性心衰、急性肺水肿、视网膜剥离、胎盘功能减退、子痫发作等并发症,甚至心搏呼吸骤停,危及生命。

2. 立即终止妊娠　但患者目前妊娠仅 30^{+2} 周,胎儿发育未成熟,现存在慢性胎儿窘迫及胎儿生长受限,新生儿出生后存活率低,并发症发生率高,出生后可能出现新生儿窒息、缺血缺氧性脑病、脑瘫、新生儿呼吸窘迫综合征、肺炎、感染、颅内出血、败血症等早产儿并发症,出生后需转 NICU 治疗,可能发生新生儿死亡。

3. 放弃胎儿予以引产　母亲在引产过程中仍可能出现以上风险。再次妊娠仍可能发生重度子痫前期,出现类似情况。

以上情况反复向患者及家属说明,患者及其家属表示理解,要求立即剖宫产,签字为证。

【结局】

于入院 13 天行子宫下段剖宫产术,术中剖宫产一 1000g 活女婴,Apgar 评分 1 分钟评 9 分(肤色扣 1 分),吸氧后 5 分钟及 10 分钟均评 10 分,新生儿因"早产儿、低体重儿"转儿科治疗。术后给予头孢唑啉钠预防感染、缩宫素促进子宫收缩、硫酸镁解痉、苯巴比妥镇静、降压、补充白蛋白、镇痛泵持续镇痛等治疗。患者术后痊愈于术后第 5 天出院,新生儿转 NICU 治疗 3 天因"新生儿呼吸窘迫综合征致呼吸循环衰竭"死亡。

沟通要点及专家点评:

1. 此例患者为孕 28^{+3} 周,早发型重度子痫前期,为试管婴儿,合并胎儿生长受限,病情重,预后差。在首次沟通中,需将重度子痫前期、胎儿生长受限的相关风险详细告知,特别强调血压随时可能进一步升高,病情恶化,可导致胎盘早剥、凝血功能障碍、脑血管意外、急性肾衰竭、急性心衰、急性肺水肿、视网膜剥离、胎盘功能减退、子痫发作等并发症;胎儿可能随时出现胎儿窘迫、胎死宫内;以及终止妊娠后早产儿并发症多、存活率低等风险。

2. 入院后需严密母胎监护,对于胎心监护异常者随时 B 超监测。该患者 S/D 值呈现进行性升高,最终出现舒张期断流,提示慢性胎儿窘迫,需立即进行医患沟通。因孕周不足 32 周,且合并慢性胎儿窘迫、胎儿生长受限,胎儿体重仅 1000g,早产儿出生后预后差,应告知患者及家属可放弃胎儿行引产术这种处理方式,但需告知再次妊娠仍存在发生该疾病的风险。患者及家属商量后选择剖宫产终止妊娠,应尊重他们的决定。目前新生儿救治水平普遍提高,对于极低体重儿的早产儿也多有救治成功的报道,但应充分告知早产儿出生后在 NICU 住院救治所花费的费用高,而且早产儿的远期并发症如脑瘫应重点告知,使孕妇及家属能有充分的心理准备。

(罗世福　俞丽丽)

第十二章

宫颈功能不全
（先兆早产伴绒毛膜羊膜炎）

病例资料：

　　患者女性，27岁，因"停经20周，要求行宫颈环扎术"于2012年入院。

　　G_5P_0，2006年因"早孕、无生育要求"人流1次，2007年、2008年、2009年均孕5~6个月自然流产，流产前胎心均正常。夫妻双方染色体无异常。

　　孕20^{+6}周住院时产科情况：宫高17cm，腹围88cm，胎心152次/min，阴道内无血液。产科B超：双顶径4.5cm，腹围17.1cm，股骨长3.1cm，胎盘位于子宫前壁，下缘距宫颈内口约3.6cm，羊水最大暗区4.2cm，S/D：300%，颈部压迹可见，宫颈长度3.5cm，内口未见明显扩张。

　　于孕20^{+6}周行宫颈环扎术，术后预防感染、抑制宫缩等治疗4天后顺利出院。孕23^{+5}周无诱因出现阴道少量血性分泌物，在家观察，未到医院就诊。于孕24^{+5}周出现阴道流血增多，遂要求住院保胎治疗。

第二次入院时未扪及明显宫缩,胎心正常,宫高 21cm,腹围 85cm。阴道检查:阴道内少许咖啡色分泌物,宫颈口有鲜红色血液,宫颈光滑,宫口未开。产科 B 超:双顶径 6.04cm,股骨长 4.41cm,胎盘下缘距宫颈内口 4cm,宫颈管长 4cm,S/D:300%。

入院诊断:①孕 24^{+5} 周 G_5P_0 先兆流产;②宫颈环扎术后;③胎盘低置状态。

【首次医患沟通】

因患者妊娠尚未足月,根据患者及家属意愿,目前暂予抑制宫缩、预防感染、卧床休息等保胎对症治疗。同时告知患者及家属:随着孕期延长,先兆流产症状可能逐渐改善,胎儿发育的逐渐成熟,胎盘位置可能会随着子宫下段的形成而上移,但在此过程中孕妇仍随时可能发生大出血致严重贫血、保胎失败,甚至危及母儿安全。若保胎失败,因妊娠尚未足月,胎儿未发育成熟,出生后不能存活或存活能力低,并发症多。若保胎失败后经阴道分娩,产时可能因胎盘低置状态或胎盘粘连、植入发生大出血,危及患者生命,必要时可能剖宫取胎甚至行子宫切除术以挽救孕妇生命;若行剖宫取胎,手术、麻醉存在一定的风险及并发症,且术中也可能因胎盘植入致大出血,必要时也需切除子宫,剖宫产术后 2 年才能再次妊娠,再次妊娠有子宫破裂危险。以上情况告之患者及家属,患者及家属表示理解,要求先行保胎治疗,如保胎失败,顺其自然。

【病情进展情况】

入院后予青霉素预防感染、盐酸利托君抑制宫缩、营养支持等治疗。行宫颈管分泌物培养结果无异常。每两周定期复查血常规、C 反应蛋白、肝肾功、凝血象及 D- 二聚体。根据宫缩情况盐酸利托君逐渐增加至最大剂量。

孕 30^{+4} 周产科 B 超提示:双顶径 7.54cm,股骨长 5.67cm,估计胎儿体重(1716±196)g,胎盘位于子宫前壁,下缘距宫颈内口 >7cm,羊水指数 9.6cm,S/D:194%。孕 31^{+6} 周,患者诉头昏,无咳嗽流涕、鼻塞、胸闷、胸痛等不适。查体:体温 38.5℃,咽部无充血,心肺听诊无特殊异常,宫体无压痛,阴道分泌物无异味。胎心监护见胎心波动于 170~190 次 / 分(患者心率 126 次 / min),变异正常,有不规律宫缩。血常规:白细胞 11.48×10^9/L,中性粒细胞百分数 89.7%,降钙素原 0.18ng/ml,CRP 为 68mg/L。

【第二次医患沟通】

目前胎心增快考虑以下三种情况:①胎儿宫内窘迫可能;②加大"盐酸利托君"滴速后所致的胎心增快;③感染可能。

下一步处理方案:

1. 继续期待治疗　如为"盐酸利托君"药物副作用,可更换药物抑制宫缩继续期待保胎治疗,予卧床休息、抑制宫缩、加强抗感染、促胎肺成熟、营养支持、胎心监护等处理,延长孕周有利于提高新生儿存活率,降低并发症发生几率,但目前有不规律宫缩,在期待治疗过程中可能发生胎儿宫内窘迫,甚至胎死宫内等。

2. 立即终止妊娠　可使胎儿迅速脱离宫内不良环境,但由于孕周小于 32 周,早产儿出生后存活率低,早产儿并发症发生率高,新生儿可能发生早产儿一系列并发症:如新生儿呼吸窘迫综合征、肺炎、颅内出血、脑瘫、败血症等并发症,必要时需转儿科治疗,病情严重时可能发生新生儿死亡。

终止妊娠的方式有两种：

1. 经阴道试产　目前孕周仅 31^{+6} 周且不能排除胎儿窘迫情况，经阴道试产过程中可能发生胎儿窘迫加重、死产、新生儿窒息、新生儿死亡等并发症，另外，患者为宫颈环扎术后，如有宫缩，随时可能发生宫颈裂伤、子宫破裂，拆除宫颈环扎缝线后可能发生急产、软产道撕伤、产后出血、新生儿窒息、新生儿外伤等。

2. 剖宫产终止妊娠。

患者及家属要求继续期待治疗，继续使用盐酸利托君。

【病情进展情况】

完善炎性标志物、血培养检查，更改抗生素为"头孢曲松钠"加强抗感染、抑制宫缩、退热、降温、营养支持等治疗，拟完善宫颈管分泌物培养（患者拒绝）。孕 32 周体温最高至 39.5℃，宫体无压痛，胎心最快至 200 次 /min，余查体无明显异常。复查血常规：白细胞 11.38×10^9/L，中性粒细胞百分数 87.6%，降钙素原 0.24ng/ml，CRP 为 142mg/L。产科 B 超提示：双顶径 8.1cm，头围 29.1cm，腹围 28.19cm，股骨长 6.12cm，估计胎儿体重（1903 ± 278）g，胎盘位于子宫前壁，下缘距宫颈内口 >7cm，羊水指数 11cm，宫颈长度约 4.1cm，未见明显漏斗形成，脐带 S/D：300%，胎儿颈部可见 U 形压迹，提示：晚孕，超声物理评分 6 分。

【第三次医患沟通】

患者目前诊断：①孕 32 周 G_5P_0LOA 先兆早产；②宫颈环扎术后；③绒毛膜羊膜炎？④上呼吸道感染？⑤胎儿窘迫。

现告知患者及家属下一步处理方案有两种：

1. **继续期待治疗**　因存在感染,继续期待治疗可能因感染未能控制导致感染扩散、感染性休克,甚至危及患者生命;胎儿可能发生宫内感染、胎儿窘迫、胎死宫内。

2. **立即终止妊娠**　出生后为早产儿,可能发生早产儿一系列并发症(具体见前述沟通)。另外,胎儿近 2 天胎心一直快,今晨胎心监护见变异欠佳,考虑胎儿已存在宫内缺氧,因此新生儿可能发生窒息、死亡、脑瘫等并发症。终止妊娠方式的利弊同昨日的沟通。

患者及家属知晓上诉情况后,要求放弃保胎,要求静滴缩宫素引产经阴道分娩。

【病情进展情况】

孕 32 周拆除宫颈环扎缝线。手术顺利,拆线后阴道及宫颈无出血,宫口未扩张。取宫颈分泌物培养提示霉菌生长,余无异常,行血培养检查,予静滴"缩宫素"引产,严密观察待产。继续静滴头孢曲松钠抗感染、退热等处理,于当晚 19:00 因宫口未开,停缩宫素静滴,20:00 后体温逐渐恢复正常。停经 32^{+1} 周,患者诉头昏消失,余无特殊不适,不规律下腹痛,无阴道流血流液。胎心监护无异常,胎心正常。查:宫口未开,宫颈管长度约 1cm。血常规:白细胞 12.91×10^9/L,中性粒细胞百分数 82.6%,降钙素原 0.23ng/ml,CRP 为 160mg/L。

【第四次医患沟通】

患者炎性指标逐渐上升,感染部位不明确,因患者长时间反复阴道流血,考虑绒毛膜羊膜炎可能性大。

目前诊断:①孕 32^{+1} 周 G_5P_0LOA 先兆早产;②宫颈环扎术

后;③脐带绕颈一周;④绒毛膜羊膜炎？⑤胎儿窘迫？

下一步处理方案:

1. 继续期待治疗(具体见前述沟通)。

2. 立即终止妊娠 终止妊娠的方式有三种:

(1) 顺其自然经阴道分娩,阴道分娩6个月后可再妊娠,但等待临产或阴道分娩过程中,可能因胎儿对缺氧耐受能力差致胎儿窘迫、死产、新生儿窒息、新生儿死亡、脑瘫等并发症。

(2) 药物引产经阴道分娩,因患者宫颈功能不全,引产方案可选择继续静滴"缩宫素",也可选择"普贝生"阴道后穹隆上药引产,无论是何种引产方案,均可能引产失败,同时存在阴道分娩风险。

(3) 剖宫产终止妊娠,可尽快使胎儿脱离高热及感染的宫内环境,但因其为早产儿,出生后可能发生早产儿并发症(具体见前述沟通)。患者及家属选择继续缩宫素静滴引产经阴道分娩。

【结局】

因"引产失败、患者及家属要求"于孕 32^{+3} 周行子宫下段剖宫产术,剖一男活婴,2150g,Apgar 评分 1 分钟、5 分钟及 10 分钟均评 10 分。因"早产儿"转 NICU,新生儿随访 1 年无异常。孕 32 周血培养结果提示大肠埃希菌感染,更换为"莫西沙星"抗感染治疗,术后第一天患者体温高至 40℃,再次行血培养检查,术后第 2 天调整为"利奈唑胺"抗感染至术后第 6 天,患者仍有发热。因患者术前予"头孢曲松钠"抗感染治疗体温恢复正常,遂调整抗生素方案为"头孢他啶 + 甲硝唑"静滴抗感染治疗至术后第 3 天,体温恢复正常。产妇术后出现腹部伤口感染,培养结果无异常,经腹部伤口换药、成纤维表皮细胞生长因子等治疗后治愈。

> **沟通要点及专家点评:**
>
> 1. 该患者流产的主要原因是宫颈功能不全,但我们仍不容忽视流产及早产最常见的原因之一就是生殖道病原微生物感染,以及长期在医院保胎治疗,可能发生院内感染。对"先兆早产"患者及治疗效果不佳者需定期重复行宫颈分泌物培养、B 族链球菌 DNA 测定以及定期监测血清感染标志(血常规、C 反应蛋白、白介素 -6、降钙素原);对于发热患者,体温≥38℃,需行血培养,剖宫产手术时行羊水培养;多次培养可提高阳性检测率,指导临床用药。根据药物敏感试验选择有效抗菌药物治疗,在培养无阳性结果或药敏结果未回报前根据临床经验选择生殖道常见感染菌如大肠埃希菌针对性用药。
>
> 2. 发生院内感染时,需注重胎心监护,并向患者及家属强调感染可能导致胎儿宫内感染、胎儿宫内窘迫及胎死宫内,宫内感染的早产儿出生后远期并发症如脑瘫、缺血缺氧性脑病的发生率均较未感染早产儿显著增加。对于宫内感染可能性大者,尤其孕周 >32 周者,应积极处理,使胎儿尽早脱离母体不良环境。

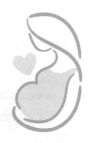

第十三章

剖宫产术后盆腔血肿

患者女性,35岁,因"剖宫产术后14天,小便不适11天,加重2天"于2012年入院。

患者剖宫产术前血红蛋白90g/L,血清白蛋白27.4g/L,因"孕40周、瘢痕子宫"于14天前行子宫下段剖宫产术,术后无畏寒发热、腹部伤口感染等异常情况,术后第2天复查血红蛋白72g/L,术后第3天正常出院。出院后口服"产妇康颗粒、多糖铁复合物胶囊"。

术后第13天血常规:白细胞10.95×10^9/L,血红蛋白85g/L,中性粒细胞百分数77.3%;泌尿系统B超检查提示:双肾及双输尿管无异常,膀胱与子宫间见一大小约$11.7cm \times 7.7cm$充满混合回声影,以液性回声为主,考虑包裹性积液。盆腔B超提示:盆腔内见一大小约$11cm \times 10.2cm$以无回声为主的混合回声块影,其内见多条强光带分布。入院后血压106/67mmHg、脉搏106次/min。专科检查:腹部稍膨隆,腹软,无压痛反跳痛,宫底位于脐下三指,轮廓清楚,阴道内少量淡血性恶露,无异味,双合诊提示:子宫增大,如孕3个月大小,双附件增厚,轻压痛,与子宫分界不清。

入院诊断:

1. 盆腔包块待诊　①盆腔包裹性积液? ②盆腔血肿?

2. 贫血(中度)。

入院后予口服"头孢丙烯分散片、产妇康颗粒"、中药外敷下腹部、TDP照射下腹部治疗2天后小便不适症状好转,复查盆腔B超:下腹部子宫右前方可见大小约10.3cm×9.9cm囊性块影,囊内可见密集网状分隔。

【首次医患沟通】

因患者生命体征平稳,告知患者及家属下一步处理方案有如下3种:

1. 期待治疗　予口服、外敷中药、纠正贫血、营养支持等治疗,改善基本状况,等待包块自行吸收,但包块自行吸收慢,如吸收不全,可能仍需手术治疗。

2. B超引导下穿刺引流　能明确诊断,可能包块缩小、减轻症状,但B超提示盆腔包块呈密集网状分隔,因此可能穿刺抽液失败,且穿刺时可能损伤大血管致大出血,必要时需手术治疗。

3. 手术治疗　有利于明确诊断,如为盆腔血肿,可行血肿清除术,但须承担手术及麻醉风险,但患者中度贫血、白蛋白低,耐受手术能力差,且体型偏胖,术后容易并感染、伤口愈合不良、创面渗血、再次形成血肿等并发症。

【结局】

患者选择第一种治疗方案:期待治疗2周后复查B超提示

包块直径约 7cm 左右,此后定期随访 3 个月,盆腔包块进行性缩小至 2cm,6 个月后复查 B 超盆腔包块消失。

沟通要点及专家点评:

　　剖宫产术后盆腔血肿属于剖宫产术后少见并发症,往往患者及其家属不能理解,该病例给大家呈现了期待治疗成功的可靠性及大致时间范围,给产科医师和病患带来足够的信心,减少不必要的医疗纠纷。

第十四章

妊娠合并急性阑尾炎

病例资料：

患者女性，28 岁，因"孕 31^{+6} 周，转移性右下腹痛 8 小时"于 2011 年入院。

查体：体温：37.6℃，右下腹压痛、反跳痛，以麦氏点明显。血常规：WBC $15.20 \times 10^9/L$，中性粒细胞百分数 91.7%，中性粒细胞总数 $13.94 \times 10^9/L$。腹部 B 超检查示：右下腹异常回声，考虑炎性阑尾伴粪石嵌顿。产科 B 超：双顶径 8.44cm，股骨长 6.46cm，估计胎儿体重（2295 ± 335）g，胎盘位于子宫后壁，羊水指数 15.3cm，S/D：290%，提示：晚孕、单活胎。

入院诊断：妊娠合并急性阑尾炎。

【首次医患沟通】

患者目前处理方案有如下两种：

1. 立即行阑尾切除术　因妊娠期阑尾炎一旦穿孔，极易发生全腹腹膜炎、败血症等，严重者危及母儿生命，所以主张积极手术治疗，术后予保胎治疗，术后可能早产不可避免以及腹部伤口裂开,愈合不良等。

2. **期待治疗** 延长孕周;予抑制宫缩、抗感染、对症治疗,但目前诊断"妊娠合并急性阑尾炎"明确,如期待治疗,容易并发阑尾穿孔、腹膜炎、宫腔感染、绒毛膜羊膜炎、全身感染,甚至败血症、DIC 等;胎儿随时可发生宫内感染、胎儿宫内窘迫,甚至胎死宫内等。目前孕周小于 32 周,胎儿宫外存活率低,早产儿并发症高,可能发生如下一系列并发症:如新生儿呼吸窘迫综合征、肺炎、颅内出血、脑瘫等并发症,需转儿科治疗,病情严重时可能发生新生儿死亡。

患者及家属知晓上诉病情后,要求按第一种治疗方案:手术治疗。

【病情进展情况】

遂于当日急诊行阑尾切除术,术中见盆腔内有淡黄色脓液约 50ml,大网膜充血水肿,包裹阑尾病变部位,分离大网膜后见黄白色液体溢出,顺结肠带找到阑尾,见阑尾位于回肠后位,长约 18cm,直径约 2.0cm,浆膜充血水肿明显,浆膜表面附着脓苔,盲肠充血水肿。术后予"头孢他啶 + 甲硝唑"抗感染、"盐酸利托君"抑制宫缩、营养支持、对症等处理。术后第 7 天,患者感切口疼痛,换药见伤口少量渗液,少量脓苔覆盖,给予过氧化氢溶液、生理盐水冲洗伤口。术后第 8 天,给予过氧化氢溶液、生理盐水冲洗伤口,间断拆线 4 针。术后 10 天,见伤口部分裂开,给予盐水冲洗、碘伏消毒。

【第二次医患沟通】

患者伤口目前部分有裂开,暂无红肿、渗血、渗液等。现伤口裂开部分拟在局麻下间断缝合,但需承担麻醉风险,可能出现局麻药物过敏,出现恶心、呕吐等不良反应;另外,二次缝合后可能再次出现伤口出血、二次感染、愈合不良,必要时需多次手术缝合等治疗。再者,也可能因缝合创伤、疼痛等原因,引起宫缩,若宫缩无法抑制,可能会造成早产等相关风险。患者及家属同意行伤口裂开处缝合。

【病情进展情况】

　　遂于当日在局麻下行腹部切口二次缝合。术后继续抗感染、抑制宫缩、营养支持治疗。孕37周,患者妊娠已足月。

【第三次医患沟通】

　　现分娩方式有:

　　1. 经阴道试产　停用盐酸利托君,等待自然发作经阴道试产,在试产过程中也可能出现胎儿窘迫、产程进展缓慢或停滞等情况需急诊剖宫产,且在分娩过程中由于腹压增加随时可能出现腹部伤口再次裂开,需再次缝合等风险。

　　2. 剖宫产　需承担麻醉及手术风险,术后两年方可再次妊娠,且再次妊娠有子宫破裂风险。患者要求停用盐酸利托君,待临产后行剖宫产,遂予观察待产。

【结局】

　　于孕37^{+5}周患者无临产先兆,因"患者及家属要求"行子宫下段剖宫产术,新生儿男,体重3900g,一般情况好。术后患者腹部伤口愈合好。

> **沟通要点及专家点评：**
>
> 　1. 妊娠合并急性阑尾炎治疗原则　一旦诊断妊娠合并急性阑尾炎，尽早行阑尾切除术；对于疼痛原因不明、症状不缓解者或者阑尾炎不能排除者均应积极行剖腹探查术。术前沟通时应强调阑尾术后流产、早产等最常见的并发症，阑尾切除术后应加强抗感染、抑制宫缩等治疗。
>
> 　2. 腹式阑尾切除术后再保胎治疗过程中因随着孕周的增加、子宫增大、腹压增加等并发伤口裂开发生几率较高，有的甚至于足月阴道分娩过程中发生腹部伤口裂开，阑尾切除术前需与患者及家属做好该并发症的充分沟通。

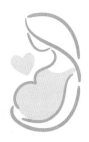

第十五章

重度妊娠肝内胆汁淤积症
（晚期妊娠）

病例资料：

患者女性，32岁，因"孕32^{+1}周，检查发现肝功异常半天"于2012年入院。

无明显皮肤瘙痒、恶心呕吐、厌油、食欲缺乏等不适。肝功：谷丙转氨酶294.1U/L，谷草转氨酶243.1U/L，总胆汁酸39.6μmol/L，甘胆酸：13μg/ml，查肝炎病毒、TORCH（IgM）、EB病毒无异常，肝胆胰脾B超无异常。

入院诊断：①孕32^{+1}周 G_3P_0LOA待产；②妊娠期肝内胆汁淤积症。

【首次医患沟通】

妊娠期肝内胆汁淤积症是妊娠相关性疾病，终止妊娠是最有效的治疗方法。根据患者目前病情，治疗方式有三种：

1. 期待治疗　予保肝、降胆酸、抗凝、改善胎盘微循环、抑制宫缩、胎心监测、营养支持、促胎肺成熟等对症治疗，尽量延长孕龄,密切监测母胎情况,目前病情轻,可予以采取该治疗方案,但在期待治疗过程中可能出现肝功能损害进行性加重,导致肝肾综合征、肝性脑病,严重时导致患者死亡。胎儿随时可能出现早产、胎儿宫内窘迫,甚至不能预测的胎儿突然死亡等可能。

2. 立即终止妊娠　新生儿出生后为早产儿,有可能发生早产儿一系列并发症,如新生儿呼吸窘迫综合征、肺炎、颅内出血、脑瘫、败血症、死亡等,且新生儿需转入 NICU 治疗。

3. 期待治疗至孕 34 周后再考虑终止妊娠　如孕周 >34 周,早产儿存活率相对增高,并发症发生率少;如孕周 <32 周,早产儿出生后生存能力低下,存活率低,早产儿并发症发生率相对增高。目前孕周 32^{+1} 周,风险介于两者之间。因患者合并妊娠期肝内胆汁淤积症,产时及产后容易发生大出血,严重时危及患者生命。

终止妊娠的方式有两种:

1. 经阴道试产　对于轻度的妊娠期肝内胆汁淤积症,胎心监护好,可在严密监护下经阴道分娩,但在试产过程中可能出现胎儿窘迫,胎死宫内,以及产程异常改用剖宫产终止妊娠;另外,目前宫颈不成熟,可能引产失败。

2. 剖宫产　对胎儿相对有利,但需承担手术和麻醉的风险。将以上情况反复告知患者及其家属,患者及家属表示理解,要求期待治疗。

【病情进展情况】

入院后予以多烯磷脂酰胆碱保肝、丁二磺酸腺苷蛋氨酸及熊去氧胆酸降胆酸等治疗。孕 34 周复查肝功:谷丙转氨酶 65.1U/L,谷草转氨酶 163.2U/L,总胆汁酸 19.8μmol/L,甘胆酸

10.12μg/ml,病情好转,患者要求出院,予以再次沟通(同首次沟通),并签字出院。出院后继续口服药物降胆酸、保肝治疗。孕35^{+2}周,患者因"皮肤瘙痒3天"再次就诊,查肝功:谷丙转氨酶94.1U/L,谷草转氨酶133.5U/L,总胆汁酸92.7μmol/L,甘胆酸27.92μg/ml。遂再次入院。

【第二次医患沟通】

再次与患者及家属沟通病情(详见首次沟通),目前孕周已达35^{+2}周,胎儿宫外存活率相对较高,新生儿并发症相对较低,且总胆汁酸明显升高,可考虑终止妊娠。患者及家属要求继续期待治疗,加用盐酸利托君抑制生理性宫缩。

【病情进展情况】

孕36周再次复查肝功:谷丙转氨酶280.5U/L,谷草转氨酶184.5U/L,总胆汁酸94.6μmol/L,甘胆酸50.48μg/ml,总胆红素为37.3μmol/L,直接胆红素23.6μmol/L。

【第三次医患沟通】

因目前孕周已达36周,经治疗后肝功受损加重,建议尽早终止妊娠。再次与患者及家属沟通病情(详见首次沟通),患者及家属遂同意行子宫下段剖宫产。

【结局】

于孕36周行子宫下段剖宫产术,见羊水Ⅰ度,新生儿女,体重2500g,Apgar评分均10分。

> **沟通要点及专家点评：**
>
> 　　1. 妊娠期肝内胆汁淤积症容易导致胎儿发生不能预测的突然死亡，尤其对于重度 ICP 伴先兆早产时更易发生，故重度 ICP 建议住院治疗，应与患者及家属重点强调该风险。在期待治疗过程中应注重密切的胎儿监护，积极采用抑制宫缩药物避免生理性宫缩的存在，可降低该风险的发生。对于≥35 周的重度 ICP 建议尽早终止妊娠。
>
> 　　2. 对于早发型重度 ICP 且住院时间长的患者，如孕周≥32 周，强调每周医患沟通一次，将复查肝功能情况及病情变化情况及时告知，并做好签字。

第十六章

晚期妊娠未足月胎膜早破
（宫颈分泌物培养阳性）

病情资料：

患者女性,32 岁,因"停经 29^{+2} 周,阴道流液 2 天"2013 年入院。

G_4P_1,8 年前足月孕顺产一体重 3500g 活男婴,健在。人流 2 次,末次流产时间为 2011 年。此次妊娠孕 3^+ 个月因"先兆流产"保胎治疗 4 天。孕期未定期产前检查,未行唐氏筛查、系统 B 超、OGTT 等相关检查。入院时产科情况:宫高 22cm,腹围 84cm,胎心 140 次/分。胎位 LOA,无宫缩。肛查:先露浮,宫口未开,先露 -2,胎膜已破,羊水清亮,无异味。

入院诊断:①孕 29^{+2} 周 G_4P_1LOA 待产;②胎膜早破。

【首次医患沟通】

目前诊断:未足月胎膜早破。患者孕周 29^{+2} 周,目前病情稳定,现有如下处理方式:

1. 期待治疗　延长孕周:予卧床休息、抑制宫缩、预防感染、促胎肺成熟、营养支持、母胎监护、定期复查炎性指标、密切监测感染征象等,尽量延长孕周,提高新生儿存活率及减少早产儿并发症的发生率。对孕周小于 32 周,因早产儿出生后存活率低,早产儿并发症发生率高,如无感染征象者一般建议采用期待治疗,但在期待治疗过程中,孕妇随时可能出现脐带脱垂、胎儿窘迫甚至胎死宫内等;并随着破膜时间的延长,感染几率也相应增加,可能发生宫腔感染、绒毛膜羊膜炎,全身感染,甚至败血症、DIC 等;孕妇卧床时间长,以及孕妇本身处于高凝状态,容易形成血栓,导致各器官栓塞形成,危及母儿生命;胎儿随时可发生宫内感染、胎儿宫内窘迫,甚至胎死宫内等。

2. 促胎肺成熟两天后再考虑终止妊娠　可降低围生儿并发症,但在这期间同样存在上述风险。

3. 顺其自然　继续待产,等待自然临产后经阴道试产或剖宫产,但在待产过程中可能出现上述情况,危及母儿生命。

4. 药物诱导临产经阴道试产　如孕周大于 35 周,胎儿存活率相对较高,并发症发生率低,可以考虑采用该方法。在引产及试产过程中,可能出现脐带脱垂、胎儿窘迫甚至胎死宫内等。若剖宫产结束分娩,需承担手术及麻醉风险。

不管哪种方式,如果分娩时妊娠尚未足月,新生儿均有可能发生早产儿一系列并发症:如新生儿呼吸窘迫综合征、肺炎、颅内出血、脑瘫、败血症等并发症,必要时需转儿科治疗,病情严重时可能发生新生儿死亡。患者及家属知晓病情后,要求期待治疗。

【病情进展情况】

入院后完善宫颈分泌物等检查,氨基酸营养支持、盐酸利托君抑制宫缩、预防感染、地塞米松促胎肺成熟治疗。每 3 天复查一次炎性指标无异常,每周复查一次 B 族链球菌 DNA 测定、宫颈管分泌物培养。入院第 3 天,复查炎性标志物:白细胞介素 -6(6.81pg/ml) 较入院时 (1.68pg/ml) 有所升高,C 反应蛋白 (24mg/L) 较入院时 (1.97mg/L) 增高,但血常规、降钙素原均在正常范围。宫颈分泌物培养提示解脲支原体:阳性;药敏:阿奇霉素敏感。再次与患者及家属沟通。

【第二次医患沟通】

　　患者白细胞介素、C 反应蛋白较入院时有所升高,虽然血常规、降钙素原均在正常范围,仍不排除隐性感染可能。下一步治疗方案:

　　1. 继续期待治疗,继续保胎治疗,静滴阿奇霉素治疗支原体感染。

　　2. 顺其自然,等待自然临产后经阴道分娩或剖宫产终止妊娠。

　　3. 立即终止妊娠,终止方式可选择:阴道分娩或剖宫产。孕妇因存在支原体感染,可能导致早产或死产,新生儿特别是早产儿如受支原体感染,可能发生支原体肺炎;且支原体可导致产妇产后盆腔炎及产后支原体血症及新生儿支原体血症。

　　将上诉三种治疗方案再次与患者及家属沟通,要求继续期待治疗,根据药物过敏试验,予"阿奇霉素"静滴治疗支原体感染,继续抑制宫缩、营养支持等治疗。

【病情进展情况】

　　入院第 9 天第二次宫颈管分泌物培养结果提示查见大肠埃

希菌生长,根据临床经验及药物敏感试验,予"头孢他啶"静滴治疗。患者入院第 11 天(孕周 30^{+6} 周)时静滴"盐酸利托君"后出现心悸症状,停药后症状消失,予"硫酸镁"静滴后仍有宫缩。

【第三次医患沟通】

患者下一步抑制宫缩方案有如下几种:

1. 继续静滴"盐酸利托君",该药抑制宫缩效果好,但可能发生肺水肿、心悸、心力衰竭等并发症。

2. 静滴"硫酸镁",但该药抑制宫缩效果弱于"盐酸利托君",如单用该药可能出现宫缩不能抑制,最终导致早产不可避免。

3. 静滴"硫酸镁"联合口服"盐酸利托君"方案。

将上诉情况告知患者及家属后,患者及家属选择第三种治疗方案,签字为证。

【病情进展情况】

入院第 12 天,常规复查炎性指标,提示血常规、CRP 无异常,降钙素原升高至 0.3ng/ml,但无临床感染症状及体征,考虑潜在感染可能,继续给予"头孢他啶"静滴抗感染,监测降钙素原逐渐下降。"头孢他啶"抗感染治疗 7 天后复查血常规、CRP无异常,降钙素原降至正常(0.21ng/ml),并再次复查宫颈管分泌物培养,结果无异常。入院第 26 天(孕 33 周),患者出现不规律宫缩,宫口未开,胎心监护 NST 反应型。

【第四次医患沟通】

目前孕周 33 周,破膜时间已达 4 周,胎儿宫外存活力较前有所提高,但仍可能发生早产儿一系列并发症;随着破膜时间延长,感染风险、胎儿窘迫风险增加。再次沟通病情(同首次沟通以及第三次沟通)。孕妇及家属表示理解,要求继续期待治疗,并选用静脉滴注盐酸利托君抑制宫缩,并签字为证。

【病情进展情况】

目前孕周 33^{+1} 周。患者从 0:30 出现规律宫缩,逐渐调整盐酸利托君滴速到最大剂量,宫缩 25s/(5~6)min,先露头,-2,宫口开大 2cm,早产可能不能避免。

【第五次医患沟通】

现有如下处理方式:

1. 停用保胎药物,顺其自然,经阴道试产:存在阴道试产的相关风险(详见阴道分娩知情同意书)。

2. 继续期待治疗,延长孕周,继续抑制宫缩、抗感染、营养支持、对症治疗,但可能发生宫腔感染、绒毛膜羊膜炎、全身感染,甚至败血症等;胎儿随时可发生宫内感染、胎儿宫内窘迫,甚至胎死宫内等;抑制宫缩无效、宫缩逐渐增强、早产不能避免等。

3. 立即剖宫产终止妊娠 存在手术和麻醉风险(详见附录2《剖宫产知情同意书》),术后为瘢痕子宫,再次妊娠需手术 2 年后,且再次妊娠随时可能发生子宫破裂风险。无论采取何种方法终止妊娠,新生儿均可能发生早产儿一系列并发症(见前述沟通)。

以上情况已告知孕妇及家属,其表示理解,要求顺其自然经阴道试产。

【结局】

患者于当日顺产一体重 2050g 活男婴,Apgar 评分 1 分钟、

5 分钟及 10 分钟均评 10 分。因"早产儿"由产房直接转 NICU。在 NICU 住院 10 天痊愈出院。

> **沟通要点及专家点评：**
>
> 　1. 此例患者为孕 29 周以上，但不足孕 32 周的胎膜早破孕妇，在首次沟通中，需将胎膜早破的各种治疗方案利弊详细告知患者及家属，之后需定期监测感染指标，只要有一种指标高于正常值，均需再次沟通。多次沟通过程中需重点强调母胎感染、脐带脱垂、静脉血栓的风险。
>
> 　2. "盐酸利托君"抑制宫缩效果较"硫酸镁"效果好，但应注意并发症：心悸、低血钾、高血糖，甚至"肺水肿"，上消化道出血等，需注意病人主诉，预防性补钾，控制输液量，监测血糖、心率、脉搏等，根据病情及时调整用药方案并做好医患沟通。
>
> 　3. 未足月胎膜早破发生的孕周与治疗方案选择的问题　对孕周小于 32 周，因早产儿出生后存活率低，早产儿并发症发生率高，如无感染征象者一般建议采用期待治疗，同时予促胎肺成熟治疗；如孕周 >34 周，胎儿存活率相对较高，并发症发生率低，可选择药物诱导临产或顺其自然经阴道试产。对于孕 32~34 周之间，需与患者及家属充分沟通，并根据临床表现(体温、脉搏、羊水性状及异味、宫体是否有压痛、胎心率等绒毛膜羊膜炎表现)及实验室监测指标来综合判断，一旦存在感染征兆，应加强沟通并积极处理。对于培养阳性者应针对性应用抗生素，如抗感染治疗有效，可进行期待治疗；如抗感染治疗无效，感染指标进行性上升，应考虑终止妊娠。

（罗世福　俞丽丽）

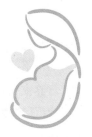

第十七章

产前出血

患者女性，29 岁，因"停经 29^{+4} 周，阴道流血 1^+ 小时"入院。

孕期经过顺利，定期产前检查。入院前 1^+ 小时，出现阴道流血，色红，似平素月经量，无血凝块，入院前共浸透夜用卫生经 8 张，无腹痛、阴道流液、皮肤瘙痒等症状，胎动正常。急来院行产科 B 超检查：单胎，头位，双顶径 6.85cm，股骨长 5.2cm，胎盘位于子宫前壁，下缘距离宫颈内口 4.2cm，羊水指数 9.8cm，颈部无明显压迹，提示：①晚孕、单活胎；②边缘性前置胎盘。NST：反应型，有不规律宫缩。

入院诊断：

1. 孕 29^{+4} 周 G_2P_0LOA 先兆早产。

2. 产前出血　①前置胎盘（边缘型）；②前置血管破裂？③宫颈疾病？④软产道血管破裂出血？

【首次医患沟通】

患者入院后阴道流血量明显减少，胎心监护正常，现有如下处理方式：

1. 期待治疗　予卧床休息、抑制宫缩、预防感染、促胎肺成熟、营养支持、母胎监护等保胎对症治疗，尽量延长孕周，提高新生儿存活率及减少并发症。但在期待治疗过程中，由于孕妇卧床时间长以及孕妇本身处于高凝状态，容易形成血栓，导致各器官栓塞形成，危及母儿生命；且随着阴道出血时间的延长，孕妇感染的几率增加，可能保胎失败，早产不能避免，易出现胎儿窘迫甚至胎死宫内等；由于患者产前出血较多，现出血考虑前置胎盘引起可能性大，不排除前置血管破裂、宫颈疾病或者软产道曲张血管破裂出血等，若为前置血管破裂，随时可能出现胎心异常、胎儿窘迫、胎死宫内、新生儿贫血、窒息、死亡等，必要时新生儿需要转儿科治疗。且在期待治疗过程患者随时可能再次大出血危及母儿生命等。

2. 立即剖宫产终止妊娠，可避免再次突发性大出血，避免胎儿窘迫、胎死宫内的发生，但需承担手术和麻醉的风险，由于患者产前出血原因不明，剖宫产术后仍可能发生大出血，必要时需再次手术，严重时危及患者生命等。且新生儿出生后为早产儿，有可能发生早产儿一系列并发症：如新生儿呼吸窘迫综合征、肺炎、颅内出血、脑瘫等并发症，必要时需转儿科治疗，病情严重时可能发生新生儿死亡等。

将以上情况反复告知患者及家属后，患者及家属表示理解，要求期待治疗，并签字。

【病情进展情况】

入院后予以抑制宫缩、预防感染、促胎肺成熟、营养支持、母胎监护等保胎对症治疗，患者阴道出血逐渐减少。孕 32^{+5} 周，患者无明显阴道出血、腹痛等,NST:反应型,无宫缩。因其入院前及孕前未行阴道检查,拟行阴道检查排除宫颈疾病、前置血管破裂及软产道血管破裂出血的可能。

【第二次医患沟通】

患者现孕 32^{+5} 周,有反复阴道出血病史,因入院前及孕前均未行阴道检查,建议阴道检查排除其他疾病导致的出血,但在检查过程中患者可能再次阴道大出血,需立即手术终止妊娠,且新生儿出生后为早产儿,有可能发生早产儿一系列并发症。若不行阴道检查则不能明确患者阴道出血原因,若为宫颈恶性病变,则可能延误孕妇病情等。与患者及家属沟通后,要求行阴道检查。

病情再次变化情况:

阴道检查:外阴已婚未产型,阴道通畅,未见明显血管曲张、破裂,宫颈光滑,无糜烂、出血,无新生物,宫口未开。继续予营养、支持对症治疗至孕 34^{+2} 周,患者在如厕时突然出现阴道大量出血,约440ml,色鲜红,无腹痛,考虑边缘性前置胎盘所引起的出血。查:胎心 138 次/min。

【第三次医患沟通】

患者目前阴道出血较多,现孕 34^{+2} 周,胎儿出生后存活率相对较高,建议立即终止妊娠相对安全,患者终止妊娠的方式有:

1. 剖宫产终止妊娠　如胎盘位于子宫下段前壁,正好是剖宫产切口的位置,最容易出现大出血,手术风险高,新生儿易失血导致贫血、窒息等,若发生子宫下段收缩乏力或胎盘粘连、植入等更增加了大出血发生的几率,严重者危及患者生命。另外,剖宫产需承担其他手术及麻醉风险,术后 2 年才能妊娠,且再次妊娠有发生子宫破裂的可能。

2. 经阴道试产　该方式适用于低置胎盘,阴道出血少,估计短时间内能结束分娩者。但患者现出血较多,孕 34^{+2} 周,宫颈成熟度差,估计短时间不能经阴道分娩,且在试产过程中可能因宫口扩张、胎盘面剥离增加等情况出现产时大出血,危及母婴生命,严重时可能发生胎儿窘迫、胎死宫内,必要时仍需改用剖宫产终止妊娠。

不管哪一种分娩方式,因胎盘附着于子宫下段,该处肌组织菲薄,收缩力差,不能有效收缩压迫血窦而止血,容易发生产后出血,而且量多难于控制,严重者危及患者生命,必要时需切除子宫挽救生命,术后无月经来潮、无生育功能等;另外,因反复阴道出血,术后容易出现子宫、盆腹腔感染等。新生儿出生后为早产儿,各器官发育未成熟,出生后可能发生早产儿一系列并发症如呼吸窘迫综合征、肺炎、颅内出血、脑瘫、感染、败血症等情况,需立即转儿科治疗,严重时可能发生新生儿死亡。

将以上情况反复告知患者及家属后,患者及家属表示理解,要求立即剖宫产终止妊娠,并签字。

【结局】

患者当日急诊行子宫下段剖宫产术,术中见羊水 0 度,量约800ml,羊水内混有凝血块,取出一活女婴,体重 2400g(因早产儿转儿科治疗,2 周后出院)。胎盘完整娩出,下缘达宫颈内口,胎膜粘连,检查胎盘较厚,约 4~5cm,胎盘下部边缘处胎盘组织色暗红,有暗红色凝血块(大小约 3cm×2cm×2cm),其边缘胎膜内包有暗红色血液,考虑前置胎盘(边缘型)所致产前出血。

沟通要点及专家点评：

1. 首次医患沟通中,因阴道出血原因不明,需与患者及家属讲明孕期阴道出血的几种原因(前置胎盘、前置血管破裂、宫颈疾病或者软产道血管曲张破裂出血等)及其风险。

2. 因孕 28~32 周胎儿存活率相对较低,在沟通过程中一般建议期待治疗,但需告知在期待治疗过程中患者可能发生再次大出血、感染、血栓等风险性。如果为前置血管破裂出血,可能导致胎儿窘迫及突然胎死宫内。因此需密切监测胎心,严密观察阴道出血量。

3. 经治疗病情稳定时,或反复阴道出血,既往未常规行阴道检查者建议尽快阴道检查,以排除其他原因导致的阴道出血,以防止不必要的治疗。故第二次与患者及家属沟通时,应详细告知阴道检查利弊。

4. 孕 34 周后,患者在治疗过程中再次出现大出血,此时胎儿存活率相对较高,而患者继续期待治疗的风险性也明显升高,故此次沟通时,需告知患者及家属及时终止妊娠为宜,并将剖宫产及阴道试产两种分娩方式的利弊充分告知患者及家属;同时仍需再次强调早产儿可能发生的并发症。

5. 应注意辅助检查的局限性　该病例说明了 B 超检查与最后诊断存在一定的差距,对于子宫后壁胎盘,B 超检查误差较大,故建议行 MRI 检查明确诊断;因此在临床表现与辅助检查不相符时,不要过于依赖辅助检查,需综合评估。

第十八章

活跃期停滞伴羊水异常

病例资料：

患者女性，35 岁，已婚，因"停经 37^{+1} 周，不规律腹痛伴见红 2 小时"入院。

孕期 OGTT 提示：空腹血糖 5.62mmol/L，餐后 1 小时 11.27mmol/L，餐后 2 小时 9.83mmol/L；考虑"妊娠期糖尿病"，经合理饮食控制、适当运动治疗后监测末梢血糖正常。入院时产科情况：宫高 31cm，腹围 98cm，胎心 150 次 / 分，先露头，胎位 LOA，宫缩 30s/3min；骨盆外测量各径线均正常宫；肛查：先露头，-2，宫口已开一指尖，胎膜未破，坐骨棘不突，坐骨切迹大于两横指，骶尾关节活动。B 超提示：晚孕、单活胎。CST：阴性。

入院诊断：①孕 37^{+1} 周 G_2P_0LOA 先兆临产；②妊娠期糖尿病。

【首次医患沟通】

目前终止妊娠的方式有两种：

1. 因患者孕期血糖控制较好，胎心监护好，可在严密监护下经阴道分娩：但在试产过程中可能出现胎儿窘迫、胎死宫内以及产程异常改用剖宫产终止妊娠,必要时需适当放宽手术指征(即剖宫产或产钳助产)。

2. 剖宫产 需承担手术和麻醉的风险;且剖宫产术后两年以上方可再次妊娠,孕期随时有子宫破裂风险。而无论何种分娩方式均可能出现伤口愈合不良、延迟愈合以及感染甚至败血症等情况。同时,由于妊娠期糖尿病的胎儿肺发育成熟相对较晚,新生儿出生后容易出现呼吸窘迫综合征及低血糖;新生儿同样有可能发生早产儿的一系列并发症:如新生儿呼吸窘迫综合征、肺炎、颅内出血、脑瘫、败血症等并发症,必要时需转儿科治疗,病情严重时可能发生新生儿死亡。

将以上情况反复告知患者及家属后,患者及家属表示理解,要求阴道分娩,并签字。

【病情进展情况】

入院后严密观察胎心及产程进展,入院第2天2:00肛查:宫口开大6cm,先露头、+1,宫缩30s/3min,于4:00再次肛查:先露头、+1,宫口扩张6cm,行人工破膜,见羊水Ⅲ度;胎心正常,CST:阴性。

【第二次医患沟通】

目前患者考虑活跃期停滞,羊水Ⅲ度,手术指征明确,建议立即剖宫产终止妊娠相对安全,如继续经阴道试产:在待产过程中,可能随时出现胎儿窘迫,严重时甚至可能发生胎死宫内或死产等,新生儿出生后可能出现新生儿肺炎、窒息、脑瘫等,必要时需转儿科治疗,严重时可能发生新生儿死亡。但因宫口已开6cm,可能在等待手术及麻醉过程中产程进展迅速,新生儿经阴道娩出,发生产道撕伤、大出血等情况,并在等待手术期间随时可能出现胎儿窘迫、胎死宫内、死产等,新生儿出生后也同样可能出现上述风险;同时剖宫产术后为瘢痕子宫,若需再次妊娠,需间隔两年以上方可,且孕期随时有子宫破裂风险。以上情况反复告知患者及家属,患者及家属表示理解,要求立即剖宫产终止妊娠,并签字。

【病情进展情况】

患者在椎管麻醉下行子宫下段剖宫产术,术中见羊水Ⅲ度,量约200ml,新生儿体重3400g,Apgar评分1分钟、5分钟均评分10分,查脐动脉血pH值7.06。

【第三次医患沟通】

患儿羊水Ⅲ度,出生时Apgar评分1分钟、5分钟及10分钟均评10分,出生后查脐动脉血pH值为7.06,现告知患儿父母:因患儿羊水Ⅲ度,虽脐动脉血pH值偏低,不除外胎儿窘迫可能;胎儿窘迫可导致患儿出现新生儿缺血缺氧性脑病、缺血缺氧性心肌损害,严重者可发生脑瘫甚至死亡,因此建议可转新生儿科进行早期干预治疗。以上情况反复告知患儿父母,表示理解,要求转儿科治疗。

【结局】

患者剖宫产术后第3天出院,新生儿于儿科住院治疗1周后痊愈出院。

沟通要点及专家点评：

1. 首次沟通主要是将两种分娩方式利弊及妊娠期糖尿病对患者及胎儿影响详细告知患者及家属。

2. 患者在宫口已开大 6cm 时出现活跃期停滞，羊水Ⅲ度，在沟通过程中应强调手术指征明确，同时需向患者及家属详细交代在准备手术过程中可能因产程进展过快，导致胎儿经阴道娩出的风险；及新生儿出生后可能出现新生儿肺炎、窒息、脑瘫、新生儿死亡等并发症。

3. 新生儿娩出后因羊水Ⅲ度污染及脐动脉血 pH 值较低，与患儿父母再次沟通新生儿转儿科的利弊，及胎儿窘迫可能对新生儿产生的危害。

4. 注意新产程的应用是针对无任何高危因素的孕妇；而该例有以下高危因素：①高龄 35 岁；②妊娠期糖尿病；③羊水Ⅲ度。故此孕妇需按老产程的标准进行产程观察及处理。

第十九章

双胎妊娠合并早产、活跃期停滞

病例资料:

患者女性,29 岁,已婚,因"停经 29^{+3} 周,下腹胀痛 8 小时"入院。

入院后产科情况:宫高 32cm,腹围 98cm,胎心 156 次 /min、140 次 /min,宫缩不规律;骨盆外测量各径线均正常;肛查:先露头,−1,宫口扩张一指,胎膜未破,坐骨棘不突,坐骨切迹大于两横指,骶尾关节活动。NST:反应型。入院后急诊行床旁 B 超提示:晚孕,双活胎,ROA/LSA。

入院诊断:①孕 29^{+3} 周 G_1P_0 ROA/LSA 先兆早产;②双胎妊娠。

【首次医患沟通】

患者目前处理方式如下:

1. 期待治疗延长孕周 予卧床休息、抑制宫缩、预防感染、促胎肺成熟、营养支持、母胎监护等对症处理,尽量延长孕周,提高新生儿存活率及并发症。患者孕周小于 32 周,因早产儿出生后存活率低,并发症发生率高,一般建议采用期待治疗,但在期待治疗过程中,孕妇随时可能出现胎儿窘迫甚至胎死宫内等;且孕妇卧床时间长,以及孕妇本身处于高凝状态,容易形成血栓,导致各器官栓塞形成,危及母儿生命等。

2. 促胎肺成熟两天后再考虑终止妊娠　此可降低围生儿并发症率,但在这期间同样存在上述风险。

3. 顺其自然　继续待产,等待自然临产后经阴道试产或剖宫产,但在待产过程中可能出现上述情况,危及母儿生命。

4. 终止妊娠　因患者孕周小于 32 周,胎儿存活率低,并发症发生率高,不建议采用该方法;若患者坚决要求终止妊娠,终止妊娠方式可选择:①药物诱导临产经阴道试产,在引产及试产过程中,可能出现脐带脱垂、胎儿窘迫甚至胎死宫内等;②剖宫产结束分娩,需承担手术及麻醉风险,术后系瘢痕子宫,需严格避孕 2 年以上方可再次妊娠,且再次妊娠过程中随时可能出现子宫破裂等。而不管哪种方式,如果分娩时妊娠尚未足月,新生儿均有可能发生早产儿一系列并发症:如新生儿呼吸窘迫综合征、肺炎、颅内出血、脑瘫、败血症等并发症,必要时需转儿科治疗,病情严重时可能发生新生儿死亡。

以上情况反复告知患者及家属,患者及家属表示理解,要求期待治疗,并签字。

【病情进展情况】

入院后予以盐酸利托君抑制宫缩、地塞米松促胎肺成熟、营养支持对症治疗。入院第 9 天患者孕 30^{+5} 周,盐酸利托君已调增至最大滴速,但仍有规律宫缩。阴道检查:宫颈管展平,宫口容一指,宫颈评分 7~8 分;产科 B 超提示:胎儿 A 体重估计

(1495 ± 218) g,胎儿 B 体重估计 (1366 ± 199) g。

【第二次医患沟通】

患者现处理意见如下：

1. 继续予以盐酸利托君抑制宫缩保胎治疗　但因患者目前盐酸利托君已滴至最大滴速,而其仍有规律性宫缩,考虑在保胎过程中,可能随时出现宫口进行性扩展,导致保胎失败,早产不可避免;而患者为双胎妊娠,在继续保胎过程中,可能随时因宫缩过强、自然破膜等情况,发生脐带脱垂、胎儿窘迫、胎死宫内等。

2. 因患者目前宫缩已无法抑制,可终止妊娠,终止妊娠的方式有：患者第一胎儿为头位,分娩方式可选择经阴道试产或行剖宫产术终止妊娠：

(1) 若经阴道试产,因患者为初产妇,产程时间相对较长,可能出现胎儿窘迫、产程延长、滞产等情况,必要时需急诊改行剖宫产术终止妊娠;患者第二个胎儿为臀位,在分娩过程中可能出现脐带脱垂导致胎儿窘迫或胎死宫内等情况发生,也可能因后出头困难,出现胎儿脊柱损伤、脑幕撕裂、新生儿窒息、臂丛神经损伤、胸锁乳突肌损伤、斜颈、颅内出血等情况,甚至可能发生死胎、死产,新生儿出生后可能需立即转儿科治疗,严重时危及患儿生命;若第一个胎儿娩出后,第二个胎儿旋转为横位,需行内倒转或外倒转手术,若将其旋转为臀位,可能发生上述臀位的一系列并发症;也可能内倒转失败,导致难产、胎死宫内,必要时需剖宫产术解决。

(2) 剖宫产术终止妊娠：需承担手术及麻醉风险外,术后两年以上方可再次妊娠,孕期随时有子宫破裂可能,严重时危及母儿生命;剖宫产术发生产后出血的几率较阴道分娩高;剖宫产术可能会影响下一次生育及分娩。总之,无论何种分娩方式,双胎妊娠因子宫过度膨胀,产后宫缩乏力加之胎盘附着面积增大,发生产后出血几率大;新生儿出生后为早产儿,各器官发育不完善,可能出现早产儿一系列并发症,如:呼吸窘迫综合征、肺炎、颅内出血、缺血缺氧性脑病、败血症、脑瘫等,必要时需转儿科治疗,严重时危及患儿生命。

以上情况反复告知患者及家属,患者及家属表示理解,要求继续保胎治疗,若保胎失败,要求阴道分娩,并签署《阴道分娩知情同意书》。

【病情进展情况】

第二次医患沟通后,继续予以盐酸利托君静滴抑制宫缩、营养胎儿等支持对症治疗后,宫缩逐渐减弱,第24天患者再次出现规律宫缩:30s/2~4min,并出现阵发性腹痛,肛查:先露头、0,宫口开大一指,盐酸利托君已为最大滴数,与患者及家属再次沟通(沟通如前),仍要求继续静滴盐酸利托君抑制宫缩,入院第25天7:00胎心监护提示CST:阴性;再次与患者及家属沟通,患者及家属要求放弃保胎,顺其自然经阴道分娩,并签字。

当日15:30阴道检查:先露头、+1,宫口开大4cm,宫缩:30~35秒/2分钟~2分钟30秒,强度中,于15:50行人工破膜,羊水清亮。于17:30行阴道检查:先露仍为+1,宫口仍开大4cm,宫缩:30秒/2分钟-2分钟30秒,强度中,考虑"活跃期停滞"。再次与患者及家属沟通。

【第三次医患沟通】

目前患者考虑活跃期停滞,手术指征明确,建议立即剖宫产终止妊娠相对安全,如继续经阴道试产,在试产过程中,可能随时出现胎儿窘迫、胎死宫内、死产等情况,新生儿出生后可能出现新生儿肺炎、窒息、脑瘫等,必要时需转儿科治疗,严重时可能发生新生儿死亡。因产程延长、停滞可能增加子宫破裂及产后大出血的风险。因宫口已开 4cm,且为早产,可能在等待手术过程中宫口迅速开全,致新生儿经阴道娩出,发生产道撕伤、大出血等情况。

双胎妊娠因子宫过度膨胀,产后宫缩乏力加之胎盘附着面积增大,发生产后出血几率大,必要时为挽救生命可能切除子宫;新生儿目前尚未足月,出生后为早产儿,可能发生早产儿一系列并发症:如呼吸窘迫综合征、肺炎、颅内出血、缺血缺氧性脑病、败血症、脑瘫等,必要时需转儿科治疗,严重时危及患儿生命。患者及家属表示理解,要求立即剖宫产终止妊娠,并签署《剖宫产知情同意书》。

【结局】

立即完善相关术前准备,急诊行子宫下段剖宫产术,手术顺利,出生时新生儿均为男性,甲婴儿出生后体重 1710g,Apgar 1 分钟、5 分钟均评 10 分;乙婴儿出生后体重 1650g,Apgar 1 分钟、5 分钟均评 9 分,因"早产儿"直接由手术室转儿科治疗,患者术后第 4 天痊愈出院。新生儿随访:1 年后其中第一个分娩的男孩出现脑瘫,另一个发育正常。

沟通要点及专家点评：

1. 患者首次沟通中，因孕周不足 30 周，反复强调新生儿出生后存活率低，并发症高，不建议立即终止妊娠，但在保胎治疗前，又需将先兆早产保胎治疗的各种利弊详细告知患者及家属。

2. 当患者盐酸利托君滴速调至最大剂量，仍有规律性宫缩，可能保胎失败时，需与患者及家属反复沟通保胎治疗可能出现的风险及终止妊娠的方式，并将两种分娩方式的利弊充分告知患者及家属；同时需再次强调早产儿存活率低及出生后可能发生的并发症。

3. 在患者产程进展过程中出现活跃期停滞时，需再次与患者及家属沟通，并建议患者行剖宫产术，但除需将剖宫产术风险及新生儿出生后的并发症告知患者及家属的同时；要强调在准备手术过程中，可能随时因宫口扩张迅速，致新生儿阴道娩出。

4. 双胎之大出生后发生了远期并发症——脑瘫，双胎之小发育正常。患方因理解不了早产儿的这种远期并发症，与院方进行了长达 2 年的医疗诉讼，因院方的处理符合医疗常规，医患沟通到位，签字明了，最终得到了公正的解决。

（陈雪冰　彭珠芸　俞丽丽）

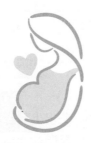

第二十章

凶险型前置胎盘

一、凶险型前置胎盘(中孕引产)

病例资料:

患者女性,26岁,因"停经25^{+2}周,B超检查提示胎儿脊柱畸形4天"于2016年11月14日入院。

G_3P_1,6$^+$年前早孕人流1次,4$^+$年前因"胎儿窘迫?"足月剖宫产一活男婴,手术顺利,现健在。入院前4天在外院作胎儿系统B超提示:胎儿双侧侧脑室正常高值,脊柱胸椎向左侧凹陷,排列稍紊乱,以胸11及胸3明显,半椎体?胎盘下缘距宫颈内口23mm。遂转来我院。

复查产科B超提示:胎儿脊柱排列可显示,于腰1~2部探及脊柱排列较紊乱,骨化中心显示不清,只见一个回声增强的骨化中心;胎盘局部与肌层分界不清,胎盘植入倾向。建议羊水穿刺进一步染色体检查,患者拒绝并坚决要求引产入院。入院后遂给予完善相关检查,充分沟通,签署"拒绝胎儿MRI及羊水穿刺查胎儿染色体相关检查,要求引产"后遂行瘢痕瘢痕子宫引产风险评估相关检查。B超微泡造影提示:胎盘位于子宫前壁,下缘距宫颈内口 3.0cm;造影显示胎盘下缘达前壁下段切口部,未见覆盖,于子宫前壁下段瘢痕部左上方局部可见肌层显影厚薄不均,局部极薄,呈浆膜层回声,未见肌层显示,胎盘显影呈分叶状向胎儿面缓慢显影,局部乏血供,消退时间较周边肌层减慢。增强 MRI 检查结果提示:①胎盘距离子宫颈内口约 3.6cm,瘢痕连续性可,胎盘未覆盖瘢痕处;②位于子宫左侧壁的胎盘局部向肌层突出,肌层显示模糊,不除外胎盘植入;③胎儿脊柱脊髓发育异常。

目前患者诊断:①孕 25^{+2} 周 G_3P_1ROA;②瘢痕子宫;③胎儿畸形?(脊柱发育异常);④胎盘植入?⑤凶险型前置胎盘?

【首次医患沟通】

目前考虑胎儿先天性脊柱畸形可能,其先天性脊柱畸形 1/4 的患儿可能并发心脏或泌尿系统等其他脏器畸形,也不除外胎儿染色体异常可能,现患者及家属坚决要求引产终止妊娠,结合患者病史,目前引产方案有:

1. 经阴道引产

(1) 利凡诺羊膜腔内注射引产经阴道分娩同时行经导管子宫动脉栓塞术:该方法因栓塞子宫动脉及髂内动脉,可减少引产过程中因前置胎盘、胎盘植入导致产时、产后大出血的风险,相对安全,但费用高,且可能出现栓塞手术引起的一系列并发症。另外,栓塞术后仍有再次出现大出血的风险,必要时需行剖宫取胎术或子宫切除术,严重时危及患者生命。

(2) 仅行利凡诺羊膜腔注射引产后经阴道分娩:该方式相对风险较大,引产过程中随时可能出现大出血危及患者生命,也可能引产失败需改其他引产方法,也可能宫口开全因胎盘覆盖宫颈口,需行胎盘打洞后胎儿才能分娩,若出血较多,短时间不能经阴道分娩,需立即行剖宫取胎或急诊行子宫动脉栓塞介入治疗。因患者为瘢痕子宫,且可能为凶险型前置胎盘,故在引产过程中或等待急诊手术过程中均可能发生自发性子宫破裂或不可预测的子宫破裂,严重者危及患者生命。

2. 剖宫取胎术　因微泡造影提示子宫瘢痕部分肌层显影厚薄不均,局部极薄,呈浆膜层回声,未见肌层显示,该方式可避免中央型前置胎盘导致产前阴道大出血,也可避免子宫破裂致大出血的严重并发症发生,且可直视下止血,但术中若发生子宫下段收缩乏力或胎盘粘连、胎盘植入等情况,同样存在大出血可能,严重时保守性手术治疗无效时需切除子宫挽救生命,术后无月经来潮,无生育功能。该方案创伤较大,可能影响下一次生育,而患者为两次瘢痕子宫,故不建议再次妊娠,再次妊娠出现子宫破裂风险更大,如无有效避孕方法可在此次手术过程中同时行双侧输卵管结扎术,输卵管结扎术术后可能出现输卵管瘘、输卵管再通、异位妊娠等情况。另外因患者曾行剖宫产,术中可能因盆腔粘连严重,分离粘连过程中可能导致腹腔内脏器损伤,必要时需请普外科医师台上协助。总之,不管哪种引产方式,因患者为瘢痕子宫、凶险型前置胎盘可能,若胎盘附着于子宫下段,该处肌组织菲薄,收缩力差,不能有效收缩压迫血窦而止血,容易发生产后出血,而且量多难以控制,严重者危及患者生命,必要时需切除子宫挽救生命。另外,容易出现感染,发生羊水栓塞的几率也相对较大,若出现羊水栓塞,可能患者立即出现呼吸困难、血压下降、休克、DIC、抽搐、昏迷、心搏骤停等情况,会迅速危及患者生命。

以上情况与患者及家属沟通后患者及家属要求行利凡诺羊膜腔注射引产同时行子宫动脉栓塞术。

【病情进展情况】

完善检查,签署首次医患沟通文件后遂给予在B超监测下行利凡诺羊膜腔内穿刺引产术并同时行经导管子宫动脉栓塞术,手术顺利,严密观察产程进展,引产后第二天开始规律宫缩,产程进展顺利,顺娩一死女婴,但产时胎盘胎膜无法自然娩出,予行人工剥离胎盘,剥离时自觉部分胎盘胎膜与子宫肌层粘连紧密,无法完整剥离,且在剥离过程中感子宫前壁瘢痕周围较薄,阴道出血较多,将大部分胎盘剥离后立即停止操作,徒手按摩子宫,统计阴道出血量约500ml,立即启动产后出血抢救模式,予持续心电监护、加强子宫收缩、呼叫上级医师、建立双通道、抽血检查(血常规、凝血象、肝肾功、生化、血糖、TEG、血气分析、交叉合血)、输液、输血等支持治疗,并作床旁B超检查了解有无子宫破裂及胎盘残留情况,在B超监测下再次清宫,胎盘仍有残留,阴道仍流血较多,考虑胎盘植入,统计产后出血量约1300ml,同时予在B超监视下行宫腔安置球囊压迫止血,球囊安置后B超探及右侧宫底部有少许积液,子宫轮廓清晰,观察20分钟后按压宫底,见球囊引流管内有300ml鲜红色血液流出,且宫底积液增加,考虑球囊压迫止血失败。遂取出宫腔球囊,按压子宫后,阴道内有大量血液及血凝块排出,约400ml。继续予徒手按摩子宫同时予输血治疗,并再次与患者及家属沟通。

【第二次医患沟通】

目前患者已分娩,阴道出血多,考虑胎盘植入、产后大出

血,经球囊压迫止血效果不佳,目前处理方案有:

1. 再次行经导管子宫动脉栓塞术或髂内动脉栓塞术　此方案尽量在患者生命体征稳定时进行,术后可能阴道出血减少,且创伤最小,但费用相对较高,且存在栓塞一系列风险,以及栓塞后仍可能止血效果不满意,子宫继续出血,发生大出血危及患者生命。

2. 剖腹探查术　可直视下清除残留胎盘组织,并行外科缝合技术止血(子宫压迫缝合术),此方案可保留子宫,但保留子宫术后仍可能发生大出血,且外科缝合术后,有发生子宫缺血坏死、感染、晚期产后出血等情况,需再次手术,也可能出现术后继发性闭经,影响再次生育力。

3. 子宫切除术　该方法止血最有效,一般在上述方法无效或患者病情危重无条件采取其他保守方案时或无生育要求者可采取该方法,术后无月经来潮、无生育功能,阴道残端可能出现感染、出血、裂开等并发症。

【病情进展情况】

再次与患者及家属沟通后,要求立即行剖腹探查术。术中探查见:子宫收缩差,质软,呈囊袋状,子宫下段原瘢痕处上方局部向外略膨出,呈紫蓝色,直径约 2cm,仅存子宫浆膜层,表面为充盈怒张的血管;予以剖宫清宫术 + 子宫整形术,术中发现胎盘植入明确,且子宫收缩差,子宫体广泛渗血明显,术中再次与患者家属沟通(详见术中医患沟通内容)后,要求保留子宫,遂予行子宫垂直背带式缝合 + 子宫底及宫体环形缝合(共缝合四圈)+ 子宫下段环形缝合(一圈)+ 子宫底部补丁缝合术。术后检查无明显渗血,按压子宫见阴道流血少后关腹,关腹前腹腔留置单腔引流管一根于道格拉斯窝观察腹腔渗血情况。引产后共计出血量 3000ml。

【术中医患沟通】

患者术中探及胎盘大面积植入子宫壁,且部分胎盘完全穿透子宫肌层达浆膜层,剥离困难,部分粘连致密无法剥离,且子宫收缩乏力,出血凶猛,随时可能出现失血性休克、DIC、心搏呼吸骤停等情况。目前治疗方案有:

1. 继续保留子宫 尽量剥除胎盘,保留不能剥离的部分植入胎盘组织,并行外科缝合技术。此方案可尽量保留子宫,但术后仍有发生近期、晚期产后大出血可能,且可能发生子宫缺血坏死、感染,必要时仍需再次开腹切除子宫或再次行介入治疗,同时可能因术中残留胎盘组织,术后需等待自然排出、药物保守治疗或再次清宫等,其治疗时间可能较长,且治疗期间仍可能再次出现大出血、感染等,需进一步治疗,严重时危及患者生命。

2. 直接行子宫切除术 该方法止血最有效,但术后无生育功能、无月经来潮,也可能出现更年期提前影响生活质量。阴道残端可能愈合不良、感染、裂开出血等,而患者目前出血已较多,若出现凝血功能异常,在切除子宫后仍可能再次出血、DIC,严重时仍危及患者生命,必要时需再次剖腹探查,行相应对症治疗等。无论选择哪种手术方式,因手术时间长、创伤大,手术切口可能出现感染、愈合不良、出血等并发症,必要时需进一步治疗。因术中出血多,术后可能出现垂体缺血性坏死,席汉综合征、卵巢坏死等,术后无月经来潮,无生育能力、围绝经期症状提前、影响性生活等。若保留子宫,术后需严格避孕。

【结局】

术毕患者转 ICU 治疗,予输血纠正贫血、预防感染、缩宫、抑酸、营养心肌及营养支持治疗 2 天后转回我科,继续予对症、支持治疗 3 天后出院,出院前复查血常规:血红蛋白 97g/L。术后 6 个月电话随访患者:患者诉月经规律,经量较前有所减少,减少量约 1/3,余未诉特殊不适。

沟通要点及专家点评:

1. 瘢痕子宫再次妊娠需引产的患者,如考虑可能为凶险型前置胎盘,在引产前需全面评估其风险,早孕 B 超需了解孕囊与瘢痕的关系,中、晚孕期作微泡造影以及增强 MRI 充分了解瘢痕的连续性、胎盘与子宫瘢痕的关系,以及胎盘有无植入征象。根据辅助检查的结果提示,充分沟通凶险型前置胎盘的凶险程度,特别强调胎盘植入、产后大出血、子宫破裂、羊水栓塞的风险。该病例最后剖腹探查术发现产后大出血的主要原因并非是我们常见的凶险型前置胎盘导致的子宫下段大出血,而主要是"胎盘大面积浅层植入子宫体部肌层同时伴有明显的子宫收缩乏力",所以对于胎盘并没有完全覆盖瘢痕处的瘢痕子宫引产不能按照我们的惯性思维或常见情况来与患者及其家属沟通引产风险,对于提示瘢痕周围局部肌层显影厚薄不均时仍应高度重视。

2. 中孕凶险型前置胎盘的引产方式选择　一般不建议直接行利凡诺羊膜腔注射引产,多采用利凡诺羊膜腔注射引产同时行双侧子宫动脉栓塞术,降低引产过程中大出血风险。如果 B 超微泡造影及增强 MRI 检查均提示瘢痕连续性差或局部薄弱,也可考虑直接行剖宫取胎术,该方法对患者安全性最高,但需告知患者此次手术后不应考虑再次妊娠。

3. 引产过程中需注意的情况　凶险型前置胎盘患者的引产,需做好充分准备:术前合血充分,估计引产分娩时间尽量避开周末,引产过程中严密观察患者腹痛及一般情况,标注宫底高度,引产过程中若发生产后大出血,可立即安置球囊压迫止血,安置球囊需在 B 超引导下进行,同时 B 超可了解盆腹腔积液情况、有无子宫破裂征象,宫腔安置球囊完毕后 B 超观察宫腔有无积血,或积血有无进行性增多来评价是否球囊压迫止血有效,一旦发现有子宫破裂、羊水栓塞等征兆,需立即手术处理。

4. 中孕凶险型前置胎盘患者引产过程中若发生产后大出血无法控制,手术切除子宫不一定是最适宜的方式,特别对于年轻患者,可开腹探查采用多种子宫压迫缝合术的外科手术止血或者再结合介入手术尽量保留子宫。当然,若保守手术方式仍无法有效控制出血,可果断切除子宫以保全患者的性命。该病例是在使用利凡诺羊膜腔注射引产同时行双侧子宫动脉栓塞术,但仍然出现了产后大出血不能控制,我们及时进行了剖腹探查术,尽量清除残留的植入胎盘后采用了子宫压迫缝合术成功保留了子宫。虽住院费用较高,因住院期间做了充分的医患沟通,患者及家属均满意。

5. 该病例 B 超微泡造影及增强 MRI 均未提示胎盘完

全覆盖子宫下段瘢痕,在对于瘢痕连续性的描述两种辅助检查结果并不完全一致的情况下,临床医生如何进行准确判断和沟通?通过该例以及我们既往病例的临床经验总结建议:①进行最后决策的临床医生应到现场和B超医生一起进行微泡造影检查;②遇到辅助检查结果不一致的情况下应进行多学科联合会诊,进行最后决策的临床医生、B超医生和MRI医生一起阅片讨论;③如无法达成一致意见,临床医生最终应以最坏的结果与患者和家属进行沟通交流。

二、凶险型前置胎盘(晚孕引产)

病例资料:

患者女性,40岁,因"停经33^{+5}周,B超检查发现胎儿心脏畸形2$^+$个月"于2015年4月30日入院,孕期作羊水细胞核型分析结果提示无异常。

中孕做系统B超提示:胎儿室间隔缺损,冠状静脉窦增宽,永存左上腔静脉。入院前一周我院胎儿心脏彩超提示:法洛四联症;当地三甲医院产前诊断中心复查胎儿心脏彩超提示:室间隔缺损,主动脉骑跨,冠状静脉窦增宽;永存左上腔静脉;另一家三甲医院产前诊断中心复查胎儿心脏彩超提示:室间隔上部缺损,双向分流;冠状静脉窦增宽,肺动脉左侧管道状回声,考虑左上腔静脉。患者要求引产入院。

G_4P_1,17年前因"巨大儿"在当地镇医院行剖宫术,产一活男婴,现健在。曾因早孕行2次人流术,此次为自然妊娠。入院后作B超提示:胎盘位于子宫前壁及右侧壁,下缘达宫颈内口,子宫前壁未见明显瘢痕组织,子宫前壁可见段最薄处肌壁厚度

3.0mm,胎盘与子宫肌层分界清楚。

【首次医患沟通】

目前患者诊断:①孕 33^{+5} 周 G_4P_1LOA;②胎儿心脏发育异常;③瘢痕子宫;④前置胎盘(凶险型)。

反复告知患者及家属 B 超检查存在一定误差,现多家三甲医院胎儿心脏超声结果不完全一致,若为单纯性室间隔缺损,可顺其自然,待足月后再终止妊娠,新生儿出生后可再行手术治疗,如为法洛四联症,属严重心脏畸形,新生儿出生后预后不良。

目前处理方式如下:①顺其自然,待足月后再终止妊娠,因胎儿存在心脏畸形,出生后需进一步治疗,可能预后不良,造成家庭社会严重经济负担;②引产经阴道分娩。(此部分沟通内容同前例中孕凶险型前置胎盘引产病例)。以上情况与患者及家属沟通后患者及家属要求行利凡诺羊膜腔注射引产术,拒绝做子宫动脉栓塞术。

【病情进展情况】

遂予行利凡诺羊膜腔注射引产,并静脉滴注催产素引产,引产第 5 天分娩一死男婴,胎盘未能自然剥离,阴道流血多,子宫下段呈囊袋状,胎盘位于整个子宫下段前壁、后壁及侧壁,后壁胎盘部分剥离,其余胎盘粘连致密,未能剥离,立即启动产后出血预警系统,予呼叫上级医师、严密监测生命体征及记阴道流血量、建立大通道、加强子宫收缩、抽血检查(血常规、凝血象、肝肾功、生化、血糖、TEG、血气分析)、备血、联系手术室、介入室协助等措施。阴道流血仍较凶猛,产后出血约 2000ml,遂立即宫腔安置球囊压迫止血,并再次医患沟通。

【第二次医患沟通】

目前患者诊断凶险型前置胎盘,产后大出血、胎盘植入,目前出血多,保守治疗无法控制出血,随时可能出现病情进一步加重、呼吸心搏骤停,随时危及患者生命。目前处理方式有:

1. 立即行经导管子宫动脉栓塞术　此方案需尽量在患者生命体征稳定时进行,术后可能阴道出血减少,且创伤最小,但仍存在栓塞一系列风险(详见附录4《经导管子宫动脉/髂内动脉栓塞术知情同意书》),以及栓塞后仍可能发生大出血危及患者生命,仍需行剖腹探查术及切除子宫挽救生命。

2. 剖腹探查术　如为子宫收缩乏力则行外科缝合技术止血,此方案可保留子宫,但保留子宫术后仍可能发生大出血,且外科缝合术后,有发生子宫缺血坏死、感染、晚期产后出血等情况,需再次手术,也可能出现术后继发性闭经,影响再次生育力;如剖宫产切口感染或愈合不良,需切除相应组织重新缝合,术后仍可能出现感染、愈合不良、出血等并发症。

3. 子宫切除术　该方法止血最有效,一般在上述方法无效或患者病情危重无条件采取其他保守方案时或无生育要求者可采取该方法,但需承担手术和麻醉风险以及术后无月经来潮、无生育功能,阴道残端可能出现感染、出血、裂开等并发症。

4. 继续药物促宫缩及按摩子宫等保守治疗　目前保守治疗风险极大,患者随时可能出现失血性休克危及生命。

以上情况与患者沟通后要求行经导管子宫动脉栓塞术。

【病情进展情况】

签署好医患沟通及手术同意书(附录4《经导管子宫动脉/

髂内动脉栓塞术知情同意书》）后立即将患者推入介入室在局麻下行双侧髂内动脉造影术+超选择髂内动脉栓塞术,术后改膀胱截石位,放出宫腔压迫球囊液体,取出球囊,检查子宫下段仍收缩差,阴道仍有持续性出血,清宫取出剥离部分胎盘,其余胎盘粘连致密,无法剥离,子宫下段仍呈囊袋状,阴道流血多,遂再次予子宫球囊压迫,按压子宫后阴道流血少,手术结束,退出导管,穿刺点压迫器加压包扎,产后总共出血约4000ml,术后予转 ICU 加强监护治疗。转入 ICU 时心率 142 次/min,血压89/62mmHg,继续予输血、输液支持治疗,观察阴道仍流血较多,记阴道流血约 1500ml,请示上级医师后考虑需进一步手术。遂再次医患沟通。

【第三次医患沟通】

目前患者诊断凶险型前置胎盘,产后大出血、DIC、失血性休克、胎盘部分植入,现已行双侧髂内动脉造影术+超选择髂内动脉栓塞术,并行子宫球囊压迫止血,目前阴道出血仍较多。目前患者病情危重,随时可能出现病情进一步加重、呼吸心搏骤停,随时危及患者生命,产后大出血还可能出现垂体缺血坏死、席汉综合征、卵巢坏死等,之后无月经来潮,无生育功能。

目前处理方式有:

1. 立即剖腹探查术,剖宫清除残留胎盘组织,并行外科缝合技术止血。此方案可保留子宫,但保留子宫术后仍可能再次发生大出血,且外科缝合术后有发生子宫缺血坏死、感染、晚期产后出血等情况,需再次手术,也可能出现术后继发性闭经,影响再次生育力;如剖宫产切口感染或愈合不良,需切除相应组织重新缝合,术后仍可能出现感染、愈合不良、出血等并发症。

2. 子宫切除术　该方法止血最有效,但需承担手术和麻醉风险以及术后无月经来潮、无生育功能,阴道残端可能出现感染、出血、裂开等并发症。

以上情况与患者及家属沟通后要求行全子宫切除术。

【结局】

遂立即在全麻下行全子宫切除术,术中见:子宫下段大量怒张的血管,下段菲薄,与膀胱粘连致密,整个子宫极软呈囊袋状。手术顺利,术中出血约 500ml,术后再次转 ICU 治疗,病情平稳后转回我科康复出院。术后病理结果为:(全切子宫)形态符合胎盘植入,所粘连的胎盘部分区域纤维化,造性钙化,侵入肌层。

沟通要点及专家点评:

1. 晚孕合并凶险型前置胎盘的患者行利凡诺羊膜腔注射引产风险极大,通过 MRI、超声等检查评估,若凶险型前置胎盘晚孕患者要求引产,沟通倾向于剖宫取胎相对安全。若行利凡诺羊膜腔注射引产需同时行介入双侧子宫动脉栓塞术,医患沟通需特别强调引产过程中大出血、子宫破裂、羊水栓塞的风险,随时可能需立即剖腹手术,必要时需切除子宫,且发生 DIC 的风险极高。

2. 凶险型前置胎盘子宫下段呈囊袋状,出血明显的情况下,球囊压迫的效果一般不理想,该方式联合子宫下段环形缝扎术可用于转运途中减少出血的方法。

3. 对于 I 型凶险型前置胎盘引产经充分医患沟通的前提下可以同意采用利凡诺羊膜腔注射引产的同时联合使用

子宫动脉栓塞术,但需充分告知风险。引产过程中若出现产后大出血,仍可再次行介入手术,当然一部分患者即使联合多次使用动脉栓塞术仍可能止血无效,需行剖腹探查术及子宫压迫缝合术止血。但对于出血多、病情不稳定的患者,应当机立断行子宫切除术。对于没有介入手术条件的单位,一般不要接受该类疾病,应转诊到有介入条件的三甲医院进行引产。若术中临时发现为凶险型前置胎盘,也不必惊慌失措,充分下推膀胱后使用子宫压迫缝合术或动脉结扎术等保守手术治疗在大部分情况下均可控制出血;一旦出血仍不能有效控制,不应盲目冒险转运,应就地及早行子宫切除术,防止出现 DIC、肺水肿、心力衰竭等严重并发症的发生。

三、凶险型前置胎盘(晚孕成功保留子宫)

病例资料:

患者女性,33 岁,因"停经 35^{+2} 周,要求待产"于 2016 年 10 月 28 日入院。

$G_{11}P_1$,9 年前曾孕足月因"持续性枕横位"在外院行剖宫产术 1 次,因早孕行人流术 10 次,目前育有一子。此次孕期定期产检,中孕做系统 B 超提示胎盘前置状态。1 个月前外院诊断凶险型前置胎盘转入我院。

做 MRI 提示:胎盘位于子宫前壁、后壁,胎盘覆盖宫颈内口,胎盘厚度约 5.8cm,胎盘内信号不均匀,在 T$_2$WI 上可见多发片块状低信号,在 T$_1$WI 上其内可见结节样稍高信号,子宫下段瘢痕最薄处约 0.3cm,局部可见胎盘向瘢痕处突出,但子宫壁及膀胱壁连续无中断。子宫下段(近宫底部)胎盘覆盖子宫肌层显示稍模糊,局部子宫结合带 T_2WI 上低信号消失。提示:①完全性前置胎盘,胎盘与子宫下段弧形异常信号,考虑出血;②胎盘与瘢痕处分界不清,考虑粘连可能;③胎盘与子宫下段近宫底处界限模糊并子宫肌层信号改变,考虑植入可能性大。

入院做产科 B 超提示:胎盘覆盖前壁下段切口,两者分界欠清,提示:前置胎盘(中央型),胎盘植入可能性大。

目前患者诊断明确为:①孕 35^{+2} 周 $G_{11}P_1$ 待产;②凶险型前置胎盘(Ⅱ级);③瘢痕子宫。

【首次医患沟通】

目前患者诊断明确。目前患者未足月,无腹痛及阴道流血、流液。现予患者完善相关检查,并做好充分合血等术前准备,择日终止妊娠。但在等待终止妊娠的过程中,孕妇随时可能发生大出血导致贫血、子宫破裂、羊水栓塞等情况,严重时甚至危及母婴生命安全。

目前手术方式有如下几种:

1. 可先行腹主动脉球囊放置术后再行剖宫产手术;可预防术中大出血紧急止血用,建议采用该方法,但胎儿需接受放射线辐射,且安置腹主动脉球囊后可能出现血栓、气栓、异物、血管壁脱离、硬化斑块脱离等致脑梗死或上肢远端等部位栓塞,重者危及患者生命。腹主动脉主干球囊临时阻断时间较长,可能导致阻断部位脊柱动脉缺血性损伤、阻断部位以下盆腔脏器、结肠以及双下肢缺血性损伤,严重时不能完全恢复或无法恢复,也可能阻断效果不理想,无法达到可控制性止血效果(详见附录 5《腹主动脉造影＋腹主动脉远段球囊临时阻断术知情同意书》),必要时需行子宫压迫缝合止血术、经导管髂内/子宫动脉栓塞术等相关手术,严重时仍可能需切除子宫,甚至可能危及患者生命。

2. 先行剖宫产术,不放置腹主动脉球囊,此方式不存在球囊放置的所有并发症,但出血量可能增多,易发生失血性休克、DIC等,若术中发生大出血,虽可再选择腹主动脉球囊压迫止血或经导管子宫/髂内动脉栓塞术止血,但因大出血时经股动脉穿刺或介入手术占用了时间,若其出血汹涌,可能立即导致失血性休克等相关并发症,严重时危及患者生命;而且术中大出血时立即行股动脉穿刺或介入手术,可能因血管无法充盈等情况,导致手术失败,需急诊改行全子宫切除术。

因患者为凶险型前置胎盘(Ⅱ级),术中发生大出血几率极大,若术中发生大出血,可选择如下方案:

1. 先采用保留子宫(经导管髂内/子宫动脉栓塞术、子宫压迫缝合术、子宫动脉/髂内结扎术等)的手术方法;如采用外科缝合技术(如子宫压迫缝合术或子宫动脉结扎术等),术后可能发生子宫缺血坏死、感染、晚期产后出血等情况,严重者需行子宫动脉栓塞术,甚至可能再次开腹手术切除子宫;如行子宫动脉栓塞或子宫动脉结扎术,同样可能出现引起子宫坏死、穿孔、感染等情况,也可能出现栓塞失败,严重时仍需切除子宫;术中、术后可能出现栓子脱落导致下肢栓塞、肺栓塞或其他部位栓塞,严重时危及生命等(手术并发症及风险详见剖宫产手术同意书以及介入手术同意书);以上两种手术方式均可能出现术后继发闭经,影响再次生育力等情况。

2. 直接切除子宫,可减少胎盘剥离引起大出血风险,但术后宫颈阴道残端可能出血、感染、愈合不良、裂开等,无月经来潮、无生育功能等,且因患者为瘢痕子宫,考虑胎盘植入,不排除侵及膀胱的可能,切除子宫手术困难,仍可能大出血,危及患者生命;且因患者曾行剖宫产手术,术中可能因盆腔粘连严重导致腹腔内脏器损伤,必要时需请普外科医师台上协助;且此次为再次剖宫产,更易发生切口愈合不良。

3. 保留胎盘,若患者胎儿娩出后阴道出血较少,探及其胎盘大面积广泛植入于子宫肌壁,甚至部分完全穿透子宫肌层侵犯膀胱,行胎盘剥离时可能发生大出血的风险,故可暂不予清除胎盘胎膜组织,直接关闭子宫,术后予以口服米非司酮,肌注甲氨蝶呤治疗(有相应化疗副作用),等待残留胎盘自然吸收或排出;此方案可避免术中剥离胎盘时发生大出血;但其治疗时间可能相对较长,且治疗期间仍可能发生晚期产后大出血,严重时需切除子宫挽救生命,另若残留胎盘未及时排出,阴道出血时间较长,在治疗期间可能发生宫腔感染、盆腹腔感染、全身感染、败血症、弥散性血管内出血(DIC)等,必要时可能需再次通过手术治疗清除胎盘组织,严重时仍可危及患者生命。

因患者为凶险型前置胎盘,胎盘位于子宫下段前壁及后壁,根据 MRI 及产科 B 超,考虑胎植入,也不除外膀胱侵犯可能,故剖宫产术中发生产后出血几率大,切除子宫风险的可能性大,甚至可能需请泌尿科医师上台协助,切除侵犯的部分膀胱组织,修补膀胱,术后可能发生膀胱瘘等并发症,术中也可能因侵犯严重,导致输尿管损伤、输尿管瘘等,必要时需反复行膀胱、输尿管修补术,术后患者可能会出现排尿困难,膀胱切口愈合不良从而导致漏尿、尿外渗,术后出现尿频等尿路刺激症状;如输尿管管口狭窄可导致肾积水、肾功能不全等;如损伤部位靠近输尿管口,则需行输尿管再植术等,严重时甚至可能因大出血等原因导致患者死亡。

不管何种方式,在待产及等待手术过程中均可能出现自发性子宫破裂或不可预测的子宫破裂,严重者危及母婴生命;凶险型前置胎盘也增加了患者羊水栓塞几率,若出现羊水栓塞,可能患者立即出现呼吸困难、血压下降、休克、DIC、抽搐、昏迷、心搏骤停等情况,会迅速危及患者生命;另因胎盘附着于子宫下段,该处肌组织菲薄,收缩力差,不能有效收缩压迫血窦止血,容易发生产后出血,且量多难以控制,严重者危及患者生命,必要时需切除子宫挽救生命;另外,更容易出现感染;另因患者此次为凶险型前置胎盘,且人流次数已达 9 次,故不建议再次妊娠,建议其术中可同时行双侧输卵管绝育术避孕,术后可能出现输卵管瘘、输卵管再通等情况,若输卵管再通,有可能再次妊娠,甚至可能发生异位妊娠可能;与患者及家属沟通后患者及家属要求行腹主动脉球囊阻断术 + 剖宫产,若出现产后大出血,尽量行保留子宫的相关手术。

目前患者孕 35$^+$ 周,新生儿出生后为早产儿,存在早产儿相关一系列并发症:如新生儿呼吸窘迫综合征、肺炎、颅内出血、脑瘫、败血症等并发症,需转儿科治疗,病情严重时可能发生新生儿死亡。

【结局】

做好术前准备(具体准备详见第六部分第六章前置胎盘 / 凶险型前置胎盘围术期 SOP),签署各项知情同意书后(包括医患沟通、《凶险型前置胎盘剖宫产手术同意书》(附录 2-2)、《腹主动脉造影 + 腹主动脉远段球囊临时阻断术知情同意书》(附录 5)、《经导管子宫动脉 / 髂内动脉栓塞同意书》(详见附录 4)、《患者授权委托书》(附录 7)、《输血治疗患方知情同意书》(附录 8)、备《腹式(次)全子宫切除术知情同意书》(附录 6),于孕 36 周时行腹主动脉球囊阻断 + 剖宫产术 + 人工剥离胎盘 + 清宫 + 子宫下段环形缝扎术 + 子宫垂直背带式捆绑术。

术中探查见胎盘位于宫底、子宫后壁及前壁切口下,完全覆盖宫颈内口,子宫前后壁与胎盘广泛致密粘连,分界不清,以靠近宫颈内口为甚,腹主动脉球囊阻断10分钟时行人工剥离胎盘术,剥离的胎盘形态不规则,表面粗糙,厚薄不均,并行清宫术,子宫收缩差,以子宫下段尤为明显,出血量多,予卡前列腺氨丁三醇1ml宫体注射加强宫缩,将子宫娩出切口,完整暴露整个子宫,充分暴露子宫下段,见子宫下段小静脉迂曲、怒张,环形缝扎子宫下段近宫颈内口处,子宫下段出血仍较明显,在原环扎上方一横指处,依次由下而上行子宫下段环形缝扎,环形缝扎共5针后,子宫下段出血减慢,松开腹主动脉球囊,见子宫下段出血仍较明显,1/0微乔线缝合子宫切口两侧渗血处共2针,子宫下段垂直平行缝合2针,下段出血仍明显,见子宫切口处仍有明显血涌出,遂予垂直背带式缝合压迫子宫体,检查子宫下段出血量得以控制,但仍有少量活动性出血,挤压子宫,阴道仍有鲜红色血液流出,约300ml。

立即与患者家属沟通:告知患者家属因子宫收缩乏力、胎盘植入,目前患者出血多,经积极药物治疗及多种子宫压迫缝合术后止血效果仍不理想,仍有活动性出血,为尽快有效控制出血,术中再次与患者家属沟通,患者家属要求根据术前沟通方案,进一步行子宫动脉栓塞术,尽量保留子宫。

遂立即行双侧子宫动脉栓塞术,术后再次将子宫娩出,仍见有少许血液渗出,于子宫左侧再次背带缝合一针,出血则明显减少,挤压子宫后未见阴道有鲜红色血液流出,再缝合子宫切口,再行双侧输卵管结扎术,最后检查无渗血后逐层关腹,关腹前盆腔道格拉斯窝放置单腔引流管一根,术后观察腹腔渗血情况。术中共记出血量约3100ml。术后6天康复出院。

术后6个月电话随访患者,患者自诉产后一直哺乳至今,于

2017 年 4 月月经第 1 次复潮,此次经量稍偏多,余未诉特殊不适。早产儿出生后目前发育正常。

沟通要点及专家点评:

1. 对于瘢痕子宫患者再次妊娠的患者,早孕作 B 超需提示了解孕囊与瘢痕的关系,孕期关注 B 超描述的胎盘位置,及早明确是否为凶险型前置胎盘,一旦明确,需纳入高危妊娠管理,明确告知患者及家属其可能存在的风险。

2. 对于凶险型前置胎盘的处理可参照我科定制的凶险型前置胎盘标准操作流程(SOP)进行。

3. 凶险型前置胎盘伴胎盘植入的患者,术前可安置腹主动脉球囊阻断,可明显减少出血量,但需告知患者及家属此手术存在的风险,如:血栓、气栓、异物、血管壁脱离、硬化斑块脱离等致脑梗死或上肢远端等部位栓塞,重者危及患者生命,血管壁损伤引起血栓、动脉瘤等。腹主动脉球囊阻断时间最长不超过 30 分钟,术中需定时松开球囊,防止出现严重并发症。术中若出现出血控制不理想需采用多种方式联合治疗时,需与患者家属及时交代术中病情及手术进展情况,随时让家属知晓患者的病情。

4. 子宫压迫缝合术的应用及技巧　子宫压迫缝合术适用于所有产后大出血经加强子宫收缩、介入手术、球囊压迫等任何保守治疗后仍不能有效控制出血的患者。但需告知患者及家属该手术方式的风险,如子宫缺血坏死、感染、宫腔粘连、止血仍不能有效控制等。凶险型前置胎盘往往胎盘附着于下段,子宫下段收缩差,呈囊袋状,下段出血较凶猛,因此需首先环形缝扎子宫下段,缝扎第一针的位置尽量靠下近宫颈内口处或胎盘附着最低点或者更下方，然后由下至上依次环形缝扎下段，根据出血情况决定缝合圈数，每针间距1.5cm。如果出血控制不佳可在子宫下段处垂直平行缝合子宫下段，一般术中会并发子宫收缩乏力，可同时垂直背带缝合宫体，可阻止子宫体收缩乏力导致的出血，也可以阻断双侧子宫动脉血供，减少子宫下段部分出血。再根据出血情况，若局部仍有渗血，可考虑"八字"缝合、"U"形缝合、补丁缝合等，总体原则就是：在出血之处缝合，压迫缝合松紧度适当，达到止血为目的，术中术后加强抗感染。

（尹　娜　易　萍　俞丽丽）

附：手术图片

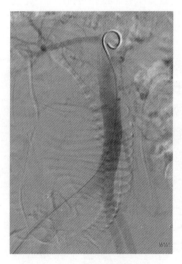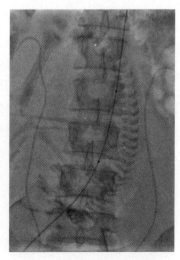

图2-20-1　放置球囊前造影　　图2-20-2　放置球囊后（两指示点之间即为球囊）

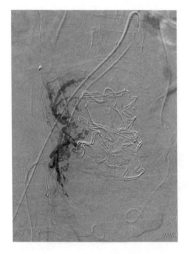
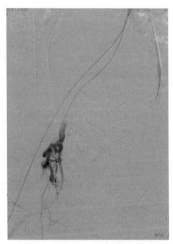

图 2-20-3 右侧动脉栓塞前　　　　图 2-20-4 右侧动脉栓塞后

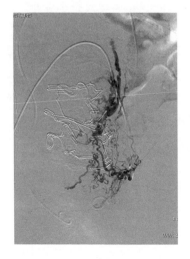
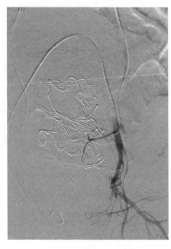

图 2-20-5 左侧动脉栓塞前　　　　图 2-20-6 左侧动脉栓塞后

第二十一章

妊娠合并艾森曼格综合征、重度肺动脉高压

病例资料：

患者女性，29岁，G_2P_0，12岁发现脊柱侧弯，2008年10月因"先天性心脏病、室间隔缺损、肺动脉高压、艾森曼格综合征"于××医院行体外循环室间隔缺损修补术＋房间隔造瘘术，术后未服用降肺动脉高压药物，平素无胸闷气促、无夜间憋醒，活动后四肢发绀，吸氧后好转。2010年因"艾森曼格综合征"在外院孕4^+个月引产一次，2013年3月因"继发性不孕"在外院全身麻醉下行宫腹腔镜手术。此次为自然受孕，LMP：2015-09-22，患者为重度肺动脉高压，外院建议立即终止妊娠。因患者有强烈生育要求，遂转至我院就诊。

【病情进展情况】

孕12^{+6}周首次我院产检，NT超声未见异常，强烈生育要求，要求建保健手册。2015年12月××医院全军超声医学中心心脏彩超（详见表2-21-1）考虑重度肺动脉高压。2015-12-11心

表 2-21-1 患者孕期心脏彩超结果

时间	孕周	右房横径	右室横径	肺动脉主干	缩短分数(FS)	射血分数 EF	心功能检查 SV (ml/B)	右向左分流 cm/s mmHg	左向右分流 cm/s mmHg	三尖瓣返流速度 cm/s	三尖瓣压差 mmHg
2015-12-10	10^{+3}	31	30	25	35%	65%	43	419 70	—	586	137
2016-3-15	24	43	48	31	35%	64%	53	280 31	301 36	600	144
2016-4-15	28^{+3}	38	37	30	38%	69%	57	247 24	288 33	547	119
2016-5-4	31^{+1}	40	45	29 (中部)	44%	75% (M)	—	370 55	246 24	659	174

电图报告:窦性心律,完全性右束支传导阻滞,并有右室肥大的可能,左后分支阻滞,显著ST段压低。血气分析(详见表2-21-2)、常见实验室检查指标(详见表2-21-3)。

表 2-21-2 孕期血气分析

时间	pH	PCO$_2$	PO$_2$	SO$_2$	Lac	HCO$_3^-$	BE
2015-12-11	7.41	31	57	90%	0.8	19.6	−3.8
2016-3-16	7.42	32	47	83%	0.7	20.8	−2.6
2016-4-19 吸氧30分	7.45	32	61	92%	0.5	22.2	−0.8
2016-5-5(吸氧)	7.39	35	50	85%	—	21.2	−3.1

【首次医患沟通】

患者目前诊断:孕 12^{+6} 周,艾森曼格综合征、重度肺动脉高压。

目前处理:①患者为艾森曼格综合征、重度肺动脉高压是妊娠禁忌证,建议立即终止妊娠;②患者长期低氧血症对胎儿发育有影响,新生儿可能出现发育迟缓、智力低下、生存能力低下、缺血缺氧性脑病、脑瘫等;③随着妊娠的继续,回心血量增多,患者心脏可能不能负担,严重时出现心衰、呼吸衰竭危及母儿生命。与夫妻双方及孕妇母亲充分沟通,仍坚决要求继续妊娠。在充分医患沟通的前提下,尊重患者及家属意见,建保健手册,夫妻双方及孕妇母亲均在产前保健手册上签字。

【病情进展情况】

患者定期产检,无创 DNA 低风险,胎儿系统 B 超、胎儿心

表2-21-3　常见实验室检查结果

时间	血红蛋白Hb	血细胞比容HCT	血小板PLT	纤维蛋白原FIB	DD-二聚体	BNP	肌酐CREA	尿酸URIC	乳酸脱氢酶LDH
2015-12-29	157	46.1	161	3.54		93	43.6	239.5	229.7
2016-3-16	146	42.8	138	3.54	204		50.50	268.1	
2016-4-12	146	43.5	115	4.09	226	91.32			
2016-4-26	151	46.1	149	4.33	250	152.61			
2016-5-2	151	44.9	128	4.2	237	98.97			
2016-5-6	142	43	104	4.03	193	289.61	44.5	287.5	220.3
2016-5-9	128	38.5	111	3.03	474	349.05			

脏彩超未见明显异常。患者自觉偶有心慌不适,活动后气促、唇周及四肢发绀,吸氧后好转。心脏彩超提示(详见表 2-21-1)、血气分析(详见表 2-21-2)、常见实验室检查指标(详见表 2-21-3)。

【第二次医患沟通】

患者各项检查结果均较前恶化,且艾森曼格综合征、重度肺动脉高压合并妊娠死亡率极高,建议立即终止妊娠,但患者及家属仍坚决要求继续妊娠,夫妻双方及孕妇母亲再次在保健手册上签字。孕期予以口服阿司匹林 50mg/ 晚,服药过程中患者有鼻出血,停用阿司匹林。向医疗科汇报该病例。

【病情进展情况】

定期复查,心脏彩超提示(详见表 2-21-1)、血气分析(详见表 2-21-2)、常见实验室检查指标(详见表 2-21-3)。

孕 28 周第一次全院多学科联合会诊讨论:

患者及家属全程参与,多学科联合会诊(医疗科、产科、心内科、心外科、呼吸科、麻醉科、ICU、儿科)综合意见如下:患者病情较重,违背医疗常规,家属应理解病情危重,因患者强烈要求生育,背水一战。目前已孕 28 周,胎儿有一定存活几率,但继续妊娠,加重母亲心脏负担,且患者各项检查结果均较前恶化。超声提示胎儿生长趋势减慢,宫内生长发育迟缓开始出现,可能为长期缺氧所致。妊娠期处于高凝状态,肺动脉高压患者本身易发生肺栓塞,心律失常及肺动脉高压危象发生风险较高,建议立即住院终止妊娠,但患者及家属仍坚决要求继续妊娠,不住院,并签字。

予皮下注射低分子肝素钙 0.2~0.3ml/d,服用复方氨基酸胶囊、乳清蛋白粉加强营养。建议口服西地那非降低肺动脉高压,因担心胎儿副作用,患者未遵医嘱服用。

【病情进展情况】

2016-05-04 心电图报告:窦性心动过速,完全性右束支传导阻滞,并有右室肥大的可能,异常右偏电轴,ST 段改变。心脏彩超提示(详见表 2-21-1)、血气分析(详见表 2-21-2)、常见实验室检查指标(详见表 2-21-3)(附胸片图 2-21-1)。

孕 31 周第二次全院多学科联合会诊讨论:

(医疗科、产科、心内科、心外科、呼吸科、麻醉科、ICU、儿科、药剂科、输血科专家)家属全程参与,为避免患者术前心理负担,此次讨论仅家属参与。患者目前孕周 31 周,新生儿已有较高存活率,继续妊娠风险较高,建议立即住院待产,择期

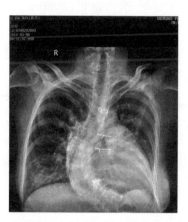

图 2-21-1 肺动脉高压患者胸片

手术。此次全院讨论麻醉方式及麻醉注意事项、意外发生后的应急措施;剖宫产术后及术后 ICU 管理注意事项;产妇后续的管理及监测问题;早产儿的管理及出院后随访问题。

术前 12 小时停用低分子肝素,术后 12 小时重新使用低分子肝素。术中、术后使用 NO 吸入降肺动脉高压。患者发生心律失常风险较高,血钾保持在 4.0~4.5mmol/L,术中严密监测血流动力学,备用胺碘酮及肾上腺素(0.5mg+0.9%NS)保持中心静

脉压稳定。因患者为先天性心脏病术后,胸片肺纹理增粗不考虑肺部感染,而为肺淤血所致。

术中、术后使用二代头孢抗感染,可适当延长抗生素使用时间;严格控制患者入量,减少回心血量,胎儿娩出后腹部水袋加压、双下肢血带加压减少回心血量,术中缩宫素肌层注射,不得静脉用药及强力缩宫药物,尽量保持循环稳定。术前、术中、术后的应激、缺氧、吸痰均可能导致患者肺高压危象,应尽量减少刺激、使用镇静、镇痛。

手术操作掌握三慢原则,若发生出血,出血量大于 500ml 尽早行子宫压迫缝合术减少出血,必要时行介入手术或子宫次全切,防止处理肺动脉高压危象。术后 3 天内血容量变化较大,死亡率高,建议 3 天后拔管,根据患者的循环及耐受情况决定拔管时间。

术中备 ECOM、NO 仪器,患者脊柱侧弯,采用全身麻醉,全麻可调整肺动脉压,术后镇痛:TAP 腹横肌平面阻断。

患者及家属表示理解,立即住院待产。

入院诊断:①孕 31^{+2} 周 G_2P_0LOA 待产;②艾森曼格综合征;③重度肺动脉高压;④Ⅰ型呼吸衰竭;⑤室间隔缺损修补术及房间隔造瘘术后。

入院处理:持续鼻导管低流量吸氧,维持血氧饱和度大于 90%,保持出量≥入量,低分子肝素钙皮下注射至术前 12 小时。

【第五次医患沟通】

术前与患者及家属沟通,签署《剖宫产知情同意书》(附录 2):患者艾森曼格综合征、重度肺动脉高压、呼吸衰竭,术前、术中、术后随时可能出现心搏呼吸骤停、肺动脉高压危象等情况;

胎儿娩出时患者也可能因回心血量增多、心脏负荷增大致心功能衰竭,需尽力抢救,严重时可能因抢救无效死亡;一旦出现该情况,按多学科会诊意见可能需要经股动脉、股静脉穿刺放置ECOM插管(体外膜肺氧合),告知患者及家属使用ECOM可能存在风险:全身及插管部位感染,DIC,出血,MODS,进气风险(动脉及静脉系统),脱机风险(动脉及静脉系统),仪器设备及耗材功能异常,栓塞风险,神经系统并发症,无法脱离ECOM,血液稀释相关并发症,血液破坏相关并发症,水电解质酸碱平衡紊乱,低血压低灌注相关并发症,低温相关并发症。单纯ECOM运行费用:ECOM套包＋插管＋日ECOM运行＋日ACT检查(开机当日费用6万~7万元,日维持费用6000元左右)。胎儿出生后为早产儿,且因长期处于缺氧状态、供氧不足,新生儿出生后可能出现发育迟缓、缺血缺氧脑病、脑瘫、新生儿呼吸窘迫综合征、感染、窒息等,严重者甚至新生儿死亡。患者及家属理解,并签字。

【结局】

于 2016-05-10(孕 32 周)在全麻下行剖宫产:术前备用 NO 吸入仪、ECOM,右锁骨下双腔深静脉导管置管,左侧桡动脉穿刺监测有创动脉血压,微截流监测心排量,双下肢备气压止血带,术中瑞芬太尼、顺苯磺酸阿曲库安联合依托咪酯诱导、气管插管。术中间断吸入 NO 和静脉输注前列环素降低肺动脉血管阻力,去氧肾上腺素[0.5~2μg/(kg·min)]维持体循环血管阻力,稳定血压;胎儿娩出后,换用舒芬太尼维持镇痛,腹部水袋加压,双下肢止血带加压减少回心血量。术中见羊水 0 度,新生儿性别:女性,体重 1550g,Apgar 评分 1 分钟评 3 分(肤色 1 分、心率 1 分、喉反射 1 分),给予气管插管,纳洛酮 2mg 肌注,1 分 30 秒予 1∶10000 肾上腺素 2ml 脐静脉推注,持续正压给氧、胸外心脏按压,5 分钟评 7 分(呼吸 1 分、反射 1 分、肌张力 1 分、心率 2 分、肤色 2 分)、10 分钟均 8 分(肌张力 1 分、呼吸 1 分、反射 2 分、心率 2 分、肤色 2 分),新生儿因早产儿转 NICU 治疗。术中使用改良 B-Lynch 法加压缝合宫体,术中出血 400ml,输液 230ml。术后双侧 TAP 阻滞联合静脉输注瑞芬太尼镇痛,观察病情平稳后转 ICU 治疗。术后当天气管插管下 NO 吸入扩张肺动脉,药物降肺动脉高压,多巴胺[2.0~6.0μg/(kg·min)]静脉泵入维持血压(95~109/58~68mmHg)稳定,严密监测心排量及血压波动,严格入量管理和维持出入量平衡(偏负平衡),镇静镇痛、抗感染、营养支持等对症处理。术后第 1 天脱机训练当日下午拔出气管插管,停用多巴胺。术后 6 天出院。

【随访】

患者产后一般情况好,现正常生活及工作,新生儿于 NICU 住院治疗 28 天出院,现 1 岁,发育正常。

> **沟通要点及专家点评:**
>
> 　　1. 该病例为一例艾森曼格综合征合并重度肺动脉高压病人,比较罕见,为妊娠禁忌证,死亡率极高,不建议妊娠。但在反复告知风险,建议终止妊娠的前提下患者及家属仍坚决要求继续妊娠,我们需要尊重患者的生育权利。在有条件的医院进行定期、规范的产前检查及多学科联合门诊就诊,共同管理病人,而不能推诿病人,拒绝建卡及管理。
>
> 　　2. 艾森曼格综合征孕妇的死亡率极高,因此肺动脉高

压患者严格控制妊娠指征,医院分级管理,进行多学科联合管理。因该病例为本院第一例,建议患者到全国这方面经验最丰富的三甲医院进行建卡、管理及分娩,但患者及家属不愿意。经过全院专家们及医院领导、相关部门的共同讨论,鉴于我院心外科及心内科、重症监护室的综合实力,在国内最好并且最有经验的专家共同指导下,认为有能力有实力完成该例极高危孕妇的全面管理。

3. 此类特殊病人(即死亡率极高的孕妇)医患沟通注意事项　多次、反复、充分医患沟通;医患沟通时需本人、丈夫、双方父母共同参与并签字;向医院、学校、卫计委相关领导汇报,取得管理方的重视及帮助;为防范医疗纠纷,患者及家属全程参与全院讨论,并全程录像、录音。

4. 该类疾病孕期管理需注意的几点问题　①孕妇有先天性心脏病,胎儿尤其需注意排除先天性畸形;②平时血氧饱和度尽量维持在 90% 以上,长期吸氧如果做不到,也要建议反复多次低流量吸氧;③肺动脉高压患者本身易发生肺栓塞,妊娠期本身也是高凝状态,该孕妇早期一定要使用阿司匹林或者低分子肝素,减少肺栓塞的发生率;④因长期的低氧血症,胎儿易发生胎儿生长受限,应注意均衡营养,补充复合维生素及含有维生素 D 的钙剂,同时考虑该孕妇会在孕 32 周提前终止妊娠,可适当进行营养支持治疗;⑤具体处理事项参考《妊娠合并心脏病的诊治专家共识(2016)》。

（王　婉　俞丽丽）

第二十二章

妊娠合并急性重症胰腺炎（脂源性）

病例资料：

　　患者女性，28岁，因"孕35周，持续性上腹痛4小时"入院。

　　患者孕期经过顺利，定期产前检查。孕期无头痛、心悸、气促、呼吸困难，无皮肤瘙痒及双下肢水肿等症状。孕期饮食偏油腻，尤其喜好鸡汤、肥肉等食物。患者自诉入院前4小时无明显诱因开始出现持续性上腹痛，腹痛性质描述不清，期间有呕吐1次，呕吐物为胃内容物，无阴道流血、流液，胎动正常。

　　查体：腹部膨隆，宫底位于剑下三指，可扪及宫缩，上腹部剑突下轻压痛，全腹无明显反跳痛及肌紧张，宫体无明显压痛，肝脾肋下未扪及，肝区、肾区无叩痛，墨菲征阴性。胎心监护提示：有规律宫缩，CST阴性。立即完善相关检查结果，血常规结果示：WBC 13.05×10^9/L、RBC 3.87×10^{12}/L、HGB 128g/L、PLT 230×10^9/L、N 89%、L 0.1%、CRP 6.00mg/L；血液炎性标志物示：PCT 0.13ng/ml、白细胞介素-6 56.48pg/ml；凝血象示：FIB 5.98g/L、DD 221.00μg/L，余值均正常，肝肾功、生化等检验结果均未见明显异常，淀粉酶124.70U/L、血清脂肪酶61.00U/L。产科超声提示:胎儿与孕周相符,未见明显异常。阑尾超声提示:右下腹部未见炎性阑尾。腹部超声提示:肝胆胰脾双肾可见部分超声未见明显异常。

入院诊断:①孕 35 周 G_2P_0LOA 先兆早产;②急性胰腺炎? ③急性胃炎? ④急性胆囊炎? ⑤急性阑尾炎?

【首次医患沟通】

告知患者及家属,目前患者持续性上腹部痛原因不明,患者现未足月,有规律宫缩,考虑合并先兆早产,目前处理方式为:

1. 期待治疗　予卧床休息,保胎、营养支持、密切母胎监护等对症治疗,同时针对不明原因腹痛,暂给予禁食、水,必要时胃肠减压,纠正水和电解质紊乱及酸碱平衡失调等治疗。但在期待治疗过程中,若为急性阑尾炎或胆囊炎,可能出现阑尾穿孔、胆囊穿孔或坏死;若为急性胰腺炎,可能出现胰腺坏死,严重时危及母儿生命;若为急性胃炎,可能出现胃穿孔、出血,严重时危及母儿生命;在期待过程中,可能出现病情进行性加重及早产不能避免,胎儿窘迫甚至胎死宫内等,必要时需行剖腹探查术。

2. 顺其自然　继续待产,等待自然临产后经阴道试产(详见阴道分娩知情同意书),但在试产过程中可能出现胎儿窘迫、胎死宫内以及产程异常改用剖宫产终止妊娠,且同样存在上述有关不明原因腹痛的相关风险。

3. 剖宫产终止妊娠同时行剖腹探查术　采用此方法可立即明确诊断。但因患者腹痛部位不明确、子宫遮挡等原因,导致手术难度增大,手术切口可能会延长,手术时间长,且可能出现开腹后因无法探及病变部位,仍无法明确病因等可能,需承担手术及麻醉风险(详见附录 2《剖宫产手术同意书》和附录 10《麻醉知情同意书》),且剖宫产术后建议两年以上再次妊娠,再次妊娠期间存在子宫破裂的风险。

新生儿出生后为早产儿,可能发生早产儿一系列并发症:如新生儿呼吸窘迫综合征、肺炎、颅内出血、脑瘫等并发症,必要时需转儿科治疗,病情严重时可能发生新生儿死亡。

反复与患者及家属沟通后,患者及家属表示理解,要求顺其自然经阴道分娩,并签字为证。

【病情进展情况】

予吸氧、持续胎心监护,严密观察待产,患者入院后自觉上腹痛症状较入院前稍有缓解,入院4小时后肛查:先露头,-2,宫口未开,胎心监护提示胎儿胎心率波动在170~180次/分,变异减弱,考虑可能存在胎儿窘迫。

【第二次医患沟通】

告知患者及家属,因目前胎心监护提示胎儿心率快,考虑存在胎儿宫内窘迫可能,若继续经阴道试产,随时可能出现胎儿窘迫加重、胎死宫内、死产等可能。但若行剖宫产终止妊娠,需承担手术及麻醉风险(详见附录2《剖宫产手术同意书》和附录10《麻醉知情同意书》),且剖宫产术后建议两年以上再次妊娠,再次妊娠期间存在子宫破裂的风险。与患者及其家属沟通后,患者及家属表示理解,要求剖宫产终止妊娠,并签字。

【病情进展情况】

立即完善术前准备,予急诊行子宫下段剖宫产术,手术顺利,术中探查见双侧附件无明显异常,阑尾未见明显异常,肝脏未扪及明显异常,胰腺因手术切口原因无法探查。术后患者生命体征平稳,安返病房,患者自觉上腹痛症状明显缓解。术后 10^+ 小时,患者未排气,开始出现上腹部明显胀痛,伴呼吸急促。查体:体温、血压均正常,呼吸 35 次 /min,心率 150 次 /min,律齐,未闻及明显心脏杂音,上腹部轻压痛,腹部膨隆,叩诊呈鼓音,肠鸣音消失,留置尿管通畅,术后至今尿量共约 500ml,初始尿色清亮,现见尿色呈茶色,双下肢呈对称性轻度水肿。辅助检查:血常规:WBC 13.44×10^9/L、RBC 4.86×10^{12}/L、HGB 163g/L、PLT 228×10^9/L、N 94.2%、L 3.0%;血液炎性标志物示:PCT 0.98ng/ml;凝血象示:FIB 5.86g/L、DD 2080.00μg/L,余值均正常;肾功示:尿素 2.26mmol/L、肌酐 13.00mmol/L;生化示:钙 1.13mmol/L;血脂:总胆固醇 21.76mmol/L、甘油三酯 27.24mmol/L、高密度脂蛋白胆固醇 5.8mmol/L、低密度脂蛋白胆固醇 10.76mmol/L、载脂蛋白 B 3.68g/L;胰腺炎两项示:淀粉酶 422.40U/L、血清脂肪酶 130.00U/L;床旁超声提示:胰腺肿大,回声欠均质。请各相关科室会诊后,考虑急性重症胰腺炎(脂源性)。

【再次医患沟通】

告知患者及家属目前患者系剖宫产术后,现考虑为重症脂源性胰腺炎急性发作,患者病情重,较危急,建议立即转入重症医学科协助进一步治疗,如不积极治疗,病情将进行性加重,随时危及患者生命。患者及家属表示理解,要求转入重症医学科进一步治疗,并签字。

【结局】

患者于我院重症医学科予血液滤过治疗 4 天,同时予抑酸、抑制胰酶分泌、抗感染、肠内营养支持、维持内环境稳定等积极治疗11天后转入消化内科,继续予抑酸、抑制胰酶分泌、抗感染、营养支持等对症治疗一个月后康复出院。近期随访,母儿均体健,暂无其他特殊后遗症。

沟通要点及专家点评:

1. 对于妊娠期女性的腹痛注意检查血淀粉酶及脂肪酶,沟通时需注意与急性阑尾炎、胆囊炎、急性脂肪肝或急性病毒性肝炎等相鉴别。

2. 对于腹痛原因不明时行剖宫产手术同时需积极探查腹痛病因,建议手术切口选择纵切口,术后务必放置腹腔引流管,以利于观察术后病情变化,可协助术后进一步诊疗。

3. 对于可疑胰腺炎的产妇术后仍需积极监测胰腺炎相关症状、体征及辅助检查(血淀粉酶、脂肪酶、尿淀粉酶等)。

4. 血脂的检查对于脂源性胰腺炎的诊断起到重要作用,对于高危人群建议妊娠早期进行血脂的检查,做到早筛查、早干预,指导健康生活方式,有利于多种妊娠并发症及合并症的有效预防。

(杨玉娇　郑英如　俞丽丽)

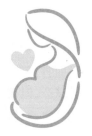

第二十三章

晚期产后出血

患者 19 岁，未婚育龄女性，因"停经 39^{+3} 周，见红 1 天，阵性下腹痛 5 小时"入院。

孕期经过顺利，但未定期产检，患者身高 155cm，体重 60kg，孕期体重增长 15kg。专科情况：宫高 34cm，腹围 101cm，胎心 136 次/min，先露头，胎位 LOA，宫缩 20s/2min，骨盆出口径 8.5cm，耻骨弓角度≥90°。

肛查：头先露，-2，宫口开一指，胎膜未破，坐骨棘不突，坐骨切迹大于两横指，骶尾关节活动。头盆评分 7 分，产科超声提示：单胎，双顶径 9.77cm，头围 33.7cm，腹围 35.4cm，股骨长 7.17cm，估测胎儿体重 3965g±400g。胎心监护：CST 阴性。

考虑诊断：①孕 39^{+3} 周 G_1P_0LOA 先兆临产；②巨大儿？

【首次医患沟通】

告知患者及家属，目前有两种分娩方式（详见头位分娩方式选择），但根据超声结果，胎儿腹围大于 35cm，不能排除巨大儿的可能,如为巨大儿,建议行剖宫产终止妊娠相对安全,但患者目前骨盆条件可,头盆评分7分,无绝对阴道试产禁忌,可经阴道试产,但在阴道试产过程中,可能出现产程延长、产程阻滞、胎儿窘迫、胎死宫内等情况,必要时需改行剖宫产术终止妊娠。

此外,阴道试产可能发生肩难产,其发生率与胎儿体重成正比。如发生肩难产可能引起宫颈、阴道损伤和会阴裂伤,甚至可能发生子宫破裂、尾骨骨折等情况,新生儿出生后可能出现臂丛神经损伤、锁骨骨折、颅内出血、新生儿窒息、脑瘫、死产等,必要时需转儿科治疗,严重时甚至可能发生新生儿死亡。将以上情况反复告知患者及家属,患者及家属表示理解,要求经阴道分娩,并签字为证。

【病情进展情况】

予严密观察产程进展及胎心监护情况,患者入院7小时后阴道检查:先露头,+1,宫口开全,予持续低流量吸氧、持续胎心监护,继续严密观察待产2小时后再次阴道检查:先露头,+1,可扪及一个3cm×2cm大小产瘤,骨缝重叠Ⅲ级,考虑胎先露下降阻滞,有明确手术指征。与患者及家属沟通病情后,患者及家属同意立即剖宫产终止妊娠,遂予急诊行子宫下段剖宫产术,剖宫产一活女婴,体重4500g,手术顺利,术后予促进子宫收缩、预防感染等对症治疗3天后出院。

剖宫产术后11天患者无明显诱因出现阴道较多量流血,量约300ml,为鲜红色血,遂急诊至我院门诊就诊。查体:腹部平坦,子宫位于脐耻之间,轮廓清晰。门诊查血常规提示:WBC 13.7×10^9/L,RBC 3.99×10^{12}/L,HGB 119g/L,N 73.9%,L 21%,CRP 13mg/L;血液炎性标志物示:PCT 0.04ng/ml,IL-6 16.19pg/ml,

凝血象示:FIB 4.47g/L,DD 263μg/L。产后超声提示:子宫及双侧附件暂未见明显异常。

考虑诊断:晚期产后出血。

【第二次医患沟通】

告知患者及家属目前考虑晚期产后出血诊断明确,处理方案有:

1. 门诊予促宫缩药物及按摩子宫等保守治疗。可能治疗无效,出现失血性休克、DIC 等并发症,需急诊住院积极治疗,必要时需切除子宫,严重时危及患者生命。也可能治疗在一定时期有效,但在治疗过程中或院外观察过程中再次出现大出血、休克等并发症需急诊住院治疗。

2. 住院予促宫缩药物及按摩子宫等保守治疗,住院期间便于观察及治疗,一旦出现失血性休克、DIC 等严重并发症时可立即改用其他方法治疗,如经导管行子宫动脉或髂内动脉栓塞术、剖腹探查术或者子宫切除术等。

与患者及家属沟通后,患者及家属要求门诊保守治疗,予氯化钠注射液 500ml+ 缩宫素 20U 静滴促进子宫收缩对症治疗后观察阴道无明显流血,患者遂回家继续观察。

【病情进展情况】

剖宫产术后 14 天,患者再次无明显诱因出现阴道大量流血,持续 1 小时无明显缓解,出血量约 600ml,伴有血凝块,患者自诉无头晕、乏力、心慌等不适,无明显腹痛等症状,遂再次急诊至我院就诊。查体:贫血貌,测血压 100/60mmhg,心率 110 次 /min,面色稍苍白,神志清楚,双下肢均可见暗红色血迹,立即平车推入产房检查,宫底位于脐耻之间,子宫轮廓欠清晰,阴道窥器下见:软产道无裂伤,宫颈口可见血凝块堵塞,无明显活动性出血。急抽血查血常规、凝血象、肝肾功、生化等,完善超声检查等相关检查。血常规结果回报提示:WBC 18.75×10^9/L,RBC 2.98×10^{12}/L,HGB 89g/L,N 69.5%,L 26.9%,CRP 4.8mg/L。凝血象等结果暂未回。目前诊断考虑:晚期产后出血。

【第三次医患沟通】

告知患者及家属,目前诊断晚期产后出血明确,现处理方案有以下几种:

1. 促宫缩药物及按摩子宫等保守治疗　可能治疗无效,出现休克等并发症需改用以下其他方法。也可能治疗在一定时期有效,但在治疗过程中或观察过程中再次出现大出血、休克等并发症需采用以下方法治疗。

2. 经导管行子宫动脉或髂内动脉栓塞术　此方案需尽量在患者生命体征稳定时进行,术后可能阴道出血明显减少,且创伤最小,但其费用相对昂贵,存在栓塞手术的一系列风险,以及栓塞术后仍可能发生大出血,危及患者生命;而栓塞术可能对患者生育能力有影响。

3. 剖腹探查术　如为子宫收缩乏力则行外科缝合技术止血,此方案可保留子宫,但术后仍有发生大出血可能,且外科缝合术后,可能发生子宫缺血坏死、感染等情况,需再次开腹切除子宫或子宫动脉栓塞术。也可能出现术后继发闭经,影响再次生育力等情况。如为剖宫产切口感染或愈合不良,需切除相应组织重新缝合,术后仍可能出现感染、愈合不良、出血等并发症。

4. 子宫切除术　该方法止血最有效,一般在上述方法无效时或者病情危重无条件采取其他保守方法时或无生育要求者可采用该方法,但需承担手术和麻醉风险以及切除子宫术后无月经来潮,无生育能力;阴道残端可能出现感染、出血、裂开等并发症。与患者及家属沟通后,要求保守治疗,并签字。

【病情进展情况】

立即建立双静脉通道,清理宫颈口处陈旧性血凝块,予卡贝缩宫素 1ml 静脉推注,卡孕栓 0.5mg 纳肛后,观察子宫轮廓清晰,收缩好,阴道流血少,测血压 115/70mmhg,心率 102 次 /min,遂予送入病房继续观察。在病房观察过程中患者再次突然出血阴道大量流血,约 1200ml,患者自觉头晕、心悸、视物模糊、乏力,意识尚清晰,测血压 82/53mmhg,心率 140 次 /min,查体:宫底位于脐耻之间,子宫轮廓欠清晰。立即双静脉通道大量补液,留置尿管,急查血常规、凝血象、肝肾功生化等,完善交叉合血,同时予经阴道 - 腹部持续按压子宫,予卡前列腺氨丁三醇 250μg 宫体注射,观察子宫收缩好转,但仍间断有少量鲜红色阴道流血,18 分钟后再次予卡孕栓 0.5mg 阴道上药,继续持续经阴道 - 腹部按压子宫,测血压 78/54mmhg,心率 144 次 /min,予输红细胞悬液 800ml,观察 15 分钟后,子宫轮廓再次欠清晰,阴道流血约 340ml。床旁超声检查提示:子宫下段前壁切口部探及不均质回声区,其内可见片状不规则低 - 无回声区,边界不清,考虑切口未愈合可能;宫内探及片状混合回声块影,厚约 1.4cm,考虑血凝块。附件显示不清,直肠子宫陷凹及腹腔各可见间隙暂未见明显游离液性暗区。诊断考虑:晚期产后出血(子宫切口愈合不良、子宫复旧不良)。

【第四次医患沟通】

告知患者及家属,目前患者晚期产后出血原因考虑为子宫切口愈合不良、子宫复旧不良,现予按摩子宫及促宫缩药物等保守治疗效果欠佳,目前治疗方案为:

1. 经导管行子宫动脉或髂内动脉栓塞术　此方案需尽量在患者生命体征稳定时进行,术后可能阴道出血明显减少,且创伤最小,但其费用相对昂贵,存在栓塞手术的一系列风险,以及栓塞术后仍可能发生大出血,危及患者生命;而栓塞术可能对患者生育能力有影响。

2. 剖腹探查术　需切除相应组织重新缝合,术后仍可能出现感染、愈合不良、出血等并发症。

3. 子宫切除术　该方法止血最有效,一般在上述方法无效时或者病情危重无条件采取其他保守方法时或无生育要求者可采用该方法,但需承担手术和麻醉风险以及切除子宫术后无月经来潮,无生育能力;阴道残端可能出现感染、出血、裂开等并发症。

经再次与患者及家属沟通后,要求行经导管子宫动脉或髂内动脉栓塞术,并签字。

【病情进展情况】

继续予持续经阴道 - 腹部持续按压子宫,凝血象结果回报示:PT-INR 1.45,FIB 1.26g/L,PT 16.5 秒,DD 2476.45μg/L,考虑凝血功能障碍,予输新鲜冰冻血浆 800ml,积极完善术前准备,同时再次予输红细胞悬液 800ml,准备手术过程中记阴道流血量 440ml,术前测血压 105/61mmhg,心率 138 次 /min,急诊推入介入手术室行经导管子宫动脉栓塞术。术中见左侧子宫动脉活动性出血,遂行双侧子宫动脉栓塞术及左侧髂内动脉栓塞术。术后测血压 88/57mmhg,心率 107 次 /min。因患者出血量大,术后转入重症医学科观察治疗 1 天后,病情平稳返回我科继续治疗。当天下午,患者出现左侧下肢肌力下降,查体:双下肢皮温无明显异常,左下肢腓肠肌无明显压痛,完善双下肢彩超提示:左侧腘动脉远心端血栓形成。双下肢 CT 提示:左侧腘动脉管腔内充盈缺损,考虑血栓。根据检查结果,目前诊断:左侧腘动脉血栓。立即组织相关科室参与全院讨论。

【第五次医患沟通】

告知患者及家属,目前患者诊断左侧腘动脉血栓明确,经全院讨论后,综合各专家教授意见,考虑远端血栓形成为栓塞术中部分小栓剂脱落,术后压迫股动脉时血流减弱,血栓延长形成所致,目前处理方案为:

1. 保守治疗　予低分子肝素钙 0.4ml 皮下注射 2 次 /d,同时观察患者肌张力、皮肤颜色,可能保守治疗失败,患者左下肢可能缺血坏死,严重时需截肢,甚至危及患者生命。

2. 局部溶栓治疗　予尿激酶股动脉穿刺下局部小剂量溶栓,但可能栓子脱落,堵塞小动脉血管,严重时肺栓塞、脑栓塞等,危及患者生命。

3. 局部血管切开取栓　治疗较彻底,但效果欠佳,费用高,对血管内膜损伤大,导致再次出现子宫出血可能,一般不建议。与患者及家属沟通后,患者及家属表示理解,要求保守治疗,并签字。

【结局】

患者转入血管外科,予加用阿司匹林肠溶片 100mg 口服 1

次 /d 抗凝,0.9% 氯化钠注射液 100ml+ 前列地尔注射液 10μg 静脉输液 1 次 /d、硫酸氢氯吡格雷片 75mg 口服 1 次 /d,扩血管、改善循环等对症治疗一周后患者病情明显缓解,恢复好,但患者因受凉后开始出现寒战、高热等症状,完善血培养及宫颈分泌物培养检查,均提示为大肠埃希菌感染,考虑菌血症,予哌拉西林舒巴坦钠 + 左氧氟沙星联合抗感染治疗,复查两次血培养阴性后痊愈出院,共住院 19 天。出院后定期我院门诊随访,患者恢复好。

沟通要点及专家点评:

1. 产后出血是产科最常见并发症,而巨大儿是产后出血的高危因素之一。晚期产后出血多经药物保守治疗有效,极少会出现如此严重的大出血,所以往往被很多医师所忽略。此例就是给大家提个醒,需重视晚期产后出血的密切随访及诊治,不可掉以轻心。晚期产后出血最常见的原因为胎盘和胎膜残留、蜕膜残留、子宫胎盘附着面感染或复旧不全、子宫切口感染或裂开等,而剖宫产术后的晚期产后出血需特别注意子宫切口感染、愈合不良而导致的出血,经药物保守治疗无效时应积极采取手术治疗:子宫动脉栓塞术、开腹或腹腔镜下清创缝合修补子宫切口,如感染严重必要时甚至需切除子宫。

2. 动脉栓塞术是产后出血的重要治疗方案之一,但需重视动脉栓塞术后的相关并发症,术后需积极密切观察双下肢对称性、双下肢皮温差异、双侧足背动脉搏动情况、双侧腓肠肌压痛等。同时需重视术后积极预防及治疗产后大出血的其他相关并发症,比如:产褥感染。

　　3. 妊娠期的体重管理、饮食管理在胎儿体重控制方面起着重要作用,理想的胎儿体重可大大增加阴道分娩率,降低剖宫产率,减少因剖宫产而导致的一系列并发症。

　　4. 该例发生了一系列的分娩期及剖宫产术后并发症,在我们积极医疗处理及充分医患沟通过程中仍然无法避免医疗纠纷的发生。在同一孕妇身上出现一系列剖宫产术后并发症(晚期产后出血、感染、栓塞术后并发症)实属罕见,发生医疗纠纷完全可以理解。尽管我们有十足的把握确认我们的每一步处理均遵循医疗常规,但我们仍需要多换位思考,做出适当的让步,给予患方部分医疗费用的减免,可有助于顺利解决此类医疗纠纷。这种解决方法也算是具有中国特色的解决医疗纠纷的办法,毕竟对于未婚孕妇大部分医疗费用是由患方自己承担的。

　　　　　　　　　　　　　　(杨玉娇　张庆华　俞丽丽)

第二十四章

母胎输血综合征
（胎儿生长受限为首发表现）

病例资料：

患者女性，29 岁，因"停经 38^{+1} 周，规律腹痛 10 小时"入院。既往月经规律，周期 40 天。末次月经 2016-4-19，停经 60 天 B 超检查确诊妊娠且与实际孕周相符，孕期定期产检，血型"AB"型、Rh 阳性，血常规正常，无创外周血 DNA 低风险，系统 B 超未见明显异常。孕期多次行超声提示孕周较实际孕周小 4 周，予以调整营养后明显无改善。孕 37 周因"胎儿生长受限"建议住院，患者未采纳。入院前 8 小时出现规律腹痛，无阴道流液、皮肤瘙痒，胎动正常。

入院产科检查：宫高：29cm，腹围 90cm，胎心 144 次 /min，先露头，–2，规律宫缩，20s/3~5min，宫口扩张 1 指，胎膜未破。B 超：单胎，双顶径 8.8cm，头围 30.37cm，腹围 30.65cm，股骨长 6.29cm，估计胎儿体重 2334 ± g；生物物理评分 8 分，羊水指数：11.5cm，脐血 S/D 263%。CST 反应型。

入院诊断：①孕 38^{+1} 周 G_1P_0LOA 临产；②胎儿生长受限？

【首次医患沟通】

患者胎儿考虑存在胎儿生长受限,其原因有:①孕妇因素(如营养因素、妊娠并发症与合并症、胎儿宫内感染等);②胎儿因素(胎儿基因或者染色体异常、先天性发育异常、母胎输血综合征等);③胎盘因素;④脐带因素。目前导致胎儿生长原因不明。

目前终止妊娠方式:

1. 阴道分娩 生长受限胎儿对宫缩耐受较差,在分娩过程中较易出现胎儿窘迫、胎死宫内、死产等;

2. 剖宫产终止妊娠 此方式对胎儿相对安全,但需承担手术及麻醉风险(详见剖宫产手术同意书及麻醉同意书),且剖宫产术后建议两年以上再次妊娠,再次妊娠有存在子宫破裂的风险,严重时危及母儿生命,剖宫产术发生产后出血的几率较阴道分娩高。不管何种处置方式,新生儿出生后如为低体重儿,均可能发生以下一系列并发症:呼吸窘迫综合征、肺炎、颅内出血、脑瘫、败血症、死亡等。

以上情况告之患者及家属,患者及家属表示理解,反复商议后要求经阴道分娩,签字为证。

【病情进展情况】

入院后在严密胎心监测下阴道试产,入院 3 小时产科检查:先露头,-2,宫口扩张 3cm,胎膜未破,于半卧位行胎心监护,胎心监护提示:正弦波,可见变异减速、晚期减速。立即吸氧、侧卧位,沟通病情、做好手术准备。

【第二次医患沟通】

患者目前胎心监护提示：正弦波，可见变异减速、晚期减速，胎儿同时存在生长受限可能，结合母亲孕期情况，考虑胎儿窘迫明确，随时可能出现胎儿窘迫加重、胎死宫内、死产等。目前宫口开大 3cm，考虑极短时间阴道分娩可能性小，建议立即剖宫产，剖宫产对胎儿相对安全，但患者目前宫口已开 3cm，在准备手术过程中产程可能迅速进展，新生儿自阴道娩出，发生产道裂伤、大出血等。如继续经阴道试产，出现胎儿窘迫加重、胎死宫内、死产几率较立即剖宫产高。不管何种分娩方式，新生儿出生后可能存在严重贫血，易出现呼吸窘迫综合征、肺炎、颅内出血、脑瘫、败血症等，需转儿科治疗，严重时可能出现新生儿死亡。

以上情况告之患者及家属，患者及家属表示理解，要求立即剖宫产，签字为证。

【结局】

立即术前准备，由病房直接推患者至手术室，急诊行子宫下段剖宫产术。术中剖出一 2100g 活女婴，羊水清亮，呼吸弱，皮肤呈重度贫血貌，皮肤苍白，出生 Apgar 评分 1 分钟评 7 分（肤色扣 1 分、肌张力扣 1 分、呼吸扣 1 分），5 分钟评 6 分（肤色扣 1 分、肌张力扣 2 分、呼吸扣 1 分），5 分钟立即转儿科救治。脐动脉血气分析 pH7.18，血红蛋白 56g/L，HCT17%，抽脐静脉血查血红蛋白 56g/L，红细胞 1.43×10^9/L，HCT17%，结合病情，考虑母胎输血综合征。母亲术后 3 天正常出院。新生儿于儿科住院 18 天；血型"AB"型、Rh 阳性、溶血全套检查阴性；输红细胞 4 次，每次 0.2U，共输入红细胞 0.8U；1 岁随访：发育与同龄儿相仿。

沟通要点及专家点评：

1. 对于胎儿生长受限胎儿,对缺氧耐受力差,胎盘储备功能不足,难以长期耐受分娩过程中子宫收缩时的缺氧状态,剖宫产对生长受限胎儿相对安全,如孕妇及家属要求阴道分娩,需做好充分的医患沟通,并在严密胎心监护下试产,出现胎心监护异常时立即处理。

2. 母胎输血综合征指一定量胎儿血液通过破损的胎盘绒毛进入母体循环,引起胎儿失血或母体溶血性反应的一组综合征。病因尚不清楚。缺乏早期临床表现,该病主要临床特点为三联症:胎动减少或消失;胎心监护的异常表现(典型的正弦曲线图形、胎心基线变异减少、晚期减速);B超提示胎儿异常:胎儿水肿、胎儿生长受限。此例病人最后诊断考虑母胎输血综合征的诊断依据如下:①胎儿生长受限。②胎心监护提示:正弦波、变异减速、晚期减速。③新生儿出生后表现为严重贫血,血红蛋白56g/L,血球压积17%,评分为"倒评分"。④除外引起新生儿严重贫血的其它常见疾病:ABO及Rh溶血、病毒感染、产前前置血管破裂及产时失血。

3. 胎儿重度贫血一般胎心监护表现为典型的正弦曲线图形,一旦出现这种图形提示胎儿存在重度贫血及胎儿窘迫,我们需要考虑引起贫血的原因:①血型不合相关性溶血;②严重的地中海贫血;③严重的感染;④母胎输血综合征等。所以,一旦遇到这种情况,我们需要进行相关的辅助检查,如血型、血常规、抗体效价、地中海贫血筛查、炎性指标等,必要时检查丈夫血型和血常规等。针对母胎输血综合征检查有:①红细胞酸洗脱法(KB);②母血中胎儿Hb含量测定;③流式细胞仪(FMC)特异性抗 HbF 抗体标记,定量检测胎儿红细胞;④母血中甲胎蛋白含量;⑤胎儿大脑中动脉;⑥经腹部脐血管穿刺。红细胞酸洗脱法是目前常用的有诊断价值的实验方法,而且无创,但我国西南地区尚没有普遍开展。经腹部脐血管穿刺,对于可疑病例,即可了解胎儿是否贫血,又可指导是否需要宫内输血治疗,但其有创、昂贵,普通医院没有开展,较多患者难以接受。B 超胎儿大脑中动脉测定,当大脑中动脉血流峰值大于中位数的 1.5倍,则重度贫血可能性大,该方法无创、经济,经 B 超技术培训可普遍开展。

4. 母胎输血综合征发生率低,发病隐蔽,检查方法存在一定缺陷,临床认识不足,难以早诊断,常错失最佳治疗时机。我们应该提高识别能力,做到早发现、早治疗,改善预后。尤其对于胎儿生长受限且伴有胎心监护异常者,需要进一步完善相关检查了解母儿情况,尤其不要忘了胎儿出生后完善相关检查:如血常规、血型、C- 反应蛋白、炎性标志物、溶血相关检查等。

(罗世福　俞丽丽)

医患护患一问一答

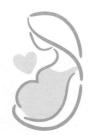

第一章

孕期常见问题

第一节 备孕常见问题

1. 为什么要补充叶酸？

补充叶酸可预防因叶酸缺乏所导致的胎儿畸形，比如比较常见的畸形就是神经管畸形和先天性心脏病。此外，叶酸缺乏还可能导致巨幼细胞性贫血、妊娠期高血压、胎盘早剥、早产等。

2. 什么时候开始补充叶酸？补充到什么时候？

神经管畸形低风险的女性，建议从孕前 2~3 个月开始每天补充叶酸 400~600μg，持续整个孕期。神经管畸形高风险的女性，则建议从孕前 3 个月每天补充 4mg 叶酸至孕 12 周。对于哺乳的女性，建议整个哺乳期一直补充叶酸。有条件者建议最好是服用含有叶酸的多元维生素片。另外，因叶酸不足会降低精液的浓度,故建议备孕期间男性也可适当补充叶酸。

3. 孕前检查项目包括哪些?

孕前检查项目中女性建议进行血常规、凝血象、肝肾功、空腹血糖、甲状腺功能、血型、肝炎、梅毒、艾滋病、TORCH、宫颈细胞学筛查、心电图、腹部 B 超(肝、胆、胰、脾、双肾)、妇科 B 超、妇科检查、口腔检查等。男性进行传染病相关检查及精液常规检查。

4. 计划怀孕前有什么注意事项吗?

有计划的怀孕并做好相应的前期准备是优孕、优生、优育的重要前提。健康的身体状况、合理膳食、均衡营养是孕育新生命不可缺少的物质基础。主要注意事项有以下几点:①调整孕前体重至适宜水平,低体重或肥胖的育龄妇女是发生不良妊娠结局的高危人群,备孕妇女宜通过平衡膳食结构和适量运动来调整体重,尽量使体重指数(body mass index,BMI)达到18.5~23.9 的理想范围。保证平衡膳食并维持适宜体重,以最佳的生理状态孕育新生命。②禁烟酒,避免接触有毒有害物质,保持健康的生活方式以及心理健康,健康生活方式有利于提高生育质量。③进行必要的孕前检查。④对于合并慢性疾病的女性孕前应充分评估病情,确定是否适宜怀孕,尽量使原有基础疾病病情处于相对平稳状态。⑤孕前进行口腔检查并及时处理口腔问题。⑥计划妊娠期间慎用药物。⑦补充叶酸。

第二节　早孕常见问题

1. 预产期怎么计算?

月经规律的孕妇预产期计算方式为末次月经月数加 9 或减3,日期加 7,例如:末次月经 2017 年 1 月 1 日,预产期即为 2017年 10 月 8 日。若月经周期不规律的孕妇则需要按照早期 B 超推算预产期。但需要告知大家的是预产期只是一个大概的时间点,不必过分纠结,预产期当天分娩的孕妇大概只占 5% 左右,只要宝宝正常,孕 37 周到孕 42 周之间分娩均属于正常。

2. 第一次 B 超什么时候做?

月经周期规律的孕妇若无腹痛及阴道流血等不适可在停经 7~8 周左右进行第一次 B 超检查。若既往有异位妊娠病史或异常妊娠史的孕妇可以提前进行 B 超检查。如果一旦出现腹痛及阴道流血的则需随时进行 B 超检查。

3. 什么时候建卡? 建卡需要做哪些准备以及建卡检查的项目?

B 超能够看到明显的胎血管搏动就可以建卡。建卡常规需要检查的项目包括:血常规、凝血功能、肝功、肾功、空腹血糖、甲状腺功能、尿常规、白带常规、乙肝、丙肝、梅毒、艾滋病、心电图、B 超、血压测定、妇科检查等项目。对于高龄孕妇或者超重 /肥胖、合并糖尿病、高血压的特殊孕妇人群,应适当增加检查项目,比如血脂、糖化血红蛋白、肝胆胰脾肾 B 超、心脏彩超、眼底检查等。准备来院查肝功、甲功及血脂、空腹血糖测定或肝胆胰脾 B 超前一天晚上 10 点后开始禁食，当日空腹，可饮水。

4. 什么是孕产妇风险管理？

根据重庆市孕产妇风险预警评估及分类管理制度，目前将孕产妇分为五个体系以便于风险的识别、有效的管理、及时的转诊，从而降低孕产妇严重并发症的发生率及死亡率。这五个体系分别用绿、黄、橙、红、紫色进行识别。绿色：正常孕产妇；黄色：低风险孕产妇；橙色：中等风险孕产妇；红色：高风险孕产妇；紫色：严重传染性疾病孕产妇。

5. 早孕期间下腹隐痛正常吗？

孕早期因受精卵着床、子宫增大及子宫韧带受到牵拉等原因部分孕妇可能出现下腹轻微隐痛症状，但如果出现持续性腹痛且腹痛进行性加重伴阴道流血症状，应立即到医院就诊。

6. 服药后发现怀孕怎么办？

胎儿的发育特点一般是受精后 2 周内药物对胚胎影响表现为"全"或"无"现象。所谓"全"即有害药物全部或部分破坏胚胎细胞，致使胚胎早期死亡导致流产。"无"即有害药物并未损害或仅损害少量胚胎细胞，药物损害的细胞可以通过细胞分化进行修复和替补，使得胚胎可以继续正常发育。

没有任何药物对妊娠妇女是绝对安全的，故应尽量避免使用不必要的药物。妊娠用药分期主要分为安全期、高敏期、中敏期和低敏期。一般而言：

（1）服药时间发生在孕 3 周以内，称为安全期。由于此时囊胚细胞数量较少,一旦受到有害物质的影响,细胞损伤则难以修复,不可避免地会造成自然流产;若无任何流产征象,可以继续妊娠,孕期定期检查。

(2) 孕 3~8 周内称高敏期。此时胚胎对于药物的影响最为敏感,致畸药物可产生致畸作用,但不一定引起自然流产。此时应根据药物毒副作用的大小及有关症状加以判断,若出现与此有关的阴道出血症状,不宜盲目保胎,应考虑顺其自然或终止妊娠。

(3) 孕 8 周至孕 4~5 个月称为中敏期,此时是胎儿各器官进一步发育成熟的时期,对于药物的毒副作用较为敏感,但多数不引起自然流产,致畸程度也难以预测。此时是否终止妊娠应根据药物的毒副作用大小等因素全面考虑,权衡利弊后再作决定。继续妊娠者应在妊娠中期行胎儿染色体检查及胎儿系统 B 超检查,若是发现胎儿异常应予引产;若是染色体异常或先天性代谢异常,应视病情轻重及预后,或及早终止妊娠或予以宫内治疗。

(4) 孕 5 个月以上称低敏期。此时胎儿各脏器基本已经发育,对药物的敏感性较低,用药后不常出现明显畸形,但可出现程度不一的发育异常或局限性损害,故此时服药仍然需十分慎重。

7. 服药后发现怀孕若决定继续妊娠需要注意什么?

在致畸敏感期服用过药物的孕妇属于高危妊娠的一种,若充分衡量利弊后决定继续妊娠,应在孕期进行产前优生咨询和产前诊断。其中尤为重要的检查包括孕 11~13^{+6} 周之间进行的 NT 超声检查、孕 18~24 周进行的胎儿系统超声检查以及唐氏综合征筛查、绒毛活检、羊水穿刺检查、脐血穿刺检查等。完善这些必要的检查能有效地筛查出胎儿畸形或发育异常。另外，若服药后怀孕的女性孕早期出现先兆流产征兆，不除外胎儿发育异常自然选择淘汰可能，故从优生的角度考虑，对服药后发现妊娠的先兆流产者可采取顺其自然的方式。

8. 早孕期需要查孕激素吗?

很多孕妇会在早孕期要求医师查孕激素也就是孕酮值。通过各种渠道，常常得到的结论是"孕酮值低会发生流产"。我们产科医师常常会在门诊碰到不少刚怀孕的孕妇主动要求检查孕激素，或者主动要求补充孕酮。其实，对于一些没有特殊疾病史、没有自然流产危险因素的人来说，大可不必动辄就去关注自己孕激素的水平，怀孕期间没有出现阴道流血，没有出现什么特别的症状，只需要按医师的嘱咐健康饮食、健康生活就好，到时间去做个 B 超了解胚胎生长的情况，然后定期产检。而对于曾经发生过自然流产，或者以前曾被医师诊断过容易发生自然流产的这部分孕妇，有必要关注一下孕激素的水平。

9. 需要查孕酮和补充孕酮的人群有哪些?

不推荐常规测定孕激素水平指导补充孕酮，但可以帮助医师判断妊娠的预后情况。低水平的孕激素意味着流产和异位妊娠的可能性较大，可以提早发现疾病。而对于有高风险的人群，经验性的补充孕酮预防流产可能是有效的，如复发性流产(以往称为习惯性流产，指自然流产 2 次或 2 次以上)的患者、早孕期行手术切除黄体的患者和因手术操作黄体酮水平下降的患者。但对于初次流产的准妈妈还是不推荐常规补充孕酮的。如有疑问，可以参阅世界卫生组织（WHO）的网站。因此，早孕期间更多是看血 β-hCG 的增长情况判定，当然，也需要结合孕激素水平综合评判。

10. 孕酮不低就不用补吗？

这倒也不是，产科专家们认为对于曾有过习惯性流产的孕妇，经验性地补充孕酮对保胎是有一定帮助的。还有一些孕妇，以前有过黄体功能不全的表现的或者由于使用了一些治疗方法影响了黄体功能的，她们因孕酮支持作用不足发生流产的风险比较高，也需要补充孕酮一直到怀孕 8~10 周，那时候胎盘已经基本形成了，卵巢黄体的功能已经不那么重要了，就可能不再因此而补充孕酮了。另外，有些孕妇什么检查都正常，但在怀孕早期总是会有明显下腹隐痛，就是痛经那种痛，这时候也可能补充一些孕酮，让子宫安安静静地度过早孕期。还有一些孕妇，天生容易焦虑、紧张，并由此诱发子宫收缩，那么可以给她们补点孕酮，也能起到安慰剂的作用。

11. 早孕期阴道流血是要流产了吗？

早孕期虽然流产率非常高，但也不是所有的阴道流血都是流产造成的，还有一部分是因为宫颈原因如宫颈息肉、宫颈癌等。建议各位在怀孕前最好定期进行宫颈疾病筛查，如果在怀孕前未进行宫颈细胞学筛查的可在医院建卡时或孕 12 周左右进行。不需要惧怕阴道检查，我们通常所用到的阴道窥器对阴道几乎没有损伤，虽说会有些许不适，但有利于宫颈的暴露，提早发现问题。这不仅是您健康的有力依据,也有利于整个孕期的安全。

12. 卧床休息对保胎真的有效吗?

先兆流产或先兆早产的患者到医院大多会被嘱咐卧床休息有助于保胎,患者就认为我一直躺在床上对保胎肯定有好处,这其实是个误区,因为"卧床休息"和"绝对卧床休息"还是有本质差别的。卧床休息的目的是为了减少剧烈活动或者其他因素导致的宫缩,从而引起孕期的不稳定,但这不代表患者需要一直躺在床上甚至保持一个姿势不变换。"绝对卧床"的坏处非常多,现代循证医学证实,绝对卧床不但不能达到保胎效果,而且还容易导致其他并发症,如:下肢肌肉萎缩、深静脉血栓等,严重时可能导致孕产妇死亡。

13. 先兆流产如何治疗有效?

导致流产的原因 50% 为染色体因素,这属于自然淘汰,医师只是拥有专业知识的人,不能违背自然规律,因此当是染色体问题时即使用尽各种医疗手段,最后结局也不良好。其他引起流产的原因为母体因素,包括生殖器官的结构异常、自身免疫因素、感染、内分泌、原因不明等,需至医院充分检查,根据具体情况对症处理,真正因黄体功能不全引起的流产可能只占 2% 都不到,只有真正黄体功能不全的流产补充孕酮才可能有效。因此,患者需根据自身原因、在医师的协助下进行治疗,不要盲目相信市场上某些药物的神奇功效。

第三节　中孕、晚孕常见问题

1. 唐氏筛查检查的目的？检查的最佳时间？

唐氏筛查，是一种通过抽取孕妇血清，检测母体血清中甲型胎儿蛋白、绒毛促性腺激素和游离雌三醇的浓度，并结合孕妇的预产期、体重、年龄和采血时的孕周等，计算生出胎儿患 21-三体综合征、18-三体综合征以及神经管畸形危险系数的一种检测方法。筛查时间：早期唐氏筛查时间为怀孕的第 11~13^{+6} 周；中期唐氏筛查时间是在怀孕的第 15~20^{+6} 周。

2. 唐氏筛查低风险代表胎儿没问题吗？

唐氏筛查目标疾病的预期检出率为：神经管缺陷 85%~90%、21-三体 60%~70%、18-三体 60%~70%，对于其他的染色体数目和结构异常的风险值无法预测。唐氏筛查低风险只表明胎儿发生该种先天异常的机会很低，并不能排除这种异常或其他异常的可能性。筛查结果如为高风险，则需要进一步检查以明确诊断。如果年龄、体重、孕周未填写准确将明显影响筛查的有效性。

3. 什么是无创 DNA 检查（无创产前基因检测技术）？

无创产前基因检测，也称孕妇外周血胎儿游离 DNA 产前筛查与诊断技术，是通过采集孕妇外周血，运用母血浆中含有胎儿游离 DNA 这一理论基础，进行高通量测序，并将测序结果进行生物信息分析，得出胎儿患"21-三体综合征、18-三体综合征、

13- 三体综合征"的风险。针对标准型 21- 三体综合征、18- 三体综合征、13- 三体综合征检出率为 99%。适用人群为自然受孕 12 周以上单胎孕妇。

4. 无创 DNA 检查(无创产前基因检测技术)与唐氏筛查相比较有哪些优点?

无创 DNA 检查主要优点有:①检测的孕周范围比唐氏筛查范围广,无创 DNA 检测孕周从 12 周至 26^{+6} 周均可进行,最佳检测孕周为 $12~22^{+6}$ 周。②针对于正常人群的预期检出率远远高于唐氏筛查:无创 DNA 检查对 21- 三体、18- 三体、13- 三体的检出率均高于 99%;而唐氏筛查的检出率为:神经管缺陷 85%~90%、21- 三体 60%~70%、18- 三体 60%~70%。③无创 DNA 检测对其他染色体异常如性染色体异常有一定的筛查率,而唐氏筛查对于其他的染色体数目风险值无法预测。

5. 无创 DNA 检查(孕妇外周血胎儿游离 DNA 产前筛查与诊断技术)的适应证有哪些?

(参考 2016 年《国家卫生计生委办公厅关于规范有序开展孕妇外周血胎儿游离 DNA 产前筛查与诊断工作的通知》文件)

适用人群:①血清学筛查(唐筛)为临界高风险(介于高风险切割值与 1/1000 之间的孕妇);②有介入性产前诊断禁忌证者(先兆流产、发热、出血倾向、慢性病原体感染活动期、孕妇 RH 阴性、复发性流产史);③孕 20^{+6} 周以上,错过血清学筛查最佳时机,但要求评估 21- 三体、18- 三体、13- 三体综合征风险者。

慎用人群:有下列情形的孕妇进行检测时,检测准确性有一定程度下降,检出效果尚不明确;或按有关规定应建议其进行产前诊断的情形。包括：①早、中孕期产前筛查高风险；②预产期年龄≥35岁；③重度肥胖（体重指数≥40）；④通过体外受精——胚胎移植方式受孕；⑤有染色体异常胎儿分娩史，但除外夫妇染色体异常的情形；⑥双胎妊娠及多胎妊娠；⑦医师认为可能影响结果准确性的其他情形。

不适用人群：有以下情形的孕妇进行检测时，可能严重影响结果准确性。包括：①孕周<12周；②夫妇一方有明确染色体异常；③1年内接受过异体输血、移植手术、异体细胞治疗等；④胎儿超声检查提示有结构异常须行产前诊断；⑤有基因遗传病家族史或提示胎儿罹患基因病高风险；⑥孕期合并恶性肿瘤；⑦医师认为有明显影响结果准确性的其他情形。

6. 无创 DNA 检查（无创产前基因检测技术）有哪些局限性？

局限性：①无创产前基因检测对易位型及嵌合型21-三体、18-三体、13-三体准确率有所降低；②对于其他常染色体或性染色体数目异常，以及微缺失、微重复准确率有所降低，不能给出明确检测结果；③作为筛查手段的一种，价格相对昂贵；④胎盘嵌合、孕妇自身染色体异常患者等可能造成假阳性或假阴性，即检测结果可能有误；⑤如检测结果提示21-三体、18-三体、13-三体高风险或者其他常染色体及性染色体数目异常，以及微缺失、微重复，需通过羊水或脐血穿刺进行明确诊断。⑥因目前慎用人群以及部分不适用人群也进行了无创产前基因检测，所以有报道在有些产前诊断中心的临床资料统计阳性检出率21-三体：90%~95%；18-三体：80%~90%；13-三体：70%~80%。因此，无创产前基因检测低风险只说明胎儿患本筛查目标疾病的风险很低,应结合胎儿系统超声检查及其他产前检查综合评估。

7. 什么是羊水穿刺检查?

经腹壁羊膜腔穿刺术是指在妊娠中期用穿刺针经腹壁、子宫壁进入羊膜腔内抽取部分羊水供临床分析诊断的一种方法。是目前胎儿染色体疾病诊断的"金标准"。

8. 羊水穿刺的适应证?

羊穿适应证:①孕妇预产期年龄≥35 岁;②孕妇曾生育过染色体异常患儿;③夫妇一方有染色体结构异常者;④孕妇曾生育过单基因病患儿或先天性代谢病患儿;⑤21- 三体综合征、18- 三体综合征、13- 三体综合征产前筛查高风险者;⑥其他需要抽取羊水标本检查的情况。

9. 羊水穿刺有哪些风险?

羊穿可能风险:①可以排除拟诊断的染色体病,但受医学技术水平的限制,此项检查结果正常不能排除孕妇有生育染色体微小缺失、性反转综合征、其他单基因遗传病、多基因遗传病、其他原因导致的胎儿畸形或异常的可能性;②羊水细胞系胎儿脱落细胞,如出现细胞量少、细胞活性差、血性羊水等情况,体外培养有失败的可能;③因孕妇子宫畸形、胎盘位于前壁、腹壁太厚、羊水量少等原因,可能发生羊水穿刺失败,孕妇有发生出血、羊水渗漏、流产的可能;④如术前孕妇存在隐性感染或术后卫生条件不佳,有发生宫内感染及胎儿感染死亡的可能。

10. 孕期要多吃水果吗？

人的身体需要各种营养元素，在孕期尤其要注意膳食搭配，合理饮食。水果的种类各种各样，但万变不离其宗，也是膳食纤维、果糖、葡萄糖、维生素等的有机组合而已，只是含量各有不同。孕期适当补充水果对于身体是有好处的，但一定要注意避免摄入果糖、葡萄糖含量过高的水果，例如：葡萄、西瓜、哈密瓜等口感较为甜腻的瓜果。因为人体的能量虽然主要靠葡萄糖供应，但多余的部分便会转化为脂肪，并且引起血糖增高，增加胰岛负担，诱发妊娠期糖尿病等。2016年中国居民平衡膳食宝塔里建议一天人体摄入水果量为200~350g。

11. 怎样避免巨大儿发生？

孕期应对孕妇进行宣教，应合理膳食，避免脂肪及碳水化合物摄入过多的情况；孕期产检时应控制体重，孕期体重增加的管理应个性化，根据患者具体情况制订饮食方案及体重增长曲线。中孕期行 OGTT 试验时应充分宣教，让孕妇放松心态，以平时饮食习惯去对待，避免患者在行 OGTT 试验前进行长期或短期禁食甚至糖分摄入不足导致的漏筛。如筛查为妊娠期糖尿病，应充分解释疾病相关知识，并且告知妊娠期糖尿病科通过合理饮食及运动得到有效控制，如严重情况需用胰岛素请在产科医师指导下进行。如 OGTT 筛查为阴性，也不能毫无节制狂加饮食，减少运动，应保持 OGTT 试验前饮食及运动方案。并且整个孕期根据患者情况不定期进行血糖筛查，定期检查胎儿宫内生长发育情况，及时调整管理方案。

12. 孕期乘飞机会导致早产吗?

怀孕后是可以乘飞机的,但在乘飞机以前需要到医院请产科医师对病史和体征进行详细评估是否适合旅行,并且需和航空公司取得联系是否需要医院出具医学证明方可乘坐飞机。乘坐飞机时请注意系好安全带,尽量选择靠近走道的位置可以方便在长途旅行中保持活动,需要保持足够的水分,且避免食用产气的饮料和食物。一般而言,产科医师都不建议孕期乘坐飞机长途旅行的,毕竟总会有一些意外情况的发生,所以产科医师通常也不会开具"你是否合适或可以乘坐飞机"的相关证明的。

13. 孕期牙疼可以拔牙吗?

部分孕妇孕前就有牙疼病史,只是因为种种原因未能于孕前进行治疗。妊娠可能加重牙疼甚至增加发病频率,让许多孕产妇苦不堪言。一般来说,进行牙片检查、局部麻醉下补牙或拔牙等相关处理、局部短期用药是不会对胎儿造成影响的。但往往因为孕妇的特殊群体牙科医师会非常小心,通常会告知孕产妇去咨询产科医师的建议。

14. 孕期发热怎么办?

如出现孕期发热的情况不用紧张,大多数情况是普通的感冒,一般多休息、多饮水,5~7 天自然治愈。如果觉得不像以前的感冒建议到建卡的医院进行检查,发热的原因有许多种,需要医师详细病史询问、严格体征检查以及相关辅助检查如抽血化验、B 超等进行鉴别。一般体温升高至 38.5℃以上需要引起重视,如确诊为细菌性感染,通常孕产妇可以使用的抗生素有青霉素类、头孢类等；如为病毒感染一般无需使用抗生素，可以进行一些对症处理如多休息、物理降温、口服一些抗病毒的中成药物等。

第四节　孕期相关症状问题

1. 怀孕后为什么会尿频?

怀孕早期子宫增大压迫位于子宫前方的膀胱，引起尿频。妊娠晚期胎头下降压迫膀胱，使膀胱容积减少，贮尿量明显减少，排尿次数增多，这种尿频属于正常情况，不必顾虑。但如果尿频同时伴有尿痛、尿不尽、发热、腰痛等症状时，则有可能患泌尿系感染，需要及时到医院就诊。

2. 怀孕后为什么会尿失禁?

妊娠期间大笑、咳嗽或打喷嚏后腹压增加出现溢尿被称为张力性尿失禁。发生原因有妊娠期激素变化、子宫增大及胎儿压迫膀胱导致解剖改变、尿道压力增加及盆底肌组织薄弱等有关。故孕妈应该常做缩肛运动，训练盆底肌肉的张力，有助于控制排尿。产后盆底康复训练是非常重要的环节，有利于盆底肌肉恢复原状，有利于产后的生活质量的提高。

3. 为什么会长妊娠纹?怎么防止妊娠纹的发生?

妊娠纹的形成主要是由于妊娠期激素影响，加之腹部膨隆使皮肤的弹性纤维与胶原纤维损伤或断裂，腹部皮肤变薄变细，出现一些宽窄不同、长短不一的粉红色或紫红色的波浪状花纹。分娩后，这些花纹会逐渐消失，留下白色或银白色的有光泽的瘢痕线纹,即妊娠纹。妊娠纹发生的程度具有个体差异,一般说来,初产妇比较明显,有妊娠纹家族史、体重增长过快、多胎妊娠的孕妇比较容易出现妊娠纹。亚裔妇女也较白种人妇女更易出现明显的妊娠纹。孕前注意锻炼身体,多吃富含蛋白质的食物,增强皮肤的弹性。怀孕以后,保持适度运动和均衡营养,避免体重增长过多,淋浴时水温不宜过高,可轻轻按摩腹部皮肤,从而增强皮肤弹性。

4. 孕期为什么容易便秘? 孕期便秘怎么办?

导致孕期便秘的常见原因:①妊娠期因孕激素水平持续升高,胃肠蠕动减慢,使食物残渣在肠道中滞留时间过长,水分被吸收过多,导致粪便干燥;②不断增大的子宫压迫肠道导致排便不畅。③膈肌、腹肌运动受限影响排便动力;④食物过于精细,膳食纤维摄入不足;⑤运动量减少;⑥药物因素(如孕期补铁补钙等);⑦水分摄入不够等。处理方法:①多吃富含纤维素的食物;②多喝水,每天保证 1500~1700ml,晨起空腹饮用一杯温开水刺激肠道蠕动;③适当运动;④养成定时排便的习惯。如果通过以上的处理仍无法缓解便秘,可以进行药物治疗,例如:乳果糖口服液、小麦纤维素颗粒,必要时使用开塞露。

5. 什么时候能感受到胎动?

胎动是指胎儿在子宫腔里的活动冲击到子宫壁的动作。第一次怀孕的孕妇,可能会在 18~20 周左右第一次感觉到胎动,曾经生育过的孕妇一般感觉到胎动的时间会更早。胎动的形式各样,且因个人敏感性存在差异,故胎动频率因人而异。胎动可以反映胎儿宫内安危情况,故数胎动,是准妈妈在家中自我监测宫内胎儿安危情况最可行、最简单、最有效的办法。

6. 孕期体重增长怎样才算正常?

孕期体重增长取决于怀孕前的体重指数。体重指数(BMI)是一种衡量身体肥胖程度的标准计算方法,BMI= 体重(kg)/ 身高^2(m^2)。

BMI 值处于正常范围(BMI 值 18.5~23.9),建议整个孕期体重增长大概在 11~16kg。

孕前就超重(BMI 值为 24~27.9),增重标准大概在 7~11kg。

孕前体型肥胖(BMI 值≥28),建议孕期最多增重 5~9kg,甚至更少。

孕前偏瘦(BMI 值 <18.5),目标增重值会高于平均值,建议增重 12~18kg。

对于双胎或者多胎孕妇来说,体重的增加可比一般孕妇多一些,一般建议增重 16~20kg 为宜。

当然,如果怀孕前体重偏重,可以少增重一些;如果怀孕前体重偏轻,可以多增重一些。孕早期宝宝所需营养少,故孕早期的理想增重目标是 1~2kg。孕中期因宝宝生长发育增快,增重速度应保持在平均每周 0.5~0.7kg,孕中期增重总量在 5.5~6.5kg。孕晚期每周增重 0.5kg 左右,3 个月的增重总量最好控制在 3.5~4.5kg。

7. 超重及肥胖对孕产妇的风险有哪些?

目前判断超重及肥胖的标准主要为孕前体重指数也就是 BMI 值,使用体重(kg)除以身高^2(m^2)得出的值,如这个值≥24 则为超重,≥28 则为肥胖。孕前超重及肥胖以及孕期体重增长过快过多对孕妇及胎儿均有不利影响:可能导致孕妇妊娠期高血压疾病、妊娠期糖尿病、妊娠期急性脂肪肝、妊娠合并急性胰腺炎等相关疾病的发病率增加,胎儿增加出生缺陷的风险,影响胎儿系统 B 超的准确率,巨大儿、胎儿生长受限、胎儿窘迫几率增加,甚至严重时出现早产、胎死宫内等严重并发症。

8. 孕期水肿正常吗?

妊娠期由于子宫增大压迫下腔静脉导致下肢血液回流不畅;血容量增加,导致体内白蛋白浓度降低,形成低蛋白血症等原因均可导致孕期水肿。妊娠后期久站或久坐后,下肢易出现凹陷性水肿,若经休息后能减轻或消退,一般属于妊娠期正常的生理现象。如果经休息后水肿不消退,且有逐渐加重趋势,水肿由脚踝部开始向全身发展,或出现双下肢不对称性水肿即属于异常现象,需立即到医院就诊。

9. 孕期为什么会牙龈出血?

怀孕以后雌孕激素水平升高,导致口腔血管通透性和组织敏感性增加,容易造成口腔局部牙龈组织肿胀、脆软。且妊娠期口腔局部的免疫力下降,饮食习惯改变等因素,细菌容易滋生和繁殖,引起牙龈感染,出现牙龈肿痛,刷牙时易出血,这在医学上被称为妊娠期牙龈炎。一般妊娠期牙龈炎在刷牙时可能出现少量的出血,且很容易自止;若经常出血或出血量大、出血不容易自止,则需要进行血常规检查排除有无血小板减少,必要时查凝血功能。孕期需保持口腔清洁,坚持每天饭后刷牙、漱口,使用软毛牙刷;避免食用过硬的食物;必要时看口腔科医师。需特别注意的是妊娠期口腔疾病可能造成流产、早产、胎儿生长受限的发生,故建议孕前进行全面的口腔检查。

10. 怀孕后出现痔疮怎么办?

怀孕后,子宫日益增大,压迫下腔静脉,血液回流受阻而淤积,诱发或加重痔疮,故在孕期发生痔疮的情况非常普遍。饮食调整是预防和治疗的基础,应多喝水、适当运动、多摄入粗纤维食物、保持大便通畅、进行肛门收缩运动改善血液循环。若孕期出现痔疮反复出血者,建议肛肠外科就诊,排除其他肛肠疾病导致的出血,并寻求进一步的治疗。一定注意孕期谨慎使用痔疮膏。

11. 孕期为什么会腰背痛?如何缓解?

怀孕后不少孕妈妈会出现腰背痛,出现腰背痛的主要原因有:①怀孕后因激素变化原因导致关节韧带松弛;②增大的子宫压迫腰背部神经;③子宫增大身体重心后移,腰椎前凸使背部肌肉紧张;④椎间盘突出或孕前有腰部外伤史。缓解方法:①注意站姿,避免腹部过度前倾,坐位时可于腰背部垫枕头支撑腰背部。②避免腰部过度弯曲用力,弯腰取物时的正确姿势为先弯曲下肢做下蹲状,保持背部挺直,取物后伸直下肢再起身;避免提重物。③睡觉时避免睡过软的床垫,建议选用硬板床(上铺层棉絮)和硬棕垫,侧卧位睡觉,两腿之间放枕头支持大腿重量,降低后背张力;腹部下方放枕头支撑腹部;后背部垫枕头支持背部。④尽量选择比较舒适的低跟鞋。⑤使用托腹带减轻背部张力。⑥适当锻炼腰背部及腹部肌肉,可结合自身情况进行一些舒缓运动,如收腹卷尾的训练或孕妇瑜伽;同时可按摩腰背部缓解肌肉紧张。⑦控制体重增长。需要注意的是,若疼痛症状加重或持续时间过长以及伴发有恶心、呕吐、阴道流血、发热、尿急、尿痛等症状需要及时就医排除其他疾病。

第五节 孕期接种疫苗相关问题

孕妇可以接种疫苗吗?

接种疫苗能有效防止或者阻断某些疾病的发生,故若孕妇在妊娠期对某些疾病暴露的风险比较高,感染后可能给母体或胎儿带来高风险的情况下,是需要进行预防接种的。通俗地讲,疫苗大致可以分为活疫苗和灭活疫苗两大类。对于孕妇来讲,接种灭活疫苗是安全的,活疫苗是不推荐接种的。孕期疫苗接种指导原则如表 3-1-1(美国疾病控制与预防中心"简称 CDC"建议)。

表 3-1-1　孕期疫苗接种指导原则

	疫苗	一般性建议	疫苗种类
常规	甲肝	推荐,除非另有说明	灭活
	乙肝	在某些环境条件下推荐使用	灭活
	人乳头瘤病毒(HPV)	不推荐	灭活
	流感(灭活)	推荐使用	灭活
	流感(冷适应减毒)	禁忌	活
	麻风腮	禁忌	活
	脑膜炎球菌	除非另有说明可使用	灭活
	十三价肺炎球菌	无充分数据能特别推荐	灭活
	二十三价肺炎球菌	无充分数据能特别推荐	灭活
	脊髓灰质炎	如需要可以使用	灭活
	白破	除非另有说明可使用	类毒素/灭活
	百白破	推荐使用	类毒素/灭活
	水痘	禁忌	活
	带状疱疹	禁忌	活

续表

	疫苗	一般性建议	疫苗种类
旅行或其他	炭疽	低风险暴露 - 不推荐；高风险暴露 - 可使用	灭活
	卡介苗	禁忌	活
	乙型脑炎	无充分数据能特别推荐	灭活
	狂犬	除非另有说明可使用	灭活
	伤寒	无充分数据能特别推荐	灭活
	天花	暴露前 - 禁忌 暴露后 - 推荐	活
	黄热	如果效益高于风险可使用	灭活

第六节　孕期营养补充相关问题

1. 孕妇都需要补钙吗？

　　根据我国居民膳食结构来讲每天通过饮食摄入的钙的量大概为 300~400mg，远远达不到妊娠中晚期每天推荐的 1000~1200mg 的钙摄入量。单纯靠食物很难满足母体和胎儿所需，故绝大多数孕妇都需要额外补充钙来帮助胎儿的骨骼生长发育。另外，补钙可降低妊娠期高血压疾病发生的风险。

2. 补钙会引起胎盘钙化吗？

　　胎盘钙化是妊娠期一个正常的生理过程，是不可避免的现象，目前没有任何证据证明胎盘钙化与补钙有关。可以说补钙与胎盘钙化风马牛不相及，这完全是名字造成的误解。

3. 喝骨头汤可以补钙吗?

骨头汤内的钙含量非常微量,光靠喝骨头汤根本无法满足孕妇对钙的需求,且汤中含有大量脂肪,喝汤过多、脂肪摄入过量反而对身体不利。

4. 钙片什么时间吃最好?

补充钙片的最佳时间是临睡前或者餐后 1 小时。因为按正常的激素分泌调节作用,人体在晚间 12 点以后至凌晨时期内,血钙最低,这时钙剂的吸收率最高,利用最好。另外,因胃酸有利于钙的降解和吸收,所以餐后 1 小时左右也是补钙比较适宜的时间。因维生素 D 有促进钙吸收的作用,所以补钙治疗的同时建议同时补充维生素 D。

5. 钙片应该补充到什么时候?

整个孕期和哺乳期母体为胎儿输送的总钙量超过 100g,占母体自身总钙量的 7.5%,所以孕期和哺乳期补钙尤为重要,补钙应从孕中期补充至哺乳期结束。

6. 孕妇为什么容易患贫血?

容易贫血原因是:①妊娠期早孕因食欲下降、择食以及因妊娠期胃肠蠕动减弱、胃酸缺乏等因素影响铁的吸收;②孕期血容量的增加与血浆及红细胞的增加不成比例,其中血浆增加大于红细胞增加,造成血液相对稀释而出现生理性贫血;③妊娠期对铁的需求量增加,对铁的摄入不足。正常年轻妇女体内储存铁约 300mg,而整个妊娠期总需求约 1000mg;④孕妇缺铁时,机体会优先并不断供应铁给胎儿。

7. 孕期缺铁的危害?

妊娠期贫血对母体、胎儿和新生儿均会造成近期和远期影响,对母体可增加妊娠期高血压疾病、胎膜早破、产褥期感染和产后抑郁的发病风险;对胎儿可增加流产、早产、胎儿生长受限、胎儿缺氧、羊水减少、死胎、死产等风险;新生儿窒息、新生儿缺血缺氧性脑病的发病风险也相应增加。

8. 孕期什么时候开始补铁?怎么补充?

血清铁蛋白可较准确地反映铁储存量,是评估铁缺乏症有效指标。当孕妇血清铁蛋白低于 $20\mu g/L$ 时,应考虑诊断缺铁性贫血。血清铁蛋白低于 $30\mu g/L$ 提示铁耗尽早期,需及时治疗。补铁可以增加母体铁储存。孕妇对铁的生理需求量较高,随妊娠进展,在妊娠中晚期需要摄入元素铁 30mg/d,而孕妇膳食铁吸收率约为 15%,所以一旦储存铁耗尽,食物难以补充足够的铁,需要额外补充铁剂,每天应补充铁元素 100~200mg。铁缺乏症和轻、中度贫血者以口服铁剂治疗为主。重度贫血者除口服铁剂或注射铁剂治疗,可以少量多次输注浓缩红细胞。极重度贫血首选输注浓缩红细胞,提高血红蛋白达 70g/L,贫血表现改善后,改为口服铁剂或注射铁剂治疗,血红蛋白恢复正常后,应继续口服铁剂 3~6 个月或产后 3 个月。建议吃饭前 1 小时口服铁剂,同服维生素 C,以增加吸收率;避免铁剂与其他药物同服。

9. 缺铁性贫血如何预防?

因缺铁性贫血发生率高且对母儿存在不良影响,故对缺铁性贫血的预防尤为重要,预防措施主要有:①加强营养,注意营养均衡,多食含铁丰富的食物(如红色肉类、鱼类及家禽类);②加强围产期保健,所有孕妇在首次产前检查时(最好在妊娠12周以内)检查外周血血常规,每8~12周重复检查血常规,有条件者可检测血清铁蛋白;③建议血清铁蛋白<30μg/L或者血红蛋白低于110g/L的孕妇口服补铁。

第七节 孕期常见检验单的判读

1. 血清人绒毛膜促性腺激素

人绒毛膜促性腺激素(human chorionic gonadotropin,hCG),是由胎盘的滋养层细胞分泌的一种糖蛋白激素。hCG的主要功能就是刺激黄体由月经黄体转换为妊娠黄体,同时促进雌激素和孕激素持续分泌,维持子宫内膜形态,促进子宫蜕膜的形成,促进胎盘生长,对维持妊娠至关重要。一般情况下,受精后第6天,受精卵滋养层形成,开始分泌微量hCG。妊娠早期hCG分泌量增长快,约2天增长一倍。至妊娠8~10周血清hCG浓度达到高峰,持续约10天后迅速下降,至妊娠中晚期血清浓度仅为峰值的10%并持续至分娩。分娩后若无胎盘残留,产后2周内消失。hCG值高低存在个体差异。孕早期血清hCG的快速增长速度有一定的规律,即所谓的"翻倍试验",故孕早期我们常用来监测妊娠状态。一般在孕6~7周之前,在同一个实验室,间隔48小时若血清hCG呈1.6~2倍的增长,说明胚胎发育良好。如果hCG缓慢低速上升或下降,则预示胚胎发育不良或异位妊娠的可能。若hCG异常升高则需排除妊娠滋养细胞疾病。

2. 孕酮

孕酮是卵巢分泌的具有生物活性的主要孕激素,早孕时,它由妊娠黄体分泌,使处在增生期的子宫内膜进一步增厚,并进入分泌期,从而为受精卵的着床提供适宜环境。孕酮还可以降低子宫平滑肌细胞的兴奋性,抑制母体对胎儿的排斥反应。孕酮值高低存在明显的个体差异,故孕期不建议常规监测孕酮水平。

3. 血常规

白细胞妊娠 7~8 周开始升高,一般为 $(5~12)×10^9/L$,甚至可以达 $15×10^9/L$,临产及产褥期白细胞也会显著升高。这些改变主要为中性粒细胞增多为主,淋巴细胞增多不明显,单核细胞及酸性粒细胞几乎没有改变。因此,若无明显感染症状,应考虑生理性变化。血小板与正常人群并无太大差异,正常值的范围为 PLT$(100~300)×10^9/L$,如果血小板低于 $100×10^9/L$,则有可能会影响凝血功能。血红蛋白降低,同时出现下降的还有血细胞比容和平均红细胞体积等贫血相关指数,若 MCV<80fl、MCH<27pg 需排除地中海贫血。

4. 尿常规

在尿常规报告中会经常看到白细胞、红细胞、尿蛋白、尿酮体、尿潜血、尿糖的"+"号的情况。若尿常规中出现白细胞、红细胞、尿蛋白、尿潜血的情况,且合并有尿频、尿急、尿痛等尿路刺激症状则考虑合并尿路感染可能。反之,若无明显临床症状,则有可能为污染所致。即因女性特殊的生理结构或是留取标本时采集不规范导致污染所致。故平时查尿常规时需注意标本采集方法:清洁外阴取中段尿。如果多次查清洁中段尿出现尿蛋白阳性,要引起重视,需要除外肾脏疾病或妊娠期高血压疾病的可能。至于尿糖阳性是因为怀孕后肾糖阈下降所致,不能依此判断为糖尿病。至于尿酮体孕期产生的常见原因主要有饥饿及糖尿病酮症酸中毒。妊娠期糖尿病的孕妈妈们在控制饮食、合理运动后需定期监测尿酮体,尿酮体阴性和监测末梢血糖在正常范围这两样都要过关。

5. 肝功能

主要表现为白蛋白下降,正常情况下妊娠期血容量增加,血液稀释,故自孕早期即开始出现血清白蛋白降低,到孕中期降至 35g/L 左右水平,孕晚期有的可以降至 30g/L 左右水平。

6. 肾功能

妊娠肾血浆流量(RPF)及肾小球滤过率(GFR)增加,RPF比非孕时增加 35%,GFR 增加 50%,其代谢产物尿素、肌酐等排泄增多,故孕期血浆尿素氮及肌酐浓度均降低。因此,若孕期血浆尿素氮及肌酐水平为非孕妇的正常值上限水平,在孕妇则提示存在肾功能不全。

7. 凝血功能

妊娠期血液处于高凝状态,主要表现为凝血因子 II、V、VII、VIII、IX、X 增加,凝血因子 XI、XIII 降低,晚期时血浆纤维蛋白原(FIB)较非孕时增加 50%,凝血酶原时间(PT)及活化部分凝血活酶时间(APTT)轻度缩短。所以,如果孕妇的 FIB 水平在非孕妇的正常参考值下限水平(2~3g/L),APTT 及 PT 检测值在非孕妇的正常参考值中上限水平就提示凝血功能异常。

8. 血糖

在妊娠早中期,随孕周增加,胎儿对营养物质需求量增加,通过胎盘从母体获取葡萄糖是胎儿能量的主要来源,孕妇血浆葡萄糖水平随妊娠进展而降低,空腹血糖约降低 10%。其中原因包括:①胎儿从母体获取葡萄糖增加;②孕期肾血浆流量及肾小球滤过率均增加,但肾小管对糖的再吸收率不能相应增加,导致部分孕妇排糖量增加;③雌激素和孕激素增加母体对葡萄糖的利用。因此,空腹时孕妇清除葡萄糖能力较非孕期增强。孕妇空腹血糖较非孕妇低,这也是孕妇长时间空腹易发生低血糖及酮症酸中毒的病理基础。到妊娠中晚期,孕妇体内抗胰岛素样物质增加,如胎盘生乳素、雌激素、孕酮、皮质醇和胎盘胰岛素酶等使孕妇对胰岛素的敏感性随孕周增加而下降,为维持正常糖代谢水平,胰岛素需求量必须相应增加。对于胰岛素分泌受限的孕妇,妊娠期不能正常代偿这一生理变化而使血糖升高,使原有糖尿病加重或出现妊娠期糖尿病。

第八节　孕期超声检查常见问题

1. 早孕 B 超目的?

明确孕囊位置,判断宫内还是异位妊娠;核实孕周,判断胚胎发育情况;判断胚胎数目;观察胎盘的早期发育;及早发现子宫、附件的异常。

2. 早孕期行 B 超检查对胎儿有影响吗?

B 超是一种声波传导,不存在电离辐射和电磁辐射。医学使用的 B 超是低强度的,低于安全阈值;早孕期检查的时间短,并且是非定点的滑行检查,对胚胎来说是基本安全的,至今尚没有 B 超检查引起胎儿畸形的报道。

3. 什么是 NT 检查,NT 超声检查的时间?

NT 是指胎儿颈项背部皮肤层与筋膜层之间的软组织的最大厚度,正常胚胎淋巴系统健全之前,少部分淋巴液聚集在颈部淋巴囊或淋巴管内,形成颈项透明层。NT 检查时间建议在头臀长 45~84mm 时测量,相当于孕 $11~13^{+6}$ 周之间。NT 厚度与染色体异常的关系密切。

4. 胎儿系统产前超声检查

系统产前超声检查即我们俗称的大排畸检查,是孕期最重要的一次超声检查,一般在孕 18~24 周进行,对胎儿的生长发育情况、胎盘、羊水及各个器官系统进行详细的检查,以排查解剖结构的畸形。根据有关规范,重大的致死性畸形(如:无脑儿、单腔心、致死性软骨发育不良、严重脑膨出、开放性脊柱裂、胸腹壁缺损伴内脏外翻等)应在此次检查中检出。一次正规的筛查能排查大部分可能的胎儿畸形。但因受胎儿孕周、胎儿体位、羊水量、孕妇腹部脂肪厚度以及超声设备和检查者的经验水平等原因的限制均会影响到结构异常的检出率。所以胎儿系统产前超声检查不能保证筛查出全部胎儿畸形。

5. 胎盘钙化

胎盘钙化是由于孕妇晚期胎盘发生局灶性梗死所致,梗死灶越多,出现钙化点就越多,B超下表现的较强光斑点就越多。B超检测时可根据胎盘钙化斑点分布大小将钙化程度分为三度,即Ⅰ度、Ⅱ度、Ⅲ度。胎盘钙化是妊娠期一个正常的生理过程,是不可避免的现象。

6. 孕期需要做几次超声?

正常情况下需要做 6 次超声检查。①6~7 周的早孕检查,目的是确认定孕周,判断是宫内妊娠还是异位妊娠,单胎还是双胎(确认绒毛膜性)或多胎,胚胎发育情况;②11~13^{+6} 周的 NT 检查;③18~24 周的系统超声检查;④32 周左右的超声检查主要是监测胎儿生长发育情况;⑤37~39 周的检查:主要是对胎儿体重进行评估,确认分娩方式;⑥分娩前超声检查:再一次评估胎儿体重、羊水量、S/D 值等,再次确认胎儿宫内安危及分娩方式。

7. B 超如何判断羊水过多?

我们常用四个象限的羊水池相加,即羊水指数来判断。B超检查来测量羊水量,判断羊水过多的标准为:①B 超所测得的单一最大羊水池超过 8cm;②羊水指数超过 25cm。羊水过多的发生率在 1%~2%,最常见的原因有:中枢神经畸形、消化道畸形、多胎妊娠、糖尿病及不明原因的羊水过多。

8. B超如何判断羊水过少？

B超检查判断羊水过少的标准为：①B超所测得的单一最大羊水池≤2cm；②使用四个象限的羊水池相加，即羊水指数≤5cm。羊水过少的发生率为 0.4%~4%，最常见的原因有：胎儿畸形(以泌尿系畸形为主)、胎盘功能减退、羊膜病变、母体因素等。

（黄畅晓　普小芸　俞丽丽）

第九节　产时常见问题

1. 什么时候应该入院待产？

临近预产期或者说临产有三大征兆：

（1）见红：阴道会有少量出血或带血的黏液栓流出，一般可以观察，无需立即前往医院，但出血较多就必须请产科医师检查是否为其他原因导致；

（2）规律腹痛：10分钟3次或者20分钟6次以上的腹痛，且临产后两次宫缩间歇会越来越短，每次腹痛发作时间会越来越长，腹痛也会进行性加剧，此种情况请至医院检查是否宫口已开，如助产士或者产科医师检查宫口扩张则可入院继续观察产程进展。

（3）胎膜破裂：一般在宫口开全或近开全时发生，伴有规律腹痛，但还有一种情况为胎膜早破。不管何种原因引起的胎膜破裂则应立即前往医院继续待产。未临产的孕妇，如无合并症并发症，可在孕41周入院引产终止妊娠；妊娠期糖尿病孕期血糖控制良好的孕妇可在孕 40 周入院引产。如需手术的产妇无并发症可在孕 39 周之后择期入院剖宫产,如有妊娠期并发症及合并症的孕妇则应孕期严密产检,遵医嘱择期入院待产或者终止妊娠。

2. 分娩过程中饮食如何选择?

孕妇在产前检查的整个过程中均被产科医师提醒需要控制饮食、加强运动以便于控制体重,尤其是被诊断为妊娠期糖尿病的孕妇,除了控制饮食及加强运动之外更需要严密监测血糖范围,以至于许多孕产妇在进入产程以后仍然严格控制饮食,甚至有些产妇因疼痛刺激而出现禁食的情况,时间长了还会引起脱水以及酮症,孕妇甚至还会出现恶心、呕吐、心慌等不适症状,静脉补液大大限制了孕妇的活动,不利于产程的进展。因此分娩时更需要进行饮食的调节,我们可以称之为产时饮食,主要原则是:少吃多餐、合理搭配、容易消化、充分补水以及能量充足。如果产时因宫缩痛严重影响进食量,可以采用目前流行的分娩营养能量包,另外可以适当放宽孕期限制的食物,选择孕妇喜好的食物。如果仍然无法解决,需监测血糖及生化,遵循缺啥补啥的原则及时给予静脉补液。

3. 怎样避免选择性剖宫产?

首先应充分与患者沟通,聆听患者惧怕顺产的原因。归纳原因一般为:

(1)怕痛:如为此种原因应详细与患者及家属解释阴道分娩的整个过程以及优点,如保持良好体型、产后恢复快等,并且告知减痛方式:如拉玛泽呼吸法、音乐分娩镇痛、镇痛分娩导乐仪以及硬膜外麻醉镇痛等。

（2）怕受"二茬罪"：部分孕妇怕"顺转剖"，应充分告知患者及家属，临床上该种比例较小，就算发生也有一定益处，如减少新生儿肺炎及新生儿呼吸窘迫综合征的几率、降低产妇产后出血的几率等。

（3）选择良辰吉日：具体情况具体分析，破除迷信，根据患者及家属的心理状态及陈旧观念进行针对性的疏导。如患者意志非常坚决，反复劝说无效，也不应勉强患者，充分告知剖宫产及麻醉的风险，适当放宽剖宫产指征。

4. 分娩时减痛的方法有哪些？

分娩时经历阵痛是每一个经阴道分娩的孕妇所必须经历的"必修课"，其实 70%~80% 的孕产妇是可以忍受自然产痛的，也就是说只有 20%~30% 的孕产妇真正需要分娩镇痛的方法来减轻产痛，保证阴道分娩顺利进行到底。

现今产科医学的发展已有许多方式可以减轻阵痛，使要求阴道分娩的孕妇可以顺利分娩。比较常用的方式有：拉玛泽呼吸法、镇痛分娩导乐仪以及无痛分娩。拉玛泽呼吸法是通过训练呼吸的频率和深度对疼痛感进行有效的转移，但此种方式减轻疼痛的程度因人而异，许多孕妇在阵痛时无法专心进行呼吸方法从而使该种方式大打折扣；镇痛分娩导乐仪是对祖国传统医学的发展，主要分辨抑制疼痛的相关穴位并通过刺激穴位达到减轻阵痛的目的，但该种方式效果同样也有个体差异，穴位的分布个体不同，因此部分孕妇不但不能达到减痛的目的，反而可能增加疼痛的不适感和肌肉的紧张程度；目前最常用、效果最佳的就是硬膜外镇痛分娩，也就是通常所说的无痛分娩，通过硬膜外麻醉并持续小剂量泵入麻醉药物达到减痛的目的,此种方法效果比较稳定,且副作用小,目前已在全世界广泛应用,但缺点是可能延长产程、增加剖宫产率以及增加新生儿窒息发病率。

还有其他的一些方法也可以减轻分娩阵痛,如水中分娩、音乐治疗分娩等。

5. 什么时候可以进行无痛分娩?

目前中国大多数医院通行的标准为宫口开大至 3cm 以后进行椎管麻醉,但全世界发达国家已开始实施全产程分娩镇痛。所以,建议医患双方进行充分沟通以及个性化评估后确定实施时间,但一定注意需确认已经进入临产状态且孕妇的确无法忍受潜伏期的宫缩痛方实施,避免假临产导致过早实施硬膜外镇痛。孕妇需要被清楚告知实施硬膜外镇痛麻醉操作的相关风险及注意事项,一定注意麻醉禁忌证如产妇坚决拒绝、具有腰椎病史及手术史、血小板减少、凝血功能障碍以及感染等。

6. 肥胖孕产妇选择分娩方式有何风险?

对于肥胖孕产妇来说,无论选择何种分娩方式均为难题,但阴道分娩相对来说是比较理想的方式,但仍有可能由于肥胖导致产道相对狭窄、产程进展困难、分娩困难,如为巨大儿则有难产的风险,且因腹部脂肪较厚难以监测胎心以及宫缩情况,如发生胎盘早剥、胎儿窘迫甚至胎死宫内等情况时容易出现误诊。如产妇选择剖宫产终止妊娠,则可能出现麻醉困难、麻醉并发症发生率较高,出现心脑血管意外、肺栓塞、深静脉栓塞等情况可能性较大,且术中可能出现手术困难导致新生儿窒息、贫血甚至骨折、臂丛神经损伤等,术后脂肪液化、感染风险高,容易出现伤口愈合不良等。

7. 爬楼梯可以加速产程进展吗?

许多产妇为了促进产程会采取爬楼梯的方式,此种方式在网络上被大肆推荐。但其实爬楼梯也只是运动方式的一种,其效果与走路无明显差别,且孕妇爬楼梯容易出现意外跌倒的情况,且孕期爬楼梯增加半月板磨损,故而本书不推荐使用爬楼梯促进产程进展的方法。

8. 加速产程进展的方法有哪些?

产程的进展个体差异较大,并没有什么包治百病的良方。很多产妇以及家属在阵痛开始时便关心如何加速产程进展,殊不知此种焦虑的心情反而妨碍产程的有效进展。在产程进展的过程中,精神因素尤为重要,放松的心情、良好的呼吸以及家人的支持和安慰是度过漫长第一产程的有效良方;其次,合理的进食以及保持体力相当重要,能量是子宫收缩的有力保障,阵痛时避免喊叫以保持体力才能有效应对第二产程;最后拉玛泽呼吸法以及瑜伽分娩球的合理使用、穴位按摩也对部分孕产妇加速产程具有良好效果。

9. 入盆了是不是代表要生了?

在拉玛泽课程结束以后,妈妈们问得最多的问题就是"老师,我入盆了吗?"什么是入盆?所谓的入盆是指胎儿头部通过母体的骨盆入口进入骨盆腔,一般情况下初产妇大约会在38周左右胎头入盆,经产妇会在临产前后胎头入盆。

其实,这只是一般规律,并不是每个人都如此。另外,胎头入盆不入盆、何时入盆真的不那么重要。没入盆的人,只要有了规律宫缩,胎头很快就会入盆,然后就会分娩。入了盆的人,没有宫缩照样也不会生。入盆不入盆的事情真的不用去操心、去担心。

(黄畅晓 普小芸)

第十节 产后常见问题

1. 产后抑郁症是怎么回事?

产后抑郁症是指产妇在产后 1 个月内起病的抑郁疾病,发病高峰为产后第 5 天。表现为:产妇出现情绪低落、郁闷、不安、内疚、易怒、焦虑、失眠、绝望甚至有轻生的念头等。引起产后抑郁的原因是多方面的。诸如,分娩前产妇体内雌激素水平较高,分娩后大幅度的下降,造成短时期的自主神经功能紊乱,使产妇的情绪烦躁等。又如,分娩时子宫收缩,胎儿娩出的生理过程,都是对产妇的一个极大心身应激,产生恐惧、焦虑、不安等。再如,产后产妇的兴奋性转移到婴儿身上,过分的关注婴儿,时时都看着婴儿,影响了自身的正常睡眠;或者,由于意外婴儿夭折、死胎、畸胎等,使产妇遭受悲伤、打击。尽管分娩能引发产后抑郁症,但并不是每一位产妇都会发生产后抑郁症的,所以产后抑郁症的发生与产妇个体的性格和健康状况、环境因素等也有很大关系。

2. 如何早期发现产后抑郁倾向?

如果发现自己或家人出现抑郁倾向,可以采用产后爱丁堡产后抑郁量表(Edinburgh postnatal depression scale,EPDS)。爱丁堡产后抑郁量表(表 3-1-2)得分评估:总分为 30 分,国内建议

表 3-1-2　爱丁堡产后抑郁量表

请仔细阅读以下题目,每个题目 4 个答案,选出一个最能反映你过去 7 天感受的答案。

(1) 我开心,也能看到事物有趣的一面
　　(1) 像以前一样——0 分
　　(2) 不如以前多——1 分
　　(3) 明显比以前少——2 分
　　(4) 完全不能——3 分

(2) 我对未来保持乐观态度
　　(1) 像以前一样——0 分
　　(2) 不如以前——1 分
　　(3) 明显比以前少——2 分
　　(4) 完全不能——3 分

(3) 当事情出错时我毫无必要地责备我自己
　　(1) 大多数时候这样——3 分
　　(2) 有时候这样——2 分
　　(3) 很少这样——1 分
　　(4) 从不这样——0 分

(4) 我无缘无故感到焦虑和担心
　　(1) 从来没有——0 分
　　(2) 偶尔这样——1 分
　　(3) 有时候这样——2 分
　　(4) 经常这样——3 分

(5) 我无缘无故感到惊慌和害怕
　　(1) 经常这样——3 分
　　(2) 有时候这样——2 分
　　(3) 偶尔这样——1 分
　　(4) 从来没有——0 分

(6) 事情发展到我无法应付的地步
　　(1) 大多数时候都是——3 分
　　(2) 有时候会这样——2 分
　　(3) 很少这样——1 分
　　(4) 从不这样——0 分

(7) 我因心情不好而影响睡眠
　　(1) 大多数时候这样——3 分
　　(2) 有时候这样——2 分
　　(3) 偶尔这样——1 分
　　(4) 从不这样——0 分

(8) 我感到难过和悲伤
　　(1) 大多数时候这样——3 分
　　(2) 有时候这样——2 分
　　(3) 偶尔这样——1 分
　　(4) 从不这样——0 分

(9) 我因心情不好而哭泣
　　(1) 大多数时候这样——3 分
　　(2) 有时候这样——2 分
　　(3) 偶尔这样——1 分
　　(4) 从不这样——0 分

(10) 我有伤害自己的想法
　　(1) 经常这样——3 分
　　(2) 有时候这样——2 分
　　(3) 偶尔这样——1 分
　　(4) 从来没有——0 分

临界值为 9.5 分,若总分大于 12 分,那么亲爱的你可能需要重视自己的内心世界,分值越高,抑郁程度越重,应尽早寻求家人和专业医师的帮助。

3. 如何预防和治疗产后抑郁症?

首先了解产后抑郁症的发生原因,做到预防在先。医务人员在产前、分娩时和分娩后都要耐心,细致地关怀产妇,做好心理疏导,消除产妇对分娩的紧张、恐惧心理。发生了产后抑郁症,首先家属要做到及时发现,及时鼓励患者就诊。其次,针对产妇发生抑郁症的原因,症状较轻者,为不影响她哺乳,拟进行心理疏导或认知治疗,帮助产妇消除产生抑郁的思想顾虑,增强信心和克服困难的勇气。

如症状较重者,必须要药物治疗的,那么在心理医师的指导下用抗抑郁药。另外,在药物治疗的同时,也要结合心理疏导和认知治疗等,帮助产妇提高应对各种困难的心理承受能力和认识客观世界的态度。当然,适当的健身活动有助产妇身体的康复,对增强体质、治愈抑郁症也是有促进作用的。产妇家人的关心、照料也是帮助产妇克服抑郁的重要因素。

4. 产后 42 天需要进行哪些复查内容?

所有出院孕妇均会被告知产后 42 天需要进行产后复查,但具体内容却不得而知,询问医师以及助产士有时不能得到满意的答案,因此很多产妇均放弃进行产后检查。其实产后检查涵盖了许多内容,不仅仅是包括对孕产妇的身体检查,还有相关的宣教,具体内容如下:①对产妇身体恢复的相关检查:检查子宫复旧情况、软产道的恢复情况、会阴伤口愈合及剖宫产切口的愈合情况等;②母乳喂养效果沟通;③哺乳期避孕方式选择;④新生儿保健及疫苗接种情况;⑤再次妊娠的相关指导;⑥盆底肌肉康复训练。

5. 剖宫产术后多久可以再次妊娠?

目前中国大多数医院及专家推荐剖宫产术后2年以上方可再次妊娠,但根据英文文献是指两次分娩时间间隔需2年,如按照此种理解,剖宫产术后15个月可开始备孕。但孕产妇具有个体差异,具体需根据孕产妇病史、体征及相关辅助检查、个人意愿等综合判断。

(罗灵　黄畅晓　普小芸)

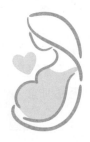

第二章

助产士门诊常见问题

第一节　初产妇阴道分娩的沟通

一、病史概要

孕妇 28 岁,孕 36^{+3} 周,初产妇,孕期定时产检,未参加过孕妇学校课程,孕 26 周时 OGTT 检查提示空腹血糖 5.2mmol/L,通过饮食控制加适当运动、监测血糖等处理,后期空腹血糖正常,餐后 2 小时血糖波动在 6.16~7.2mmol/L,昨日 B 超提示晚孕、脐带绕颈一周。

二、沟通过程

孕　妇: 什么时间看助产士门诊?

助产士: 医师初步评估无自然分娩绝对禁忌证、妊娠 35 周后。

孕　妇： 助产士门诊检查些什么？

助产士：

（1）评估分娩条件：①资料收集：查看孕期相关检查情况，对孕妇及胎儿生理情况进行评估；②常规查体：进行骨盆外测量、评估胎儿大小，评估自然分娩中产道和胎儿因素是否具备。

（2）体重管理：①个性化饮食指导：了解孕前BMI，根据孕期体重增长、有无合并症（如：糖尿病、高血压病史）以及个人饮食喜好等，调整饮食结构，若孕期体重增长过快或胎儿估计偏大，减少面食及甜食的摄入；②运动指导：妊娠晚期可进行骨盆摇摆、盘腿坐式、缩肛等产前运动，可减轻后期身体的不适，伸展会阴部肌肉，锻炼盆底肌，使分娩顺利。

（3）知识宣教：①临产就诊流程及入院需准备物品；②预约拉玛泽减痛呼吸法课程；③督促孕妇学校听课。

孕　妇： 我有脐带绕颈，能自己生吗？

助产士：

脐带绕颈很常见，只要脐带长度合适，绕得不紧，不影响胎头下降就能试产。但脐带长度和绕颈的松紧度很难通过辅助检查查出来，因此孕晚期监测胎动就尤其重要，临产后医护人员会随时做胎心监护，以便及时发现胎儿缺氧，及早处理。

孕　妇: 你能看出我什么时候生吗? 发作是什么表现?

助产士: 正常临产时间为孕 37~42 周之间,临产之前部分人会有下腹坠胀、腰骶部胀痛、不规则宫缩、见红等先兆表现,若出现规律且逐渐增强的宫缩,持续 30 秒或以上,间歇 5~6 分钟,同时伴随进行子宫颈管消失、宫颈口扩张和胎先露下降就是临产发动,此时需到医院就诊。

孕　妇: 万一生一半生不出来又改剖,这不是要受二茬罪。

助产士: 自然分娩是生理过程,但也不是人人都能顺利分娩,它是多因素共同协作的结果,主要有以下四大因素:
(1) 产力:包括:①子宫收缩力(也就是宫缩),它是临产开始的标志,一直伴随整个产程,宫缩应该是规律且逐渐增强的;②腹壁肌及膈肌收缩力,它是第二产程时娩出胎儿的重要辅助力量;③肛提肌收缩力,它协助胎先露在内盆进行内旋转。
(2) 产道:①骨产道:也就是骨盆,与分娩密切相关,它有 3 个平面,平时我们在产检时常做的是骨盆外测量;②软产道:它是由子宫下段、宫颈、阴道、外阴及骨盆底组织构成的弯曲管道,随着临产发动,宫颈管应逐渐消失,宫颈口应逐渐扩张,胎儿也为适应骨盆平面的不同形态,被动地进行一系列适应性转动,以其最小径线通过产道娩出。

(3) 胎儿大小:它是决定分娩的重要因素之一,胎儿过大致胎头径线过大,通过产道就困难。因此,正常情况下孕产妇建议将胎儿体重控制在3000~3500g,这样就能减少顺转剖的发生。

(4) 精神心理因素:孕妇若在产程进展过程中过度焦虑、紧张、恐惧,会引起宫缩乏力、产程延长,甚至胎儿宫内窘迫。因此,孕妇在分娩前要多参加孕妇学校课程,了解分娩的生理过程及其影响因素,同时还要取得家庭支持,树立信心,这样才能顺利通过分娩。

以上四个因素相辅相成,缺一不可,同时孕期规范的产前检查、合理饮食及运动、盆底肌的训练,也能减少顺转剖的发生。

沟通要点和分析

1. 孕妇为初产妇,对妊娠分娩知识了解少,医护人员应耐心细致地对其提出问题进行讲解,使其正确面对分娩。

2. 认真评估孕妇是否具备自然分娩的生理条件,根据孕妇情况为其制定合理运动和膳食结构,强调控制胎儿大小的重要性。

3. 提醒孕妇按时参加孕妇学校课、在孕妇学校课堂应教会孕妇从孕 20 周开始进行 Kegel（凯格尔球）训练（具体方法见产后护理门诊一问一答）、预约拉玛泽呼吸训练课，了解入院准备流程和入院指征，为分娩做好充足的身心准备。

第二节　经产妇阴道分娩的沟通

一、病史概要

孕妇 32 岁，孕 38^{+3} 周，经产妇，孕期定时产检，偶有参加孕妇学校课程，孕期检查正常。

二、沟通过程

孕　妇： 我上次孩子是早产，预产期提前了一个月，这次什么时候发作？

助产士： 每次生产的经历都是不一样的，临产的表现也不一样，正常临产时间为孕 37~42 周之间，经产妇只要有临产发作的表现就应赶紧就诊，一般经产妇产程进展会快些。

孕　妇： 我上次孩子只有 5 斤多点，您刚测的出口径只有 8.5cm，可胎儿双顶径有 9.6cm 能顺产？

助产士： 正常胎儿颅骨之间有颅缝，还有前囟和后囟，颅缝与囟门均有软组织覆盖，使骨板有一定的活动余地，这样胎头具有一定可塑性，在分娩过程中，头颅通过产道时颅骨轻度移位重叠使其变形，缩小头颅体积,有利于胎头娩出,这就是为什么许多刚顺产出来的婴儿头部看起来尖尖的,这就是产道挤压引起的,一般生后一两天能恢复。

孕　妇: 要是先破水,怎么办?找人抬到医院?

助产士: 若在临产发动前先破水,这叫胎膜早破。一般是孕妇自己感觉有较多液体自阴道流出,继而少量间断性排出。胎膜破裂后出现脐带脱垂的几率很小,多见于胎头高浮未入盆羊水过多者,若感觉阴道有异物或条索状物落入阴道,应警惕脐带脱垂发生。一般不需叫救护车去医院,正常叫车或家人开车就行,孕妇可平躺在后排座椅上。不愿意平躺或不方便平躺的也可半躺着或坐着,毕竟脐带脱垂的发生几率非常小。但是一定要注意的是,如果产检是臀位的孕妈妈,建议尽量在有临产先兆症状立即来院,一旦发生破水,需立即平躺,抬高臀部,因为臀位发生脐带脱垂的几率比头位大得多。

孕　妇: 我还没入盆怎么办?

助产士: 入盆是妊娠晚期胎儿头部通过母体骨盆入口平面进入骨盆腔的现象,医学上称为"衔接",入盆后胎位相对固定,胎儿活动度减少。入盆是分娩的前奏,但不是必要条件,有些人是边发作边入盆。若临产后胎头仍未衔接,应警惕头盆不称。

沟通要点和分析

　　经产妇容易将上次生产的经验带入此次妊娠分娩中,医护人员应向其讲解经产妇的分娩过程,消除其焦虑。同时,要着重强调经产妇分娩快的特点,有不适情况要及时来院,以免生在家中、路上、电梯里、床上等情况的发生。

(王贤华)

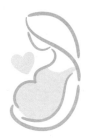

第三章

产后护理门诊常见问题

1. 母乳喂养的宝宝需要喂水吗?

产 妇: 夏天,爷爷、奶奶担心宝宝口渴,时不时给宝宝喂白开水,宝宝喝了水以后不吃奶了?这下可急坏家长了,是不是哪里不舒服?到底母乳喂养的宝宝需要每天喂水吗?

助产士: 即便天热时我们也不能在 6 个月之前给接受母乳喂养的婴儿喂水。给幼儿喂水会使宝宝面临腹泻和营养不良危险。水可能不够清洁,会使婴儿出现感染。喂水也有可能使婴儿减少母乳饮用量,或者较早停止母乳喂养,因而导致营养不良。如果母亲喂水而不喂母乳,也会使母亲将来的奶量减少。母乳中 80% 以上属于水,尤其是每次母乳喂养之前最先流出的奶。因此,每当妈妈觉得孩子渴了,就可进行母乳喂养。这将使孩子解渴并继续使孩子在 6 个月大之前不需要补水,及时天热时也是如此。这就是世界卫生组织建议儿童在生命头 6 个月得到纯母乳喂养的原因之一。当孩子仅仅食用母乳,没有得到任何附加食物或液体,甚至是水时,就被认为属于纯母乳喂养,而口服补液盐和维生素,矿物质或药物的滴剂及糖浆除外。母亲进行母乳喂养时,会使孩子得到所有所需水分,同时提供"安全水"并保护婴儿不受腹泻影响。

2. 月子期间站着喝水,老了会漏尿?

产　妇:

我妈妈非要我躺着喝水,说站着喝水以后老了会漏尿?是真的吗?

助产士:

不是的!漏尿和站着、躺着或者坐着喝水没有任何关系。我们的盆底像一张吊床,上面有子宫、膀胱还有直肠等盆腔脏器。随着孕期的发展,子宫逐渐增大,羊水量增多,导致腹部压力不断增加,我们盆底这个吊床所承受的重量也越来越大,长期下去就会使盆底肌容易发生松弛,导致盆底功能出现下降,盆底肌和盆底末梢神经也有可能出现损伤,最终也可能导致盆底功能障碍。我们的盆底肌参与控制排尿、控制排便、维持阴道的紧缩度、增加性快感和维持骨盆结构的稳定性,如果盆底肌出现问题,盆底功能障碍,就会出现漏尿、子宫脱垂等现象了。以前,老一辈家长不知道妊娠、分娩、盆底肌肉功能和尿失禁的关系，也不知道现在医学发达了，可以通过盆底肌肉康复治疗仪器治疗盆底功能，预防尿失禁。所以，妈妈们深受尿失禁之苦，以至于有了这样荒谬的传言。

3. 顺产是不是会影响夫妻生活？

产　妇： 我生了宝宝感觉阴道好松，早知道就剖腹产了，你为什么不提前给我说？

助产士： 剖宫产阴道也会松弛。盆底肌松弛了，阴道自然就会松弛掉。盆底肌是什么？排尿时，解到一半的时候，突然中止，这时你会感觉到盆底有肌肉在收缩，收缩的这些肌肉就是盆底肌。

产　妇： 我如果不顺产，盆底肌就不会松弛了？

助产士： 错！我们的盆底像一张吊床，上面有子宫、膀胱还有直肠等盆腔脏器。随着孕期的发展，子宫逐渐增大，羊水量增多，导致腹部压力不断增加，我们盆底这个吊床所承受的重量也越来越大，长期下去就会使盆底肌容易发生松弛，导致盆底功能出现下降，盆底肌和盆底末梢神经也有可能出现损伤，最终也可能导致盆底功能障碍。所以，一般生得越多，盆底肌松弛的发生率越高。

产　妇: 生完孩子如何让我的盆底肌不松弛,恢复到孕前的优良状态?

助产士: 产前及产后我们如何进行盆底肌训练是目前孕产妇最关注的问题,也是二胎政策来临后大家越来越重视了,既可以达到促进自然的阴道分娩的作用,又可以帮助恢复盆底肌的正常状态。目前有以下方法:①缓慢收缩会阴及肛门达最大力持续 3~5 秒,缓缓放松持续 3~5 秒,每次锻炼 15 分钟,每天 2~3 次,6~8 周一个疗程。②最大力快速收缩会阴及肛门后立刻放松,连续 3~5 次后放松 6~10 秒,然后再重复进行,每次锻炼 15 分钟,每天 2~3 次,6~8 周一个疗程。③盆底肌康复训练器——凯格尔球的使用:先仰卧位,选用 1 号球插入阴道,收缩肌肉,然后站起来锻炼,再依次进行走路、上楼梯、咳嗽、跳等动作来进行练习。等到夹住不掉时换成 2 号球,依次类推。坚持每天进行练习 1~2 次,每次 15~20 分钟,每周 2~3 次。④如果通过盆底肌的检测试验提示盆底肌功能障碍或者出现阴道松弛、便秘、小腹坠胀、尿频、尿急、漏尿、子宫脱垂、性欲减退、性交痛、性高潮障碍等症状,建议到产科盆底康复治疗中心进行盆底康复治疗,同时在家进行凯格尔球训练,两种方法联合可以达到最佳效果。

4. 盆底肌肉有哪些功能?哪些适合做盆底康复治疗,哪些不适合做?

产 妇: 盆底肌肉有哪些功能?

助产士: 盆底肌肉构成吊床样结构,有着"弹簧床"美誉,行使以下三大功能:①性功能:性快感和性健康。②括约肌功能:控制排便、控制排尿。③盆底支持功能:承载支持盆腔脏器(膀胱、子宫、直肠);协调完成腹部-盆骨生物动力学、促进自然分娩;维持阴道紧缩度,抵御外来有害细菌。

产 妇: 哪些情况需要来做盆底康复治疗?

助产士: 盆底康复治疗的适应证如下:产后女性;阴道松弛、阴道前后壁膨出者;轻中度盆腔脏器脱垂;各类尿失禁;尿潴留;便秘;粪失禁;性生活不满意;反复阴道炎、反复尿路感染者;慢性盆腔痛;泌尿生殖系统手术前后需要辅助治疗者;卵巢早衰;围绝经期综合征患者等。

产 妇: 哪些情况不能做盆底康复治疗或暂缓做?

助产士: 盆底康复治疗的禁忌证如下:佩戴心脏起搏器

者;恶性肿瘤者;炎症急性期;出血期、经期禁用阴道电极;体内有金属异物者;智障者、痴呆、癫痫急性发作期等。

（李晓莉　普小芸）

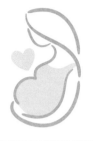

第四章

母乳喂养常见问题

第一节　与进行第一次母乳喂养家长的沟通

一、案例介绍

宝宝A，剖宫产出生后45分钟，护士准备去进行母乳喂养指导。

二、家庭背景

宝宝A由多名家属围绕，大家感觉又兴奋又紧张，看他们穿衣打扮像是农民出身，经询问，孕期从未有人接受过母乳喂养知识培训。

三、沟通过程与成效

爸　爸： 护士，我家宝宝出来后吃什么呢？

护　士： 吃妈妈的母乳啊，我们提倡母乳喂养，宝宝就吃妈妈的母乳就行了,母乳是最天然、最营养、最宜被宝宝吸收的营养物质;又经济、又实惠,还可以避免奶粉喂养容易被污染的风险。

妈　妈: 但是孩子奶奶说要给宝宝先喂一点白开水清洗肠道。

护　士: 不需要的,宝宝出生后的第一口食物应该是妈妈的初乳,初乳中含有大量的免疫物质,它可是宝宝人生的第一次被动免疫哦,可以提高宝宝的抵抗力,你愿意放弃这个机会吗? 开奶前如果让宝宝吃了其他东西后就会产生饱足感,这样宝宝就会减少对母乳的需求,从而减少对乳房的吸吮刺激。而我们要让母乳充足的一个最主要的方法就是要让宝宝多吸妈妈的奶,吸得越早越频繁、吸的时间足够,奶就越好。如果给宝宝用小勺或奶瓶添加了食物(如水或奶粉),宝宝吃饱了,就会认为水或奶粉是妈妈的奶,小勺或奶瓶是妈妈的乳头,就会不认识妈妈而拒绝妈妈,导致乳汁就不够了。而且给宝宝第一口食物是妈妈的奶和乳头,可以吃到妈妈乳头上的细菌,建立宝宝自己的有益的肠道菌群,以后宝宝的消化吸收才更好。也可以吃到增加宝宝免疫功能的初乳,保护宝宝少生病哦!

妈　妈：　那以后要不要给宝宝喝一点水呢？

护　士：　世界卫生组织建议纯母乳喂养的宝宝 6 个月内都不需要单独添加水，因为母乳当中有 90% 的水分，已经足够宝宝对水的需求。一方面，添加水会使宝宝水分摄入过多从而加重宝宝的肾脏负担；另一方面，添加水会让宝宝产生饱足感，减少对母乳的需求，进而使乳房接受到的刺激减少，乳汁分泌量会减少的，这会影响宝宝的健康的哟！

爸　爸：　还是护士专业，眼睛看向婆婆稍带责怪地说：幸亏没喂水，要不咱宝宝就没奶吃了。护士，那你教教我们怎么喂母乳吧，谢谢！

护　士：　好的，我这次来的目的就是教会你们给宝宝进行母乳喂养。母乳喂养成功条件之一就是宝宝出生后 1 小时内裸体进行"早接触""早吸吮""早开奶"。这有三大好处：第一，宝宝裸体和妈妈进行皮肤接触，可以帮助宝宝保暖、感受到妈妈的味道使宝宝获得安全感；第二，宝宝出生后第一个小时内处于清醒状态，是建立各种反射的最好时间（如觅食反射、吸吮反射及吞咽反射），之后宝宝将进入睡眠；第三，宝宝的吸吮刺激可以使妈妈建立泌乳反射、立乳反射和喷乳反射，从而使妈妈分泌更多的乳汁，同时可以减少妈妈的出血量。

看，你家宝宝吸得多好，妈妈的乳头发育也特别得好，宝宝很容易就能够衔接好妈妈的乳头，大家过来看一下，宝宝乳头衔接好的标准就是宝宝嘴巴张得很大，呈"鱼唇状"，包裹住乳头和大部分乳晕，上下唇外翻，舌头呈勺状环绕乳晕，面颊鼓起，能够看到宝宝进行慢而有力的吸吮。如果宝宝只是衔接到妈妈的乳头，那么就要轻轻下压宝宝的下颌，让其吐出乳头进行重新衔接，否则妈妈会感觉乳头疼痛并且容易导致乳头皲裂的发生。另外，不管采取什么体位进行母乳喂养，都是以妈妈和宝宝感觉到最舒适为金标准，我们可以利用一些枕头、垫子来实现这个目的。

妈　妈： 那我多长时间进行一次母乳喂养呢?

护　士： 按需哺乳，不受时间和次数的限制，即宝宝饿了就喂，想吃就吃，想吃多久就吃多久，这样按照宝宝的需求喂奶才是符合其生理特点的，而不是定时给宝宝喂奶。一般情况下，宝宝出生的最初几天里，吸吮次数较频繁，吸吮时间较短，每隔 1~2 小时就想吃，随着宝宝长大，喂奶间隔时间会增长，但大多数宝宝 2~3 小时内就需要吃奶，因为母乳是最宜被婴儿消化和吸吮的营养物质，平均 2~3 小时就会从胃中排空，宝宝就会感觉到饥饿而需要喂奶。

妈 妈： 但是我乳房那么小，会不会没有奶？

护 士： 乳房大小只和乳房脂肪组织的多少有关系，脂肪是没有泌乳作用的，泌乳多少主要和乳腺的发育情况有关，因此，并不是说大乳房就一定有足够的母乳，而小乳房就一定没有母乳。要相信，每一位妈妈都有分泌乳汁的能力，关键在于宝宝频繁的吸吮、妈妈心情好休息好、均衡的营养，还有全家人的支持和关心也非常重要的。

妈 妈： 哦！谢谢护士，我们一定会坚持母乳喂养的。

护 士： 好的，不用谢，新手爸妈经验不足是正常的，不要太过担心，我们工作人员会经常来巡视您的宝宝并指导您进行母乳喂养，你们有不明白和需要帮助的地方也欢迎随时告知我们，我们希望大家在出院时都学会母乳喂养就最好了。

经过护士的耐心讲解，全家人稍缓之前的紧张情绪，努力学习母乳喂养知识和技巧，准备坚持给宝宝进行母乳喂养。

第二节　与担心母乳不足家长的沟通

一、案例介绍

宝宝 B，剖宫产出生后 19 小时，母乳喂养持续时间长，间隔时间短,宝宝常哭闹。

二、家庭背景

宝宝 B 哭闹不止,多人围着宝宝不知所措,爸爸想要放弃纯母乳喂养给宝宝添加奶粉,但妈妈担心添加奶粉会增加宝宝以后过敏的风险,想要继续坚持纯母乳喂养。

三、沟通过程与成效

妈 妈: 护士,我一点都感觉不到奶胀,是不是没有奶?

护 士: 当然不是,奶胀主要是因为妈妈在宝宝出生的最初几天没有做到频繁有效的吸吮导致的,这样的妈妈一般在第 3 天会感觉到奶胀。最初几天做到频繁有效吸吮的妈妈几乎是感觉不到奶胀的。

妈 妈: 什么叫频繁有效的吸吮?

护 士: 频繁是指宝宝一天要吸吮妈妈乳房 8~12 次以上,相当于每 2~3 小时吸吮一次,第一天的宝宝甚至可以 1 小时吸吮一次;有效是指每次每侧乳房吸吮 15 分钟以上且宝宝的衔接姿势要正确。宝宝嘴巴张得很大,呈"鱼唇状",包裹住乳头和大部分乳晕,上下唇外翻,舌头呈勺状环绕乳晕,面颊鼓起,能够看到宝宝进行慢而有力的吸吮为正确的衔接姿势。您做到频繁有效的吸吮了吗?

妈 妈： 如果是这样的话，那我宝宝的吸吮次数是不够的，但是宝宝爸爸也吸了我的乳头，确实是一点奶都没有。

护 士： 妈妈的乳汁是存储在乳晕下面的乳窦里的，所以只有正确的衔接才能让宝宝吸吮的时候用嘴去挤压妈妈的乳房从而使乳窦内的乳汁进入宝宝的口中。如果宝宝只含住妈妈的乳头，吸吮的时候不仅会引起乳头疼痛，而且吸不出奶。因此，宝宝总是感觉没有吃饱的话，我们要检查宝宝的衔接姿势是否正确。同理，成人因为有牙，只能含住妈妈的乳头，并不能像宝宝那样衔接妈妈的乳头及乳晕，所以成人不宜将乳汁吸出。

妈 妈： 那护士你帮我挤一下看有没有奶好吗？

护 士： （去查看妈妈的乳房，挤出一滴清亮的乳汁）你看，这不就是初乳吗，这么好的初乳，不给宝宝吃可就浪费了。在怀孕的时候乳腺会发育，就有初乳产生，奶未挤出并不表示没有奶，宝宝可以吸出奶汁的，你的乳汁能轻易挤出，说明你的初乳量很大的，宝宝容易吸出，奶量可以满足宝宝的需求了（妈妈听到护士这样说，信心大增）。

妈 妈： 这么少的奶，会不会不够宝宝吃。

护 士： 宝宝第 1 天的胃特别得小，(看了一下妈妈的乳头，和玻璃弹珠差不多大)你看，就妈妈的乳头这么大一点，一次大概就需要 1~1.5ml 的奶量。随着宝宝长大，胃容量会不断地增加，宝宝吃奶会越频繁，妈妈的身体可以通过宝宝的频繁有效吸吮获得信号，以分泌出宝宝需要的等量母乳。宝宝对母乳的需求量和母亲分泌出等量母乳的能力可是自然界供需平衡的一个完美例子。因此说，宝宝只有通过频繁有效的吸吮，妈妈的乳房才能保证后面的母乳需求。反之，则会导致母乳不足。如果奶粉喂养的话，则很容易让宝宝摄入过量，增加肥胖和成年后高血压、糖尿病的风险，影响宝宝身体健康。

妈 妈： 但是宝宝总是哭闹、频繁吃奶的话，我们还是担心他没有吃饱。

护 士： 你们的心情我完全能够理解，刚开始为人父母，也没有经验，紧张担心是难以避免的。绝大多数妈妈是完全可以进行纯母乳喂养的，除非妈妈患有疾病不宜母乳喂养；或者高危儿宝宝(比如巨大儿、早产儿、足月低体重儿、妈妈有糖尿病的宝宝等)刚开始的时候可能需要添加一些奶粉。你家宝宝各项均正常，所以我还是建议你们纯母乳喂养。在喂养的时候我们可以通过观察以下几点来确定宝宝是否吃到足够的母乳。第一,经常观察宝宝的精神状态,如果哭声响亮、反应可为精神状态佳。第二,观察宝宝的体重,宝宝出生后会有生理性的体重下降,但体重下降不宜超过出生体重的10%,超过出生体重的7%时我们就要加强喂养了。第三,观察宝宝的大小便次数,宝宝的大便次数从出生第1天至第4天从1次大便开始依次增加,至第4天以后每天维持4次左右;宝宝的小便次数从出生第1天至第6天从1次小便开始依次增加,至第6天以后每天维持6次以上小便为正常。第四,我们还可以通过监测宝宝的血糖来判断宝宝是否得到足够的母乳。如果以上条件都满足的话,那么就放心大胆地进行纯母乳喂养吧。

妈　妈: 谢谢护士,听你这样一说,我们就放心多了,(目光对准其他几个人)那我们就不给宝宝添加奶粉,就把宝宝放在我身旁吃奶,让他想吃多久吃多久。

护　士: 不用谢,刚开始有点担心是正常的,大家放心,我们工作人员会经常来巡视了解您家宝宝情况的,并教会您进行母乳喂养,你们有不明白和需要帮助的地方也欢迎随时告知我们。

经过护士的耐心讲解,消除了大家担心母乳不足的顾虑,全家人都坚定了纯母乳喂养的信心,至第 3 天出院的时候,妈妈已能够分泌出大量的乳汁,未出现乳房肿胀和乳头皲裂等异常情况。

第三节　与乳房肿胀家长的沟通

一、案例介绍

C 宝妈,剖宫产术后 3 天,自诉乳房肿胀疼痛。

二、家庭背景

宝宝 C 由爸爸、婆婆、外婆轮流照顾,孕期均从未接受母乳喂养知识培训,且遵医行为差,育儿观念陈旧。

三、沟通过程与成效

妈　妈: 护士,你看,我的乳房又胀又痛,宝宝又不吸,怎么办呢?

护　士: (触摸检查妈妈的乳房)嗯! 的确是肿胀得厉害。

妈　妈: 为什么会这样呢?

护　士: 乳房肿胀最主要是因为最初几天没有做到充分有效的吸吮导致的。你们是不是没有按照我们的要求让宝宝频繁有效地去吸吮您的乳房,给宝宝偷偷添加了奶粉吧!

妈　妈： 可是我们用吸奶器吸了的，一点奶都吸不出来。

护　士： 初乳是特别的少，每天就几毫升，所以才说初乳特别的珍贵，物以稀为贵嘛，但是前两天宝宝的胃容量也小，就一个小号玻璃弹珠那么大，妈妈的初乳基本是能够满足宝宝需求的。而且母乳是宝宝有效吸吮越频繁，妈妈泌乳量就越多。

妈　妈： 但是宝宝不到 2 小时就要吃一次奶，一次要吃很长时间，肯定是没有吃饱，后来我们给宝宝添加了奶粉，宝宝吃完就睡得很好了。

护　士： 正是因为宝宝添加了奶粉，就会有比较长时间的饱足感，所以对乳房的吸吮刺激次数就减少了，以至于现在发生奶胀。

妈　妈： 护士，那现在我该怎么办呢？

护　士： 我刚刚检查了您的乳房，还好，现在只是稍微肿胀，没有硬块形成，只要不进一步发展，问题还是比较好解决的，关键还是让宝宝频繁有效的吸吮。切记，不能再给宝宝添加奶粉了。喂完之后可以用手挤奶或吸奶器将奶吸到感觉肿胀减轻舒服就可以了。喂奶间隔期可以冷敷乳房，比较常用的是用卷心菜的叶子罩在乳罩里冷敷乳房，叶子打蔫或用了两小时左右更换新的就可以了，冷水毛巾敷乳房也可减轻肿胀疼痛的。

妈　妈： 但是宝宝现在不愿意吸吮我的乳头，一接触我的乳头就哭。

护　士： 是不是又悄悄给宝宝使用了奶瓶喂养啊？

妈　妈： 嗯。(目光对准其他几个家属)看嘛，还是应该听护士的话。

护　士： 宝宝可能已经发生了乳头混淆，错认为奶瓶奶嘴是妈妈了，拒绝你是妈妈了。

妈　妈： 那怎么办呢？

护　士： 第一，停止给宝宝使用奶瓶喂养。第二，多让宝宝和你的乳房接触，让她重新熟悉接受你的乳头。第三，安抚宝宝，一定要有耐心，让他情绪好的时候吸吮妈妈的乳头；喂奶前可以挤出少量乳汁，一方面可以使乳晕变软让宝宝更容易衔接，另一方面，宝宝接触到一点奶可能会对你的乳头更感兴趣。第四，如果宝宝长时间不吸乳，妈妈要用吸奶器吸出乳汁，然后用杯子、勺子喂养。第五，这可能需要花一定的时间和精力，需要你们坚持才可以。

妈　妈： 好的好的,谢谢护士,这次我们一定按照你的要求做。

护　士： 不用谢,等宝宝下次想要吃奶的时候通知我,我来帮助您进行母乳喂养。现在您可以手挤奶或用吸奶器先将您的乳汁吸出来。

经过妈妈和宝宝的不懈努力,宝宝重新接受了妈妈的乳头,妈妈也成功缓解了胀奶。

第四节　与乳头凹陷家长的沟通

一、案例介绍

D 宝妈,剖宫产术后 1 小时,乳头凹陷。

二、家庭背景

宝宝 D 由多人围绕着,大家正商量着放弃母乳喂养,改为人工喂养。

三、沟通过程与成效

妈　妈： 护士,请问想要回奶的话要怎样做呢?

护　士： 为什么要回奶呢? 不打算给宝宝母乳喂养了吗? 母乳可是最适合宝宝的营养物质,不给宝宝吃是非常可惜的,以后后悔就来不及了。

妈 妈: 我们也知道母乳好,可是我的乳头凹陷,宝宝吸不到我的乳头。

护 士: 我看看,(查看乳头)嗯,的确有点凹陷,但也不是最严重的那种,如果努努力的话,宝宝还是有希望成功衔接上你的乳头的。

妈 妈: 真的吗?那我要怎么做呢?

护 士: 当然是真的,关键是你自己一定要有信心和耐心。之前有个妈妈乳头比你的还要凹陷,她坚持了一个多月的时间,终于让宝宝成功吸吮上她的乳头。

妈 妈: 那护士你快告诉我要怎么做?

护 士: 第一,一定要让你的乳房接受到频繁有效的刺激,以保证泌乳量,如果宝宝吃不到的话,可以手挤奶,是最经济实惠方便的;也可买一个电动吸奶器,每天吸 8~12 次以上,每次每侧吸 15~20 分钟。第二,每次喂养宝宝前,可以用乳头纠正器或者吸奶器将乳头吸出一点点,用你的手指像我做的这样塑形乳头,可以帮助宝宝过渡吃到乳头。实在不行的话,也可以将吸出的奶用杯子、勺子喂养。第三,即使宝宝暂时不能成功吸到乳头,也不要灰心,不要放弃尝试,多让宝宝和你的乳头接触,多给宝宝学习的机会,说不定下一次她就吸到你的乳头了。第四,如果宝宝确实吸不上乳头,也可以借助乳头保护罩放在乳头上利于宝宝吸奶,也可以将母乳用吸奶器吸出来进行喂养,只要注意好消毒措施就可以了,那样也比奶粉喂养要好得多,乳头经常被吸出或宝宝再长大一些,可能就能成功亲喂了。

妈　妈: 嗯,护士说的有道理,我们还是不要回奶了,大不了用吸奶器吸出来喂,那也比奶粉好。谢谢护士。

护　士: 不用谢,我来看看您家宝贝能不能衔接上您的乳头。看,您家宝贝很努力地想要衔接上您的乳头,所以,妈妈也不要放弃努力哦。(经过十几分钟的努力,宝宝终于成功衔接上妈妈的乳头)谁说宝宝衔接不上乳头,看宝宝多聪明,吃得多好啊。如有困难,随时告诉我们,我们来帮助您进行母乳喂养。

经过妈妈和宝宝的不懈努力,宝宝一直进行纯母乳喂养且妈妈的乳汁分泌多,乳房无胀奶现象。

沟通要点和分析

1. 母乳喂养本是母亲的天性,但随着社会的发展、奶粉的不正当的营销、母亲的多重社会角色,使得母乳喂养变成一大难事,很多母亲不会或不愿进行母乳喂养。沟通中要让母亲及家属们充分了解母乳喂养的好处及重要性,并告诉其获取母乳喂养知识和技巧的途径,树立起母乳喂养的信心,获得家庭的支持,为母乳喂养成功创造条件。

2. 患者常因不知道、不了解而产生焦虑,沟通中应针对具体焦虑内容,用具有信服力的语言,以科学合理的解释从而缓解她们的焦虑。

3. 提供帮助可以大大缓解紧张情绪,沟通中注意让产妇和家属们知道她们有途径随时可以获得帮助的。

4. 许多旧习俗会阻碍母乳喂养的成功,沟通中注意用科学准确的理论知识推翻旧习俗的不合理之处。

5. 母乳喂养成功的重点是母亲的信心以及家庭社会的支持,沟通中注意多鼓励母亲和家庭,多使用肯定的语言,以激励为主,树立母亲和家庭的信心,获得家庭社会的支持。

(高德艳 蒋红梅)

第四部分

产科医患沟通技巧及相关法律

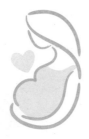

第一章

孕产妇的生理与心理特点

妊娠期是几乎每位女性的人生必经阶段。为了适应胎儿在不同阶段生长、发育的需要,并为临产及分娩准备条件,妊娠期女性机体的各个功能系统都会发生一系列的生理变化。这些相对陌生的变化必然会影响孕妇的正常心理,出现情绪波动大、易激惹、焦虑、抑郁等表现。掌握并理解孕产妇的心理特点是产科医务人员的基本功。如能通过有效沟通,使孕妇及其家庭成员了解妊娠期的生理和心理特点,就能有效地减少孕产妇对分娩的恐惧感及其不良影响,有利于产科医师及助产士顺利开展助产工作。

一、孕产妇生理变化特点

1. 生殖系统　从开始怀孕到宝宝出生,生殖系统的变化最为显著。子宫容量从 3~7ml 增至 5000ml 左右;重量从孕前的 50g 左右,到足月时增加到 1000~1250g,是孕前的 20~25 倍。妊娠 12 周前子宫位于盆腔内,12 周逐渐进入腹腔,子宫底开始能在下腹部、耻骨联合上缘处扪及。妊娠 20 周末子宫底约与脐水平。足月时,子宫底部增大明显,到达剑突下 2~3 指水平。阴道、宫颈是胎儿娩出的通道,其妊娠期变化的目的在于为胎儿的娩出做好生理方面的准备。妊娠时阴道黏膜增厚,血管增多并充血、水肿,呈紫蓝色,子宫颈血管增多,质地变软,也呈蓝色。宫颈管分泌物增多、黏稠,可防止细菌侵入宫腔。

2. 体重改变 首次妊娠女性体重增长的平均值为 12.5kg,经产妇一般比该平均值低 0.9kg。妊娠期增加的体重,主要来自胎儿及其附属物、孕妇乳房及储备的脂肪和蛋白质。

3. 消化系统 妊娠早期有食欲减退、恶心、呕吐、爱吃酸食等早孕反应,会引起各种营养物质摄入减少。整个孕期均存在激素变化导致消化道平滑肌松弛、消化液分泌减少,胃肠蠕动减慢,故常出现胃胀气和便秘。

4. 代谢系统 妊娠期母体基础代谢率增加,合成代谢增强,对各类营养素的需求增加,以供给胎儿生长发育需要。胎盘具有营养物质单向调控作用,如水溶性维生素能主动转运到胎儿血液循环,而不能逆向回送。以叶酸及铁为例,随着母体叶酸及铁消耗,胎儿血中叶酸和铁则一直维持正常水平,母体就可能因为叶酸及铁严重缺乏而导致重度贫血。

5. 血液和肾脏排泄系统 正常非孕妇女的血浆容量约为2600ml,孕期最多约增加 50%,其中增加身体水分约 1000ml,红细胞数量平均增加 20%,故血液相对稀释,可能会出现生理性贫血。同时,为了排出母体自身和胎儿代谢的产物,肾的负担加重,肾血容量和肾小球滤过率增加,但肾小管的重吸收率无明显变化,导致尿中葡萄糖、氨基酸等含量增加。

二、孕产妇的常见心理特点

妊娠期女性的精神和心理比平时更容易受到周围环境的

影响,一些不利的社会和家庭因素,更是诱发和加重孕妇心理负担、诱发心理不良变化的重要原因。

1. 紧张与易激惹　妊娠期出现的早孕反应以及随着妊娠进展愈来愈明显的身体变化给孕妇带来的行动不便,会使部分孕妇产生对妊娠的后悔心态,认为怀孕对自己损害严重;由于怀孕身体生理上的改变,腰酸、背痛、便秘等症状逐渐加重,有些孕妇还会失眠;有的孕妇由于经济条件困难感到压力过大;有些是非所意愿的怀孕;部分孕妇受封建思想和家庭因素的影响,过度关注胎儿性别;部分家庭对孕妇呵护备至,每一个细微要求都给予过度的关心与满足,因而使某些孕妇产生自骄自怜的心理;有的孕妇面临婆媳关系不和,或缺乏来自家庭关爱和支持。上述种种因素复合,使得孕妇长期处于紧张、忧虑的状态,稍有不满就发泄怒气。

2. 焦虑与恐惧　由于孕妇尤其是初产妇对妊娠的认知不足,担心妊娠期间会出现各种不良反应,因而过分注重自己的身体变化,稍有不适即产生恐惧和焦虑情绪:如担心胎儿生长发育异常和畸形可能;担心胎儿性别,少数人有重男轻女的偏见;体形的变化逐渐明显,担心以后不能恢复。对于经历过不良孕产史的孕妇,则更加担心不能顺利分娩或不能生一个健康的婴儿,甚至担心在分娩时发生意外而死亡,心理压力增强和恐惧感的产生更为明显,不仅可导致产程进展异常,而且增加以剖宫产中止妊娠的机会。

3. 移情与性疏远　妊娠期女性在孕期以及产后的一段时间内,将情感的主要关注点由丈夫转移到胎儿、孩子身上。对于绝大部分孕妇来说,几乎全部情感和精力,都投入了腹中那个正在逐渐成熟的小生命,胎儿成为其情感中心。这种现象在产后继续维持并有强化趋势。另外,进入孕期的女性感到性兴奋增加,但一方面大部分孕妇害怕与丈夫过性生活会伤害胎儿,另一方面害怕自己的体态变形,引不起丈夫的性兴奋,因而尽力克制自己的性兴奋,尽量避免实际的性生活。

三、不同妊娠阶段孕妇心理演变

1. 早孕期　在妊娠最初的 3 个月(第 13 周末之前),孕妇的心理波动往往随着妊娠反应出现。起初,她可能只是凭想象感觉着腹内的小生命,想象着小朋友可能的模样,甚至想象着把他(她)抱在怀里的感觉。此时,孕妇的心情是无比甜蜜的。不久,早孕反应使她开始厌食、恶心甚至呕吐,长时间的失眠也使她疲惫不堪。于是她开始感到心情压抑和烦恼,开始担心怀孕的失败,恐惧分娩的痛苦,忧虑腹内胎儿的健康,甚至产生莫名其妙的抑郁和焦虑。在最初的 3 个月中,孕妇的内心体验往往是前述两种情绪反应的矛盾共存体,既高兴又忧虑,既甜蜜又烦恼,既满怀希望又充满忧虑。

2. 中孕期　在妊娠中期的 3 个月(第 14~27 周末),随着妊娠的继续进展,妊娠初期出现的不适症状逐渐消失,食欲和睡眠又恢复了正常。在 14~16 周,胎动的出现对孕妇的心理感受来说是一剂强心剂,她开始切实地感受到一个新生的生命真实地在自己的子宫里成长,并且用他自己的行动向他的母亲自我介绍,母胎之间的直接沟通对孕妇是一个极大的安慰,对妊娠失败的忧虑下降,取而代之的是更多的幸福和自豪的感觉。因此,妊娠中期这 3 个月是孕妇心理上的黄金时期。

3. 晚孕期　在妊娠最后的 3 个月(28 周及其后),随着胎儿的子宫体的显著增大和胎儿的逐渐成熟,孕妇开始出现行动不便、下肢水肿、睡眠障碍和腰骶部酸痛等症状,这使她们开始为分娩和胎儿是否健康而担心。此时,准妈妈的精力往往都投注到胎儿身上,这使她重新感到压抑和焦虑。随着预产期的迫近,她迫不及待地盼望着小孩早点出生,以解除负担。这种焦急不安,在一定程度上会缓解孕妇对分娩的惧怕心理。

4. 产褥期　完成分娩以后,产妇体内的雌激素和孕激素水平下降,与情绪活动有关的儿茶酚胺分泌减少,体内的内分泌调节处在不平衡状态,其情绪很不稳定。相当部分产妇在产后1周内发生不同程度的抑郁表现,出现精神沮丧、焦虑不安、失眠、食欲缺乏、易激动、注意力和记忆力减退等。

孕产妇的心理与情绪状态对妊娠的进展、胎儿的发育有很大的影响,精神压力大,心理状态调节不良的孕妇,容易发生各种妊娠期合并症和分娩期并发症。因此,熟悉孕产妇心理变化特点,适当予以科学疏导,亦属于产科医务人员必要的工作范畴。

(韩　健)

第二章

产科医患沟通的语言技巧

　　语言是情感交流及信息传递的重要工具。对医务工作者来说，良好的语言沟通技巧可以带来事半功倍的效果，而糟糕的沟通则给患者带来痛苦及绝望。世界医学教育联合会1989年发表的《福冈宣言》指出："所有医师必须学会交流和人际关系的技能。缺少共鸣（同情）应该看做与技术素质不足一样，是医务人员无能的表现"。医务工作者因为忙碌而疏于沟通，或缺乏有效沟通技巧，是目前医患矛盾日益凸显的重要成因之一。作为高风险科室的产科，关系母婴两条生命安全的功能单元，有效的医患沟通就显得尤为重要。

　　精湛的医疗技术和全面的知识是保证沟通效果的基本前提，娴熟的技能是取得患者信任、建立和维持良好医患关系的首要环节。作为一名医务工作者，首先要具备扎实的医学知识。因此，尽管你在病人面前说得"天花乱坠"，但患者一提问，你"支支吾吾"或"答所非问"，患者对医师的信任度立即就"飞流直下三千尺"。另外，由于患者对疾病缺乏认识以及对病情的焦虑，就需医务工作者耐心、温和的讲解，使患者消除顾虑，增加信心。因此,亲和、友善的态度是良好沟通的重要组成部分。有时尽管出诊医师是专家教授,但对患者态度恶劣、厌烦、不守时,缺乏有效沟通,如果工作稍有疏忽,就有可能如导火绳,导致医患矛盾,甚至血的代价。近几年发生的暴力事件中不乏科室主任及医疗专家。患者心目中好的"白衣天使"不一定是医术高超之人,但一定是与患者相处融洽之人。

对于产科患者来说,自古以来大家都普遍认为女人生孩子是一件正常而又简单的事情,当出现产科合并症或并发症的情况时,大多数患者及家属都无法理解和接受,如果在这个时候不能进行良好的医患沟通,可能就会导致医患矛盾,甚至发生医疗纠纷;因此,必要的和良好的医患沟通不仅能让患者很好地配合医疗活动,还能使医师更全面地了解患者的病史,作出准确的诊断和选择恰当的治疗方案,增加患者治疗的依从性,从而使患者得到更满意的服务,达到健康需求的目的,甚至能够避免不必要的医疗纠纷。

在医患沟通的过程中,我们应该做到的基本要素包括:

1. 和善的语言交流态度 询问病史时要以温和的态度和委婉的语气鼓励患者。对于许多来自农村地区的受教育水平较低的患者来说,讲述病史本来就"说不清、道不明",当遇到态度恶劣、不耐烦的医师时更害怕开口说话,从而导致信息遗漏,延误病情。比如,一名 26 岁的"高血压"孕妇,来院时收缩压160mmHg,在询问病史的时候,患者讲不清既往有无高血压病史。那么该患者是"妊娠期高血压子痫前期"还是"慢性高血压并发子痫前期"就无从分辨,而这两个诊断治疗方案的侧重点不同,前者以"解痉"为主,同时需降压治疗,后者以"降压"为主,适当"解痉"。经过耐心询问及讲解病史的重要性,患者诉说 17 岁时就有高血压病史,从而对诊断疾病及治疗决策产生极大的帮助。

2. 通俗而准确的沟通语言　语言沟通需要因人而异,针对文化层次高、接受力强的患者,可以适当用医学用语,可以彰显你的专业,让患者首先对你的学识"肃然起敬",自然而然产生"信任感"。但对文化层次低、接受力差者,应避免用太专业的医学用语。如果讲了半天,患者听懂的内容非常有限,自然就容易产生厌烦情绪,此时就需要用浅显易懂的语言。比如,"孕 34~35 周先兆早产的治疗方案",可以向患者这样解释:"就像苹果一样,若现在终止妊娠,这苹果就可能是青的,有点酸、涩,孩子还有点不成熟;若继续保胎,这苹果就有可能变红、变甜,孩子就成熟一些。"又比如,"胎膜早破"的患者担心破膜后羊水会流干,胎儿会"缺氧",要求剖宫产终止妊娠,这就需要耐心讲解:破膜后就像流水一样,前羊水流了,还有后羊水,通过胎膜的渗透及胎儿小便,还会产生羊水的,至于是否缺氧,医师和护士会监测胎心、胎动的。经过耐心的通俗易懂的讲解,绝大多数患者都会逐渐消除顾虑。语言沟通时适当诙谐可以拉近医患距离,医患关系融洽能使患者就医舒适,获得愉悦的就医体验,若医务人员在工作中过于忙碌,稍有疏忽,也更容易得到患者的理解。

3. 重视与患者家属的有效沟通　在医疗行为中,我们不但需要对患者本人有"有效"的沟通,同时需要对患者亲属及陪护人员有良好的沟通。比如,在阴道试产中经常遇到这样的情况:患者本身有强烈的阴道分娩意愿,但患者家属或陪伴却焦急地询问:"这么长时间怎么还没生出来?""孩子会不会缺氧哟?"这对患者的产程就存在消极影响。我们需要做到的是,让患者家属及陪伴积极配合医护人员的操作,并鼓励产妇忍受产痛,完成产程。我们需向患者及家属交代,良好的就医环境需医患双方共同完成,如果患者的依从性差,如果没有患者及家属的良好的配合,其不良后果最终的直接承担者是产妇本人和尚未出生的小生命。医师、患者和家属原本是同一战壕的共同奋战的战友,一次顺利的分娩是产妇、家属、医师和助产士共同努力的结果。

4. 注意与特殊患者及家属的语言沟通　在询问病史时,了解患者的家庭背景、文化底蕴对整个医疗行为的顺利开展均有所帮助,如果患者家庭文化层次高、通情达理,我们的沟通就有可能简单、容易一些;如果遇到受教育水平低、性格乖张的,这就需要谨慎我们的言行,稍不注意,不但会造成不必要的纠纷,更重要的是会直接影响我们医疗行为的顺利执行。当然,遇到"性格乖张"者,一定要沉着冷静,必要时适当"回敬"一下,比方说下班后患者会问"×××医师怎么没在?"当回答"下班了"、"吃饭去了"时,患者会惊讶地说"啊,他下班了呀!""他吃饭了呀!"适当的"回敬"可以让患者认识到医师也是普通人,不是"神",不是"钢铁做的",需要"吃饭"、需要"休息",让患者理解医师。在适当"回敬"和"解释"的同时还要注意其可能存在的正常、正当的医疗需求。

产科涉及很多个人隐私,如婚前性行为、人工流产、性传播疾病,这就需要询问病史时单独询问患者,客观采集病史有助于疾病的诊治,如人流次数超过2次,分娩中可能导致胎盘粘连、植入、产后出血等,需做好应急准备工作,当然需向患者承诺一定会保护患者的隐私。

产科是高风险科室,在医疗服务工作中,坚持以病人为中心,提供人性化服务,真正做到尊重病人、关爱病人、服务病人,既代表了广大患者的利益,又代表了广大医务工作者的心愿和利益。医务人员加强与患者沟通交流,时时体现对患者细心、耐心、关心和爱心,处处体现对患者的人性化服务,是医疗服务发展的必然趋势。在医疗服务中,医师有三宝:"语言、药物、手术刀",良好的医患关系在医疗服务中起到了非常重要的作用。因此,学会交流技巧,提高沟通水平,才能取得患者的理解与配合,达到有效的沟通。

(王全民　韩 健)

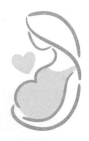

第三章

产科医患沟通的行为技巧

　　在医患沟通中我们的非语言沟通即身体语言,也称"行为语言",它具有较强的表现力及吸引力,又可跨越语言不通的障碍,更具有感染力。哈佛大学的摩尔医师曾说:医师可以用三种方式来帮忙苦难的人:话语、药与手。我们的手并不只是外科医师开刀的手,还是一个能够安慰病人、拍拍病人肩膀的手,是一个可以给人以希望和温情的触摸的手。因此,在适当的时候,善用我们的肢体语言,可能有效提升沟通效率。

　　1. **仪表**　医师在工作期间给人的第一印象非常重要,如:着装得体,衣服洁净,佩戴胸牌,挺胸、立腰、收腹、精神饱满、面带笑容,让患者有一种舒心、信任感,若披头散发、邋遢,患者就会产生不信任感,担心自己在就医过程中是否会被遗漏什么东西。

　　2. **微笑**　微笑是人际交往中的"润滑剂",是人们相互沟通、相互理解、建立感情的重要手段。医疗服务中医者的微笑不仅是医者仁爱之心的自然流露,是医者崇高价值追求的鲜明展现,更是医者在医疗护理过程中发挥作用的重要手段。医学是不确定的科学,正因为这种不确定性,临床工作想做到万无一失是不大可能的,但因为有了微笑,拉近了医务工作者与患者的距离,增进了感情,很多时候就避免了一些不必要的麻烦,也就有了"伸手不打笑脸人"之说。

3. 眼睛　是心灵的窗口,是最需要注意的。医师的眼神应该是正视对方,要让对方从医师的眼神中读到沉稳与坚定,而不是焦虑、迷惑或不耐烦。当听到或者从病例了解到乙肝、梅毒、艾滋病的病人时,不要对病人有成见,皱眉或任何的距离感都应该避免。距离感一旦产生,病人也会有所感觉,他感到不舒服就会对你失去信任。遇到这种情况时,要尽量保持客观公正地对待病人,千万不能皱眉或者退后一步! 要放松,试着让病人敞开心扉、打开心灵的窗户。

4. 倾听　医师一定要做一个有效的倾听者,在询问患者病史时一定要耐心、认真地倾听,不要随意打断患者的谈话,要鼓励患者积极准确地表达信息,要充分了解对方的想法,要做出关心的反应,当患者偏离主题时,可委婉地转变话题,避免威胁、批评或阻碍患者。善用你的手,善用你的肢体,你的一次抚摸或一次握手可能就会增加患者无穷的力量。剖宫产率居高不下其中一个重要的原因就是患者无法耐受分娩的阵痛,分娩中耐心向患者讲解如何缓解分娩阵痛方法的同时,握住患者的手,坚定地说"加油,你一定能行",因为有了这样的鼓励,很多惧怕分娩的患者顺利分娩。

有效的医患沟通不是为了成为法庭上的"呈堂证供";不是单纯为了病历上的签字画押,而是为了及时准确地诊疗疾病,而是为了让病人及家属深入了解病情,为了让病人尽早摆脱病痛的折磨,为了不给患者增加"心"的痛苦。虽然我们目的种种,但我们有共同的愿望:战胜病魔,保持健康。"求同存异",这样才会和谐,医患双方才能都成为赢家。

（王全民　韩　健）

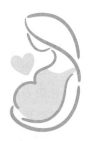

第四章

产科医患沟通中书面沟通的注意事项

　　产科关系到母婴两条生命的安全,其是医患纠纷高发的科室之一,故要做到良好的医患沟通,减少医患纠纷的发生。沟通主要靠语言来表达,具体形式可分为两类:一是口头沟通;二是书面沟通。书面沟通是借助文字、符号来进行的信息传递与交流。医院的书面沟通包括病历、检查单据、出院记录、书面医嘱、手术记录、各种疾病诊疗及治疗的同意书等。因各种医疗文书具有法律效力,为医患纠纷的评判提供依据,故有着重要的地位。《侵权责任法》第七章第五十五条规定:"需要实施手术、特殊检查、特殊治疗的,医务人员应当及时向患者说明医疗风险、替代医疗方案等情况,并取得其书面同意。"

　　良好的书面沟通既是真正保护患者权益的必要的文书、文件,也是避免侵权责任风险,保护产科医务工作者自身安全,增强产科医护人员自信心的重要的前提。一份良好的书面医院沟通记录应具有全面性、通俗性、精确性和真实性等特点。

　　1. 全面性　包括目前的病情、可以施行的各种医疗措施,以及每种治疗方案可能发生的不良后果、并发症、风险及预后等。

2. 通俗性 指对专业术语进行通俗易懂的、一般性的解释,让患者及家属能够充分理解。

3. 精确性 即医师的告知应严谨、用语应准确,不能有歧义或多种解释。

4. 真实性 指不能夸大疗效,也不能隐瞒后果。

在做好书面医患沟通时,应具有的要素有:良好的法律基础、语言表达能力、临床诊治水平、文字记录基础及应变能力。首先要全面了解患者的疾病和身体以及其他相关信息,抓住重点,找出关键问题所在,提出解决问题的方法和可能的多种途径;客观评估可能出现的诊疗结局,客观阐述医学的复杂性和不确定性;要以法律和医学为基准,注意规避医疗纠纷,分解医疗风险,建立证据意识,掌握要求患者及其家属签字的技巧。大多数的患者及其家属在签署知情同意书的时候都认为,之所以要签这么多的同意书是因为医院想要逃避责任,他们并不能理解这是体现患者自身权利的一种表现,因此更需要医务工作者进行耐心、细心、详细的解释。尤其对孕产妇,关系到一大一小两条人命更是不能轻率和马虎。医师在签署书面沟通时,要向患者及家属一一讲解页面上的内容,并应用准确、通俗和易懂的语言,避免不恰当的解释让患者感到害怕而退缩;也不能过于轻描淡写,造成患者对特殊治疗或检查过于轻视,导致发生不良反应后抱怨医师及产生医疗纠纷。对患者提出的每一个疑惑应本着实事求是、科学、认真的态度,耐心细致地解释,让患者及家属作出正确的认知和选择。有些诊疗过程及其结局有特殊要求,应该建议患者和家属逐字写下全部内容。尽可能要求患者本人签字,相关监护或代理人要求注明关系,或者有委托书。书面沟通要做到及时性,有特殊的病情变化时,要及时做好书面沟通,了解患者的焦虑、期望值、信任危机等。

另外,书面医患沟通还需注意:

1. 预防性针对性重点沟通 病情危重或复杂病人、本身疾病预后差的病人、对医护人员无信任度的病人作为重点沟通对象,针对性地进行沟通。

2. 交换沟通对象 在一位医师与病人或家属沟通困难时,可另换一位医师或主任与其继续沟通。

3. 特殊检查、治疗也需书面沟通。

4. 请示后沟通 当下级医师对沟通无法把握时,需先请示上级医师,然后再沟通或直接由上级医师、主任进行沟通。

5. 协调统一沟通 当疾病诊断不明确或疾病恶化时,在沟通前,医 - 医之间、医 - 护之间、护 - 护之间要相互讨论,统一认识后,由上级医师对家属进行解释,以避免各自的解释矛盾,患者或家属对医师或医院产生不信任感和疑虑的心理。

6. 若经充分交代病情后患者及家属无法及时作出决定,应给予充分考虑的时间,但需签署"病情已知,要求考虑"等字样,并签署好时间。

7. 孕产妇签署书面沟通时,不能仅孕产妇本人签署,需要其丈夫一起签署。如丈夫不在,应有其一名直系亲属签署,如牵涉到胎儿或新生儿救治的问题,应有双方的亲属一起签署。

(余欣梅 韩 健)

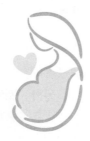

第五章

医患的权利和义务

医患关系是指在医疗诊治过程中医务人员与患者及其家属形成的社会关系,此种关系即称之为医患关系。医患关系的形成受到各种法律、法规的约束。医患双方必须在合法、合情、合理的前提下维护自身的权利,同时承担相应的义务。《侵权责任法》、《执业医师法》、《医疗机构管理条例》、《医疗事故管理条例》对医患关系的法律责任进行了明确界定。

在医疗活动中,医务人员重点要做好以下几方面:一是要恪尽职守,遵守技术操作规范。在诊治活动中医务人员必须以临床诊疗规范为标准,严格落实各项法律、法规,为患者提供充分安全的诊疗措施。二是树立敬业精神,遵守职业道德,履行医师职责,尽职尽责为患者服务。三是"以患者安全为中心",尊重患者的各项合法权利,充分体现知情告知义务。随着全社会法律意识的提高,患者的知情权、隐私权、自主权不断受到重视和保护,医务人员在实施规范诊疗的过程中必须如实告知患方患者的病情、诊疗方案、疾病预后等情况,在获得患者同意(特殊情况下由其家属同意)的情况下才能实施诊疗活动。同时,医务人员的各项人身权利受法律保护,《侵权责任法》第六十四条规定"医疗机构及其医务人员的合法权益受法律保护。干扰医疗秩序,妨碍医务人员工作、生活的,应当依法承担法律责任。"近年来,由于医疗纠纷引发的医务人员被杀、医疗机构被围堵的恶性事件屡有发生,原卫生部、公安部于2012年4月30日下发了《关于维护医疗机构秩序的通告》,对维护医疗机构的正常秩序、医务人员的人身安全提出了相关规定。因此,一旦医务人员人身安全受到侵犯,应该及时报警,通过司法途径维护自身权利。

医患关系中的患者是诊疗措施的接受者,相对处于被动地位,其合法权利主要体现在生命健康权上,具体来看主要有以下几方面:①就医权:公民在患有疾病的情况下有享受基本就医的权利,任何医疗机构和医务人员不得以任何理由推诿、延误患者就诊。患者在就医过程中有权利享受安全、合理、规范的诊疗服务。②知情同意权:患者的知情权与医方的告知义务相匹配,《侵权责任法》第五十五条明确规定"医务人员在诊疗活动中应当向患者说明病情和医疗措施。需要实施手术、特殊检查、特殊治疗的,医务人员应当及时向患者说明医疗风险、替代医疗方案等情况,并取得其书面同意;不宜向患者说明的,应当向患者的近亲属说明,并取得其书面同意。医务人员未尽到前款义务,造成患者损害的,医疗机构应当承担赔偿责任。③隐私权:《侵权责任法》第六十二条明确规定"医疗机构及其医务人员应当对患者的隐私保密。泄露患者隐私或者未经患者同意公开其病历资料,造成患者损害的,应当承担侵权责任"。

当然,权利与义务是相辅相成的,患者在享有各项合法权利的同时,必须严格履行相应的义务。《侵权责任法》第六十条对医疗机构的免责情况进行了明确规定,患方不配合医疗机构进行符合诊疗规范的诊疗出现不良损害的,医疗机构不承担相应责任。简单讲,在诊疗活动中若患方拒绝留观、放弃治疗、拒绝合理检查、拒绝合理治疗、不遵医嘱、私自离院、私自拔管、不设立陪伴、恶意欠费、自杀,出现不良损害后果的情况,医疗机构不承担由此引发的法律责任。

（蔺武军　毕玉田）

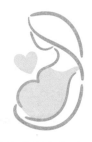

第六章

医患沟通的基本原则

　　医患沟通是指医患双方在现行法律法规的框架下,就患者的病情、疾病的发展、诊疗方案、医疗风险、治疗效果、治疗费用,通过语言和文字材料等形式进行交流,达成共识,取得同意的医疗行为。

　　《侵权责任法》第五十五条规定"医务人员在诊疗活动中应当向患者说明病情和医疗措施。需要实施手术、特殊检查、特殊治疗的,医务人员应当及时向患者说明医疗风险、替代医疗方案等情况,并取得其书面同意;不宜向患者说明的,应当向患者的近亲属说明,并取得其书面同意。医务人员未尽到前款义务,造成患者损害的,医疗机构应当承担赔偿责任。《执业医师法》第二十六条也有类似规定。可见,医患沟通是法律法规所规定的医方必须在诊疗活动中履行的法律责任,一旦违规,必将侵犯患者知情权、同意权和自主权,造成损害后果的,必须承担相应的法律责任。医患双方是医疗活动的参与者,医疗措施要取得既定疗效的基础就是医患双方必须相互信任与配合。因此,有效的医患沟通是促进医患双方相互理解、相互信任、相互支持、相互配合的基础,是医疗措施有效实施的保证,是避免医疗纠纷发生的防范措施,是诊疗活动中医患双方法律权利与义务的体现。

医务人员在进行医患沟通时,必须从平等性、科学性、及时性、人文性、科普性、合法性出发。详细来讲,其基本原则有以下六个方面:

1. 平等性　随着现代医学模式的改变,医患双方之间的关系正在向平等合作的方向发展,患者不再单纯只是被动地接受治疗,而是成为诊疗活动的真正参与者,因此,在医患沟通中医患双方必须尊重彼此的权利,在相互理解、相互信任的基础上进行交流,实施诊疗。

2. 科学性　医学是一门科学,医师在与患方的沟通中,应该始终保持严谨的科学态度,既不能夸大治疗效果误导患者选择医师制订的治疗方案,也不能过度地采取防御性治疗,造成患者不能真实地了解自身疾病,作出符合患者利益的决定。

3. 及时性　医疗沟通贯穿于整个诊疗活动中,在初次就诊、病情变化、意外事件发生等情况时都必须及时向患方进行告知和沟通,不能拖延、隐瞒和蒙骗患方。

4. 人文性　"医者仁心"充分说明医务人员一定要尊重患者,真正树立以患者为中心的服务理念,多从患者的角度出发,深入了解患者就诊的目的和需求,取得患者的信任,耐心解答患方的疑问,才能真正发挥医患沟通的作用,充分体现医学的人文特性。针对疑难危重、癌症等特殊疾病,医师要将患者的健康利益放在首位,可在充分向患者家属进行告知的情况下对患者采取保护性医疗,隐瞒相关病史,积极鼓励患者配合诊疗。

5. 科普性　医学是一门复杂的自然科学,医患双方在医学知识掌握方面存在着严重的不对等性,如果医师在与患方的沟通中频繁地使用专业性较强的医学名词、医学理论,势必会加重患方的疑惑,影响医患沟通的效果。

6. 合法性　医患沟通既是医疗行为,也是一种法律行为。相应的法律法规对医患沟通的对象、内容和形式都有相应的规范要求,例如入院时要签入院告知书、手术前要签手术知情同意书、病情危重时要签病危通知单等。

(蔺武军　毕玉田)

第五部分

产科不良事件处理的案例分析

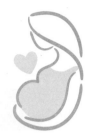

第一章

胎盘处理

案例分析:

患者刘×,女,26岁。因"停经39周,阵性腹痛2^+小时"于1月25日10:05入院,孕期检查正常,10年前查出乙肝病毒携带。入院后完善相关检查,乙肝病毒标志物阳性指标:HBsAg(+),HBeAb(+),HBcAb(+)。分娩期间助产士小丁与刘×及其家属核实相关情况,并负责刘×的分娩。刘×于17:01自然分娩,分娩过程顺利。助产士小丁告知刘×,胎盘为血液制品,在处理过程中易发生疾病流行,不得随意丢弃,患有传染病孕妇的胎盘应按国家有关规定处理。并将胎盘交予太平间工作人员处理。于17:30将产妇送回病房,行产后健康宣教,指导母乳喂养,行产后护理。

1月26日,刘×产后一般情况好,医嘱予出院。刘×丈夫的母亲到产房寻其胎盘。接待的助产人员小王寻找胎盘后未见,询问接产的助产士小刘后得知胎盘已交由太平间人员处理,告知家属。家属大怒,认为小丁擅自处置胎盘,要求医院找回胎盘。

事情进展：

护士长得知事情后，详细了解情况如下：

家属：胎盘是大补的药品，而且家乡有掩埋胎盘的风俗。在掩埋胎盘的土地上种出的植物根深叶茂，这个宝宝可以苗壮成长，家业兴旺。

小丁：产妇为乙肝小三阳患者，根据医院规定，告知产妇并征得其同意后，将其胎盘交由太平间统一处理，但未进行书面沟通及交接签字。

沟通内容要点及分析：

1. 产妇分娩后胎盘应当归产妇所有（卫政法发〔2005〕123号）。产妇放弃或者捐献胎盘的，可以由医疗机构进行处置。任何单位和个人不得买卖胎盘。如果胎盘可能造成传染病传播的，医疗机构应当及时告知产妇，按照《传染病防治法》、《医疗废物管理条例》的有关规定进行处置。

2. 助产士认为是处置常规的，对患者及家属来说是陌生的，需要仔细讲解。同时要充分了解患者的风俗习惯，进行个体化沟通，用对方理解的方式进行交流，通俗易懂地讲解处理不当可能造成的危害，让患者及家属接受正确的处理方式。

3. 此外，助产士直接在分娩后告知产妇胎盘交由太平间处理，有"告知"，但在处理时无书面同意书，无法证明告知结果。在与太平间交接时也无记录，无法追其去向。因此，需要在告知同时完成书面沟通，并完善交接记录。死胎、死婴也应遵循以上原则。

综上所述,建议沟通方式参考 5R 原则,即:

1. Rights——患者有权利选择胎盘处置方式。

2. Result——建议根据患者血液结果,选择处置方式。

3. Risk——处置不当有风险。如自行服用有感染疾病风险,掩埋被动物扒出误服,有疾病传播风险。

4. Recommendation——我们推荐什么样的处理方案,会帮助到患者什么。

5. Responsibility——处置方式的最终选择权虽在患者手中,但我们医务人员有责任让患者明白若处置不当,需要承担因疾病传播造成不良后果的相应责任。对于具有传染病的胎盘处理,应将卫生部关于产妇分娩后胎盘处理问题的相关文件展示给患者,帮助患者理解、认同和信任。

后续沟通

小刘分娩后胎盘应当归小刘所有(1R)。但是小刘为乙肝病毒携带者(2R),其胎盘可能造成传染病传播,应按照《传染病防治法》、《医疗废物管理条例》的有关规定进行消毒处置(4R)。当然,我们也尊重各地的风俗习惯。但是,如果坚决要求带回自行处置,有可能会造成不良后果。例如,认为"胎盘大补",予以服用,可能感染乙肝病毒;予以掩埋的,被动物扒出误服,可能造成疾病传播(3R)。无论哪种方式,所造成的不良后果都将由处置者承担(5R)。

附 1：

中国人民解放军第三军医大学第三附属医院
胎盘处理知情同意书

姓名 _____ **住院号** _____ **科别** ___产科___ **床号** _____

告知内容：

1. 按照卫生部规定(卫政法发(2005)123 号)，产妇分娩后胎盘应当归产妇所有。产妇放弃或者捐献胎盘的，可以由医疗机构进行处理。任何单位和个人不得买卖胎盘。如果胎盘可能造成传染病传播的，医疗机构应当及时告知产妇，按照《传染病防治法》、《医疗废物管理条例》的有关规定进行处理。

2. 目前您的胎盘携带病原体：□是(携带_____病原体)；□否；因此，您□可以□不可以自行处理胎盘。

3. 如果您自行处置胎盘，请安排您的亲属及时妥善处理。

产妇意见：

以上情况医务人员已讲明，经过慎重考虑，做出以下选择：(请在所选项划"√")

□自行处置胎盘，所引起的一切不良后果自行承担，与院方无关。

□委托医院处置胎盘，并承担所需处理费用。

产妇或家属签名：_____家属与产妇关系：_____护士签名：_____

时间：　年　月　日　时

附2:

中国人民解放军第三军医大学第三附属医院
死胎、死婴处理知情同意书

姓名_____ 住院号_____ 科别____产科____ 床号_____

为维护生命尊严和社会公德,我院就死胎、死婴处理有关问题向患者及家属告知如下:

1. 根据卫生部办公厅(卫办医政发〔2010〕60号)、卫生计生委办公厅(国卫办妇幼发〔2013〕15号)及《传染病防治法》相关文件,要求医疗机构必须依法将成形后的胎儿遗体、婴儿遗体纳入遗体管理,依照《殡葬管理条例》的规定进行妥善处置。

2. 处理死胎、死婴要求:

3. 任何单位和个人不得遗弃死胎、死婴。

4. 产妇和家属决定自行处理死胎、死婴的,应当按照《殡葬管理条例》要求处理。

5. 如果孕妇患有乙肝、梅毒、艾滋病等传染性疾病,死胎、死婴有可能受到感染,为避免疾病的传播,按照国家《传染病防治法》等相关规定,交由医疗机构集中处理。否则,由此造成传染病流行者,根据《传染病防治法》将为此负法律责任。

6. 产妇和家属委托我院处理死胎、死婴的,医院按照相关规定进行处理,产妇及家属需要承担相关费用。

7. 相关解释:

(1) 死胎是指产妇在分娩之前,因某种原因导致腹中的胎儿死亡,包括引产胎儿。

(2) 死婴是指胎儿在娩出并能独立呼吸后死亡。

(3) 死产是指产妇在生产开始之后,胎儿被分娩出来之前,因某种原因导致胎儿死亡。

以上情况医务人员已讲明，经过慎重考虑，做出以下选择：（请在所选项划"√"）

□ 选择自行对死胎、死婴进行处理。所引起的一切不良后果自行承担，与院方无关。

□ 选择委托医院对死胎、死婴进行处理，并承担所需处理费用。

产妇或家属签名：_____与产妇关系：_____
告知人签名：_____
　　　　　　时间：　　年　　月　　日　　时　　分
交接人签名：产妇或家属：_____护士：_____
太平间人员：_____
　　　　　　时间：　　年　　月　　日　　时　　分

附3：

中国人民解放军第三军医大学第三附属医院
胎盘、死婴、死胎交接记录

日期	产妇姓名	胎盘去向							死婴、死胎及其附属物去向			交接签名		
		自取	医院处理					送检	自取	医院处理	送检	产妇或家属	护士	太平间工作人员
			艾滋病	丙肝	乙肝	梅毒	其他							

（邱海燕　张庆华）

第二章

胎盘植入

案例分析:

患者,女性,22岁,因"引产术后胎盘残留,阴道少量流血2天"转入院。入院前3天因"胎儿染色体异常(XXY)"于当地医院行利凡诺羊膜腔内注射引产术,隔日经阴道分娩一死男婴,产后胎盘胎膜不能自勉,行钳夹术,术中感胎盘与宫壁粘连紧密,仅钳夹出胎盘组织约10g,考虑胎盘胎膜粘连、植入,遂停止手术,予按摩子宫,卡前列腺氨丁三醇250μg宫颈注射加强宫缩,阴道内填塞纱布止血后转入我院。入院后行B超检查和MRI检查均提示:胎盘植入。

患者入院时一般情况好,生命体征平稳。经管医师按照常规产后出血处理方式,积极完善相关检查,与患者及家属沟通下一步处理方式时,患者及家属情绪激动,反复强调胎盘未能清除干净,是不是与下级医院处理不当相关,如果再次清除不干净,该怎么办,对自己病情进展情况十分担忧。

事情进展:

经管医师将相关沟通期间发生问题汇报上级医师,上级医师仔细分析患者整个治疗过程,详细情况如下:

1. 患方 掌握有一定医学知识,认为利凡诺引产是中期妊娠引产的常用方法,到正规医院去做是比较安全的;患者及家属通过自行查阅文献,认为只有医师处理不当,才会发生出血、感染、胎盘残留等并发症,现患者出现胎盘残留,定是医院操作医师技术水平不够所致。现经管医师告知患者及家属处理方式众多,但无一方法能绝对保证患者完整清除残留胎盘,且无并发症发生,患者及家属思想上出现恐惧感。

2. 医方 第一,未采用通俗易懂语言向患者及家属阐述胎盘残留、胎盘植入名词定义,让患者本人接受其胎盘残留与其胎盘本人植入有关;第二,经管医师在与患者及家属沟通下一步处理方式时,表达过于书面化、语言生硬,患者及家属未能理解各项处理的优缺点,对待选择处理方式不知所措。

沟通内容要点及分析

首先阐述清楚何为胎盘植入?

胎盘植入是指胎盘绒毛异常侵入子宫肌层。胎盘侵入子宫浅肌层为胎盘粘连,侵入子宫深肌层为胎盘植入,穿透子宫壁达子宫浆膜层,甚至侵入子宫比邻器官时为穿透性胎盘植入。临床表现及体征:发生于子宫体部胎盘植入患者产前常无明显临床表现,但由于胎盘植入多合并前置胎盘,因此常见症状是产前反复、无痛性阴道流血。胎盘植入者分娩后主要表现为胎盘娩出不完整,或胎盘娩出后发现胎盘母体面不完整,或胎儿娩出后超过 30 分钟,胎盘仍不能自行剥离,伴或不伴阴道出血,行徒手取胎盘时剥离困难或发现胎盘与子宫肌壁粘连紧密无缝隙。胎盘植入的彩色多普勒超声与 MRI 预测:经腹或经阴道二维灰阶、彩色多普勒以及三维超声检查是判断胎盘位置、预测胎盘植入最常用的方法。当超声提示胎盘部位正常结构紊乱、弥漫性或局灶性胎盘实质内腔隙血流、胎盘后方正常低回声区变薄或消失、子宫浆膜 - 膀胱交界处血管丰富。MRI 预测胎盘植入征象为:子宫凸向膀胱,胎盘内信号强度不均匀,T_2 加权像存在胎盘内条索影,胎盘血供异常。

　　针对上述太专业化解释,患者及家属难以理解,我们采用打比方借喻方法解释:胎盘比作一棵大树的根,若大树生长在贫瘠的土壤(子宫内膜多次受到刮宫创伤、炎症等),大树为其健康生长,被迫无奈把树根扎得特别远、特别深,最终我们在砍大树的时候不易清除其扎深、扎远的树根,出现树根残留,当然"树根残留与砍树关系不大啦"。经与上述解释,患者及家属不再指责下级医师处理不当的相关事宜。

　　面对胎盘植入,告知目前处理方式?

　　1. 保留子宫的保守方法　保守方法的目的是保留子宫,减少产后出血量和手术并发症。主要有两种方式:

　　(1) 胎盘清除术和(或)部分子宫壁切除,然后行子宫缝合和(或)子宫重建;在子宫血流暂时阻断情况下,尽量清除植入的胎盘组织,甚至需要切除相应植入部位的子宫组织;剥离面出血部位缝合,必要时行子宫压迫缝合术;子宫缺损处修补缝合术,必要时子宫整形重建术。

　　(2) 胎盘原位保留,部分胎盘植入或完全性胎盘植入均可以行胎盘原位保留。当经处理后患者出血量少、生命体征平稳，且满足以下条件者可选择胎盘原位保留：①患者要求保留生育功能；②具备及时输血、紧急子宫切除、感染防治等条件；③术中发现胎盘植入，但不具备子宫切除的技术条件，可在短时间内安全转院接受进一步治疗者。由于 20%~30% 的胎盘原位保留者在保守治疗过程中因感染、晚发性产后出血须行子宫切除，故胎盘原位保留这种处理方式仍有争议，胎盘原位保留时应充分告知患者该方法的局限性。

2. 子宫切除　指征：子宫切除已成为治疗胎盘植入患者合并产后出血的主要措施。由于胎盘血液循环达 500~1200ml/min，如未行子宫血管阻断，不推荐徒手剥离胎盘，以减少不必要的出血。当患者有下列情况时应行子宫切除术：①产前或产时子宫大量出血，保守治疗效果差；②保守治疗过程中出现严重出血及感染；③子宫破裂修补困难；④其他因素需行切除子宫。但由于子宫切除将使患者永久丧失生育能力，所以子宫切除应根据病情及患者意愿个体化考虑。

此例患者现无子宫切除治疗明显指征，治疗方式可选择保守治疗，但需告知患者在保守治疗过程中可能出现大出血、感染加重，如宫腔感染、盆腔感染、全身感染，严重时可能出现败血症、DIC 等危及生命。因此，无论选择何种治疗方式，均应充分告知患者其优缺点。

综上所述，建议沟通方式参考 5R 原则，即：

Rights——选择治疗方式的权利

目前患者生命体征平稳，阴道流血少，超声提示：宫腔内稍强回声,范围约 6.8cm×4.7cm。患者虽然现体温、白细胞、中性粒细胞值均正常,但 CRP、IL-6 及 PCT 高于正常,故暂不能排除感染可能。告知患者,现可以选择保守治疗或直接切除子宫,具体内容如下:①继续予抗感染、促进宫缩及胎盘娩出等期待治疗;②行经导管子宫动脉栓塞术或髂内动脉栓塞术后,等待胎盘自然娩出;③立即行清宫术;④行经导管子宫动脉栓塞术或髂内动脉栓塞术后,立即行清宫术。⑤子宫切除术。

Result——各种处理方式结局

1. 继续予抗感染、促进宫缩及胎盘娩出等期待治疗　此方案费用相对较低,因患者今日已排出少量胎盘组织,可继续予抗感染、促进宫缩及胎盘娩出等期待治疗,同时严密监测血压、体温、脉搏、呼吸及出入量、阴道出血量,等待胎盘自然排出。

2. 行经导管子宫动脉栓塞术或髂内动脉栓塞术后,等待胎盘自然娩出。因子宫血供主要来自子宫动脉,而子宫动脉属于髂内动脉分支,若提前行栓塞术可降低阴道出血几率及减少阴道出血量。

3. 立即行清宫术　此方案相对积极,患者现阴道流血少,可尝试行清宫术剥离胎盘,无需等待胎盘自行剥离,治疗时间短。

4. 行经导管子宫动脉栓塞术或髂内动脉栓塞术后,立即行清宫术。此方案具备方案 2 及方案 3 的优点,可减少清宫术中患者的出血几率,较直接行清宫术更为安全。

5. 子宫切除术　直接行子宫切除术可最大限度减少患者发生大出血几率,可避免在等待胎盘剥离或行清宫术中发生的出血。

Risk——各种处理方式的风险

1. 继续予抗感染、促进宫缩及胎盘娩出等期待治疗　由于患者 CRP、IL-6 及 PCT 高于正常,暂不能排除感染可能,故在期待治疗过程中可能因胎盘未及时排出,阴道出血时间较长,可能导致感染加重,如宫腔感染、盆腔感染、全身感染,严重时可能出现败血症、DIC 等危及生命。且在治疗过程中,部分胎盘可自然娩出,但也可能出血胎盘组织无法娩出,需改行其他相关治疗。

2. 行经导管子宫动脉栓塞术或髂内动脉栓塞术后,等待胎盘自然娩出。在等待胎盘自然剥离过程中仍可能出现上述感染风险,且其费用相对昂贵,并存在栓塞手术的一系列风险,也可能发生术后卵巢功能降低,导致部分患者出现围绝经期症状,出现生育功能下降,导致不孕;另外,术后若胎盘无法自行剥离,仍需行清宫术。

3. 立即行清宫术　若胎盘粘连紧密,可能无法完全清除胎盘组织,需多次清宫,清宫术中可能发生子宫穿孔、腹腔脏器损伤及大出血等,必要时需开腹手术;也可能因清宫术中子宫内膜损伤,导致术后月经量减少或继发性闭经、宫腔粘连等情况。若术中发生大出血,必要时需行经导管子宫动脉栓塞术或髂内动脉栓塞术甚至子宫切除术,严重时危及生命。

4. 行经导管子宫动脉栓塞术或髂内动脉栓塞术后,立即行清宫术。可能出现上述栓塞术相关风险、清宫不全及清宫术相关风险。

5. 子宫切除术　术后无生育功能,无月经来潮,而术后并发症也相对较多如阴道残端可能感染、愈合不良、裂开等并发症。

Recommendation——带有倾向性的推荐方案

患者现病情相对稳定,阴道出血少,生命体征正常,且患者年龄较小,未曾生育,倘若我是患者我会考虑暂时行期待治疗。

结合患者入院后已排出部分胎盘组织,查血 hCG 提示较之前降低,患者之前于当地医院产时已行清宫术,发现胎盘组织粘连致密不易剥离,目前行清宫术破坏性大且收益小,建议予患者口服米非司酮促进胎盘组织排出,较为安全有效。同时告知患者,由于产后为高凝状态,且患者有长期卧床史,无论选择上述何种方式,均可随时发生下肢深静脉血栓形成、全身多器官栓塞、DIC、败血症等情况,严重时危及患者生命,故需多下床走动、在床上要多翻身、勤按摩下肢及早晚泡脚减少血栓发生几率。

Responsibility——患者的权利与义务

由于每种治疗方式都存在其优缺点,而最终的选择权在患者手中,同时患者也要承担相应的风险。若患者担心在期待治疗中出现的感染及大出血的风险,可选择行经导管子宫动脉栓塞术或髂内动脉栓塞术后,立即行清宫术;甚至直接切除子宫治疗,但这两种治疗方式同样存在相关并发症,而无论患者作出何种选择,医护人员总会协助患者共同对抗病魔,最大限度地避免病情恶化,挽救病人生命。

后续沟通及最后结局

引产极易出现胎盘残留的并发症,该病例在引产时发现并常规行清宫术,因诊断胎盘植入,术中出血多被迫放弃进一步清宫。综合考虑到患者病情——年轻未婚未产、胎盘植入处血运丰富,且考虑到患者住家离医院路途遥远,期待治疗过程中发生大出血不能得到及时救治,辅助检查提示胎盘植入仅局限在宫底局部肌层,期待治疗的不确定性,以及既往类似病人处理成功的案例,患者及家属最终要求行经导管子宫动脉栓塞术或髂内动脉栓塞术,术后立即行清宫术。遂在本院介入室行子宫动脉栓塞术,术后立即在 B 超引导下清宫术,术中清除胎盘胎膜组织约 110g,清除陈旧性血凝块约 150g,术后观察患者阴道流血少,予预防感染、促进子宫收缩等对症治疗。术后第三天复查 B 超提示:宫腔内可见多个强回声团,较大者约 0.7cm×0.4cm,提示:宫腔内异常回声,残留物? 血凝块? 鉴于患者术后一般情况好,阴道流血少,与患者沟通后患者要求出院观察。出院后患者定期于门诊随访,恢复情况较好,未诉特殊不适,术后 1 个月复查血 HCG 结果为 0.51mIU/ml,复查 B 超宫腔内异常回声较前缩小。继续观察,两周后月经正常恢复,月经干净后再次来院复查 B 超未见异常。

(胡翠芳　任怡斐　张庆华)

第三章

新生儿坠落事件

李××,女性,32岁,公司职员,孕40周,G_3P_2,孕期接受9次产检,怀孕经过顺利,无孕期并发症和合并症,怀孕时到孕妇学校听课3次。于2016年10月20日15:20自然分娩一3200g女婴,Apgar评分为10分,常规对新生儿行维生素K_1和乙肝疫苗注射。此系二胎分娩,2010年自然分娩一男婴,体健已上小学。此次分娩经过顺利,产妇会阴Ⅰ度裂伤,行皮内缝合,产后宫缩好,阴道流血少,可下床自行活动,生活自理。新生儿出生后母婴同室,纯母乳喂养,按需哺乳,大小便已解,按新生儿护理常规护理。

2016年10月21日8:20护士交班查房,产妇丈夫诉新生儿约7:50坠落地上,护士急呼经管医师到床旁,同时见新生儿睡于婴儿床,安静,偶见哭闹,急呼儿科医师到床旁,查体:新生儿面色红润,体温36.5℃,心率140次/min,

呼吸:46 次 /min,左侧头顶部有一 4cm×3cm 头皮血肿,血肿处皮肤发红、无破损,前囟 2cm×1cm、软,全身外观未见损伤,原始反射存在,四肢活动度好,吸吮力强。心肺及常规化验未见异常。

事件回顾、进展及结局:

医师及护士长得知事情后,详细了解事件发生原因,并及时进行相关处理如下:

1. 询问产妇及其丈夫描述事件经过　新生儿吃奶后产妇在病床上休息,其丈夫抱新生儿坐在病床旁陪护椅上,摇篮式抱着新生儿拍背,新生儿外抱小棉被,因为护理母婴新生儿父亲疲累,不知不觉就睡着了,突然被新生儿哭声惊醒,才发现新生儿已坠落至产妇病床下,立即将新生儿抱起,安抚不哭后放至婴儿床。

2. 对不良事件处理措施　急诊请儿科医师会诊,完善专科查体,新生儿行头颅 B 超,B 超提示:左侧头顶部头皮血肿;告知患儿家属处理措施,行维生素 K_1 肌内注射,冰敷血肿处 24 小时,记录新生儿生命体征、反应、喂养和大小便,严密观察新生儿病情变化。

3. 于 2016 年 10 月 22 日 11:00 患者无特殊情况,顺利出院,3 天后随访新生儿无异常。

产妇和家属对整个处理过程无意见。

不良事件经验总结及分析

1. 医方　薄弱时间发生的不良事件,此事件发生时正时医方交接班时间,护士巡视病房时间已过,正准备交班的空档时间发生,未及时发现家属的疲累状态,致新生儿坠落;护士在预防跌倒和坠床的宣教中未重点强调薄弱时间的注意点,家属缺乏警惕性。

2. 患方 家属预防新生儿坠落意识不足,此新生儿为二胎,因有育婴经验,家属对预防新生儿坠落的警惕性下降,致疲累睡觉;家属休息不足:夜间留陪伴一人护理母婴,家属休息不足导致新生儿失手坠落。

3. 结局 因医方在新生儿出生前后均有确保新生儿安全的规章制度和全流程顺畅的沟通,并签署知情同意,事后积极救治和处理,新生儿无不良结局,虽为一起不良事件,但预防了医疗纠纷的发生。

专家点评

本次事件为一起产科高风险不良事件,但由于制度健全,事后积极救治和处理,新生儿无不良结局,预防了医疗纠纷的发生,总结此事件的原因及可吸取的经验如下:

1. 提示标识清楚 孕产妇入院时均进行包括跌倒风险的入院评估,在产妇腕带上注明预防跌倒的标识,新生儿出生后在手足腕带上均注明预防坠落的标识,产科病床上均张贴有预防跌倒和抱稳新生儿预防坠落的警示标识,随时提醒新生儿的监护人。

2. 知情同意落实在孕产妇住院后的各个环节 入院时常规向产妇和家属进行入院介绍和母婴同室知情同意书并签字;产后向产妇和家属强调产妇和新生儿安全和预防产妇跌倒和新生儿坠落的健康教育,并在预防产妇跌倒和新生儿坠落的护理沟通上沟通并签字；护士在查房时多次强调新生儿和产妇安全，建立孕产妇跌倒评分和预防孕产妇跌倒和新生儿坠落措施表单，护士按标准评估并落实措施。

3. 发生不良事件后积极处理　事件发生后护士立即报告医师，请儿科医师急会诊，B超检查和止血处理，严密观察并记录新生儿生命体征、反应、喂养和大小便情况，出院后严密随访。

4. 不良事件管理纳入常规　医院建立不良事件管理制度，开设不良事件上报网络平台，事后进行不良事件分析，提出存在问题并整改。

5. 持续改进　加强薄弱时间的巡视和观察，医护查房时随时提醒；建议家属分时陪护，减轻疲劳。

6. 重要书面沟通文书　预防跌倒、坠床、新生儿丢失告知书；产科患者跌倒坠床评估及护理措施计划（护理相关知情同意书）。

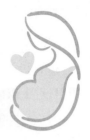

第四章

新生儿预防接种延迟事件

秦××,女性,28岁,无业,孕37^{+2}周,G_1P_1,孕期接受4次产检,怀孕经过顺利,GDM,怀孕时未到孕妇学校听课。于2015年3月9日11:19因头盆不称行剖宫产术,分娩一2900g男婴,Apgar评分为10分,常规行维生素K_1和乙肝疫苗注射。产后宫缩好,阴道流血少,伤口愈合好。新生儿出生后母婴同室,纯母乳喂养,按需哺乳,大小便已解,按新生儿护理常规护理。母婴产后均正常,于2015年3月13日出院。

2015年6月8日产妇抱着新生儿回病房要求注射第二针乙肝疫苗,发现出院后产妇和家属未到社区建预防接种卡,听到小区邻居说新生儿需预防接种才抱回医院要求接种。护士立即建议新生儿到社区建卡接种,产妇认为医院只给新生儿父亲宣教,未给产妇提醒,致新生儿疫苗延迟接种,向医院投诉。

> 询问产妇才知产后由新生儿父亲和外婆照顾，护士向新生儿父亲交待过预防接种事项，但新生儿父亲由于工作关系出差在外2个月，忘记去社区办理预防接种卡，也未给产妇交待，导致新生儿疫苗延迟接种。

事情回顾及处理措施

医师及护士长得知事情后，详细了解事件发生原因，并及时进行相关处理如下：

1. 事件发生原因　询问产妇才知产后由新生儿父亲和外婆照顾，护士向新生儿父亲交代过预防接种事项，但新生儿父亲由于工作关系出差在外2个月，忘记去社区办理预防接种卡，也未给产妇交代，导致新生儿疫苗延迟接种。

2. 处理措施　立即与新生儿家庭所在地的社区预防接种中心联系，确定接种时间，及时补种疫苗和建预防接种卡；与预防接种管理机构的区级疾控中心联系，请专业人员向新生儿父母讲解新生儿预防接种的机制和方法，消除延迟接种对于新生儿影响的担心，此新生儿父母和家庭成员均无乙型肝炎，新生儿没有被传染的机会，及时补种对婴儿均有保护作用。

向母亲进行新生儿喂养指导、产妇饮食和产后恢复指导，获取患者及其家属的信任，建立和谐的医患关系，最终投诉平息。

不良事件经验总结及分析

1. 医方

(1) 沟通制度不健全：建立有孕产妇健康教育的制度和内

容,但落实措施的效果无反馈机制,护士虽执行了产后母婴护理的健康教育,因产妇生产虚弱,只针对家属而未向产妇沟通新生儿出生的保健知识,致沟通未到位。

(2) 缺乏书面的沟通文案:制作有母婴产褥期和新生儿护理的宣教资料,发给家属后未提醒,家属未重视也未仔细阅读,产妇也因产后身体虚弱未阅读宣教资料,且医方也无证据事后证明提供了书面的宣教资料,缺乏有效沟通。

(3) 缺乏出院后随访:产妇和新生儿出院后,医方未进行出院后随访和跟踪、提示,社区医护人员也未及时进行产后访视,致母婴进入社区后处于失访状态,错过了预防接种的时期。

2. 患方

(1) 知识缺乏:产妇为初产妇,无生育经验,只做过 4 次产检,未参加孕妇学校,对于新生儿护理知识缺乏,产后健康宣教也未接受。

(2) 家属沟通不通畅:护士向新生儿父亲进行健康宣教,并发放宣教资料,父亲不重视,未向新生儿母亲交代,致无沟通。

专家点评

本次事件为常规医疗处置,但由于制度不健全,沟通效果无反馈,无书面沟通呈现,后续未进行随访,延误了新生儿接种时机引发医患矛盾,因此总结经验教训归纳如下:

1. 建立健全相关制度,完善沟通流程。

2. 建立产后及出院后健康教育的书面沟通,一式两份,由宣教护士执行后签名,家属接受后签名。

3. 将群体沟通和个体沟通结合,要求责任护士在出院前对产妇本人进行宣教效果的测评,发现不足及时补充。

4. 利用妇幼卫生三级保健网络,新生儿出生后 7 天内必须将信息通过出生医学证明网络系统传递到社区,便于社区医疗保健机构及时随访。

5. 健全出院后随访机制,专人负责对出院后产妇进行随访,将新生儿预防接种的提醒作为随访内容再次提示。

6. 重要书面沟通文书 产后及出院须知(护理相关知情同意书)。

（蒋红梅 高德艳 张庆华）

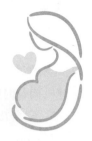

第五章

妊娠合并肝炎

患者××,女,29岁,已婚,初产妇,因"停经40周,要求待产"入院。

孕期门诊定期行产前检查,孕23周系统超声提示胎盘下缘达宫颈内口,孕24周行OGTT提示空腹血糖偏高,诊断妊娠期糖尿病,给予严格控制饮食、适量运动等处理,自行监测末梢血糖正常。孕38周行MRI提示胎盘下缘距宫颈内口约4.1cm,患者有强烈经阴道分娩意愿,门诊行骨盆外测量各径线均正常,估测胎儿体重约3400g左右,无绝对阴道试产禁忌。孕40周时收治入院,拟行引产。

入院专科查体:患者生命体征平稳,心肺腹无特殊异常。专科查体:宫高33cm,腹围96cm,胎心146次/min,肛查:先露头,-2,宫口未开,Bishop评分4分,头盆评分5+2分。

孕妇入院后,住院医师在整理孕妇孕期资料时发现有以下妊娠合并症：

　　1. 妊娠期糖尿病。

　　2. 妊娠合并低置胎盘。

　　3. 丙肝合并妊娠。

事情进展：

首次与产妇及家属沟通：

　　1. 妊娠期糖尿病　告知相关并发症，产妇及家属表示理解接受。

　　2. 低置胎盘　告知试产相关风险，产妇及家属愿意承担相关风险要求试产。

　　3. 丙肝合并妊娠　告知丙肝的危害、预防措施，并强调母婴传播的风险以及相关避免母婴传播的各种方法。

一、矛盾浮出

产妇及家属疑问重重：

　　医师，我是什么时候得的丙肝，孕期产检医师从未告诉过我？

　　那为什么我之前不知道呢？我以后该怎么办？

　　医师，听说肝炎很严重，丙肝到底是个什么东西，我会不会死啊？宝宝会被传染的几率有多大？

　　那我还能顺产吗？我一直都想顺产。

　　上级医师得知事情后，详细了解情况如下：

　　患方：产妇孕早期检查提示 HCV 抗体阳性，自认为丙肝抗体阳性与乙肝抗体阳性一样,是机体的一种保护性抗体,未引起重视。在住院后得知丙肝抗体阳性提示为丙肝感染,且被告之丙肝感染对母婴的危害,首先是一种心理恐惧,不知所措;再者对计划好的方案,如试产还是剖宫产的选择处于一种纠结状态。

医方:孕期门诊医师发现产妇HCV抗体阳性,并对其肝功能进行定期检测,提示整个孕期均正常,忽略了告知产妇丙肝感染对母婴的危害,未曾签丙肝感染及相关危害告知书。

第一次沟通内容要点及分析

（一）承认患方有被告知感染丙肝及其对母婴危害的知情权

告知患方单从早孕期化验单看,早孕时抗-HCV阳性,提示孕妇极可能是孕前已经感染丙肝。

告知产妇目前国内外尚无孕期治疗丙肝的安全有效药物,定期肝功能评估、丙肝RNA滴度可有效评估是否继续妊娠,而孕妇本人在整个孕期肝功能均正常,提示并无本人所述早期终止妊娠的指征。

（二）医方有责任告知丙肝感染的母婴危害及相关处理措施

虽然在整个医疗事件中,门诊医师定期对产妇肝功进行监测随访,目前尚无对当事人及其胎儿带来不可逆性的严重性危害,但作为医务人员有义务、责任告知孕妇及其家人丙肝感染的危害及相关医学知识,譬如:丙肝主要是血液传播:①经输血和血制品、单采血浆返输血细胞传播;②经破损的皮肤和黏膜传播。共用剃须刀、共用牙刷、纹身和穿耳环等也是 HCV 潜在的经血传播方式。接吻、拥抱、喷嚏、咳嗽、食物、饮水、共用餐具和水杯、无皮肤破损及其他无血液暴露的接触一般不传播 HCV。

让当事人了解丙肝相关知识后,得知丙肝感染并不影响日常生活及日常接触,自此消除心理对丙肝恐惧,并掌握丙肝感染的防护措施。

第一次沟通结局:产妇及其家属选择剖宫产终止妊娠,顺利完成手术。

二、矛盾再生

术后第二天,晨查房,产妇及其家属疑问升级:

1. 早孕期查出了丙肝,若我们早知道宝宝有感染的风险,我们就选择流产,等丙肝病治好了再怀孕。

2. 若丙肝已经造成孩子的感染,那么造成的后果将由谁来负责。

再次详细与产妇及家属沟通后,明确矛盾根源:①门诊医师在与产妇沟通及做出相应处理时,没有与产妇及其家属进行详细、通俗易懂的沟通,且无书面文书;②虽告知产妇及家属丙肝孕期保健相关知识,但产妇家属到外单位多家医疗机构咨询,所给予的回答不一致,导致产妇及其家属对"丙肝"相关知识认识不足及偏差。

针对产妇及家属的疑问,医院及时采取以下措施:

1. 组织相关学科会诊,协助产妇诊治,消化内科主任向产妇及其家属详细讲解丙肝的病因、治疗方法、预防措施。并与产妇及其家属进行一对一进行座谈，以消除产妇及其家属对丙肝的误解，消除产妇心理紧张因素。

2. 以中华医学会肝病学分会"丙肝诊治指南"（2015 年）、大量临床实践案例、亲身体会、亲身示范，告知产妇及其家属"丙肝"并不可怕，且详细讲解丙肝相关有效的防护措施，减轻产妇及其家属心理负担。

3. 精神上予以关心，嘱咐医师、护士 24 小时特殊监护产妇，关注产妇一般情况及情绪，预防产妇发生精神心理问题。

4. 应产妇及家属要求，在产后 10 天、产后 6 个月免费给予宝宝进行两次丙肝 RNA 的检测，结果均为阴性。

— 第二次沟通内容要点及分析：

1. 通过借助相关学科予以会诊，提出有建设性意见，使产妇及其家属充分认识"丙肝"并不恐惧，并了解丙肝有效治疗方案、防护措施，接受院方提供的密切随访方案。

2. 再次告知产妇及家属，胎儿及新生儿有母婴垂直传播感染的风险，喂养方面建议人工喂养；平时注意新生儿的正当防护，尤其沾有妈妈恶露的衣物或者妈妈出现伤口流血时不要接触家人及宝宝。

3. 宝宝出生后定期监测丙肝 RNA 滴度均为阴性，可排除宝宝在宫内感染丙肝的可能性，产妇及家属过度紧张。如果仍然担心，必要时于相关传染病科室进行定期检查及随访。

专家点评

1. 此案例的发生提示围孕期保健仍存在一定的缺陷不足。如果孕前能进行相关检查、评估,可避免后期一系列问题发生。

2. 此案例亦暴露出国人对基本医疗常识的认知缺乏,对基本医疗常识普及尤为重要。

3. 胎儿"生命权"的确认与刑法保护目前虽然一直存在争议,但我们医护人员以及与胎儿有血缘关系的亲人都应该尊重胎儿的生命权,真正保护胎儿与妇女的权益,这有利于社会的发展与进步。

4. 此案例警醒我们医务工作者应加强理论知识学习,丙肝防治指南的学习,加强交叉学科知识的及时更新,以免造成不必要的医疗纠纷。

(韩　婷　张庆华)

第六部分

第三军医大学第三附属医院（大坪医院）常见产科疾病诊治流程图

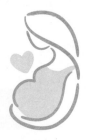

第一章

妊娠剧吐

入院

病史采集 →
1. 持续性呕吐,不能进食,呕吐物中有胆汁或咖啡渣样物,体重减轻超过 5%。
2. 既往有无胃肠炎、消化性溃疡、胰腺炎、胆囊炎等病史。
3. B 超是否确诊宫内妊娠。
4. 尿酮体阳性。

体格检查 →
- 患者明显消瘦,神志乏力,皮肤黏膜干燥,眼球凹陷,脉搏增快,血压降低、体温轻度升高。
- 尿量减少。
- 若肝功能受损,出现黄疸,严重的眼底检查可有视网膜出血。病情继续发展,患者可意识模糊,陷入昏睡状态。
- 并发症:食管破裂;暂时性甲状腺功能亢进;Wernicke-Korsakoff 综合征。

检查:

产科 B 超、心电图、血常规 +C- 反应蛋白、凝血六项、肝功全套、生化肾功、血糖、糖化血红蛋白、甲功 II 号、尿常规、血清脂肪酶、血淀粉酶、尿淀粉酶(门诊已做可不需重复,如未做孕期的常规检查,在住院期间抽血时一起补上),必要时作血气分析以了解血液 pH 值、碱储备及酸碱平衡情况以及请眼科会诊了解有无视网膜出血。

注意: 高龄孕妇均查 BNP、心肌损伤标志物、心脏彩超。

治疗:

治疗原则:补液营养治疗;纠正电解质紊乱;纠正酸碱平衡;心理支持治疗;止吐镇静;必要时终止妊娠。

1. 入院后先禁食 2~3 天,每天静脉滴注葡萄糖液及复方氯化钠液,总量 2500~3000ml,复方氯化钠 1500ml,并记尿量,使每天尿量在 1000ml 以上。输液中加入维生素 B_6 及维生素 C,肌注维生素 B_1,每天 100mg。根据血钾、血钠检测情况,决定补钠剂量。营养不良者,可静脉滴注卡文或自配三升袋等。

2. 待呕吐停止后,即可试进少量流质饮食,以后逐渐增加进食量,调整静脉输液量。

3. 维生素 B_6- 多西拉敏缓释剂(A);苯海拉明(B);甲氧氯普胺或恩丹西酮(B)、埃索美拉唑。

图 6-1-1　妊娠剧吐诊治流程图

 注意事项:

1. 轻度呕吐的,可门诊观察,了解患者的情绪,解除其顾虑,并注意患者的精神状态,多加鼓励。指导饮食安排,宜进清淡、易消化的食物,避免油腻、甜品及刺激食物,少量多餐。给予维生素 B_1、B_6 及维生素 C 口服。

2. 诊断需排除引起呕吐的消化系统疾病(如急性病毒性肝炎、胃肠炎、消化性溃疡、胰腺炎、胆囊炎等)或神经系统疾病(如脑膜炎、脑瘤等)。

3. 若经上述积极治疗后,病情不见好转,反而出现以下情况,应立即终止妊娠:①持续黄疸;②持续蛋白尿;③体温升高,持续在38℃以上;④心率>120次/min;⑤多发性神经炎及神经性体征;⑥Wernicke-Korsakoff综合征。

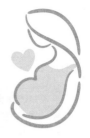

第二章

稽留流产

入院

病史采集 →
1. 胚胎或胎儿已死亡滞留宫腔内未能及时排出。
2. 伴有或不伴有早孕反应消失、先兆流产等症状或无任何症状。
3. 注意询问月经史、尿 hCG 检测阳性时间以及第一次 B 超报告结果。

体格检查 →
子宫小于停经月份,无胎心;中期妊娠时无腹部增大、胎动消失。

检查:
产科 B 超、心电图、血常规 +C- 反应蛋白、凝血六项、甲功 II 号、肝功 17 项、肾功、血糖、尿常规、大便常规、白带常规、血型、输血前检查(一般建议在门诊完善后再入院,门诊已做不需重复)。
如需查明原因的可与患者沟通后查宫颈管分泌物培养、甲状腺功能检查、TORCH 检查、自身免疫抗体及心磷脂抗体。

治疗：

1. 若凝血功能正常,可行药流(米非司酮 + 米索)+ 清宫术(签署药流 + 清宫手术知情同意书)。米非司酮服用方法有多种,可采用最简单的 75mg,口服,1 次/d,连续服用 2 天;凉开水服用,服药前后 2 小时空腹。对于中孕的,在服用米索未见效果时 6 小时后可加用米索 400~600μg 阴道上药或再次口服。对于胚胎死亡时间间久的,可同时口服补佳乐 3mg,3 次/d,3 天后再行药流及清宫术。
2. 若凝血功能异常,先纠正凝血功能后再行上述治疗。

图 6-2-1　稽留流产诊治流程图

注意事项：

1. 因稽留流产导致胎盘组织机化,与子宫壁紧密粘连,术前需反复向患者及家属交代清楚,有再次清宫可能。

2. 因稽留流产易导致凝血功能障碍,故必须待凝血功能正常才能行手术治疗。

3. 稽留流产的妊娠组织可送绒毛 FISH 检查和染色体相关检查,了解此次妊娠是否存在染色体异常。

4. 清宫时可用哌替啶静脉滴注镇痛(不能直接静脉推注)或采用无痛清宫。

5. 抗生素在妊娠组织排出后或清宫术时开始使用。

6. 对于月经不规律或难以受孕的一定注意明确诊断后再做处理,如不能明确诊断可继续观察一周后再做处理。

第三章

早中孕终止妊娠

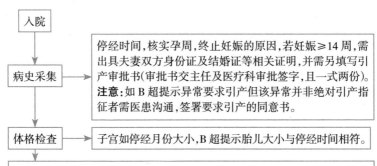

入院

病史采集 ← 停经时间,核实孕周,终止妊娠的原因,若妊娠≥14周,需出具夫妻双方身份证及结婚证等相关证明,并需另填写引产审批书(审批书交主任及医疗科审批签字,且一式两份)。**注意**:如B超提示异常要求引产但该异常并非绝对引产指征者需医患沟通,签署要求引产的同意书。

体格检查 ← 子宫如停经月份大小,B超提示胎儿大小与停经时间相符。

检查:
产科B超(如为瘢痕子宫需了解瘢痕情况)、心电图、血常规+C-反应蛋白、凝血五项、肝肾功、生化、血糖、尿常规、大便常规、白带常规、输血前检查、血型。

治疗:
妊娠<7周可行药流术;7~10周行负压吸宫术或药流+清宫术;>10周行药流+清宫术;一般≥16周即可行利凡诺羊膜腔内注射引产术。终止妊娠前需签署手术知情同意书;晚孕引产需同时签署阴道分娩同意书。
瘢痕子宫需强调子宫破裂可能;瘢痕子宫引产术前需完善增强MRI检查(膀胱充盈)及B超微泡造影,了解瘢痕的厚度及其连续性、胎盘与子宫瘢痕间的植入关系、血流情况等。

图 6-3-1 早中孕终止妊娠诊治流程图

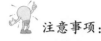

注意事项：

1. 实施人工终止妊娠手术前需出具夫妻双方的结婚证明、夫妻双方的身份证，并于登记入院信息时查验受术者夫妻双方身份证明信息，并将其结婚证、夫妻双方身份证复印件置于病历中存档；未婚女性引产，需持有未婚证明或近期户口证，并需持有男女双方身份证，仍需将相关证件复印件置于病历中存档。

2. 引产同意书上需夫妻 / 男女双方共同签字并按手印；未婚女性同意书上除本人签字外还需另一个直系亲属签字。

3. 引产同意书上均需患者及家属标注是否行胎儿尸检及FISH 检查，若需胎儿尸检，请另签署《尸检同意书》。

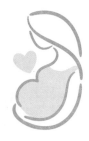

第四章

妊娠期高血压疾病

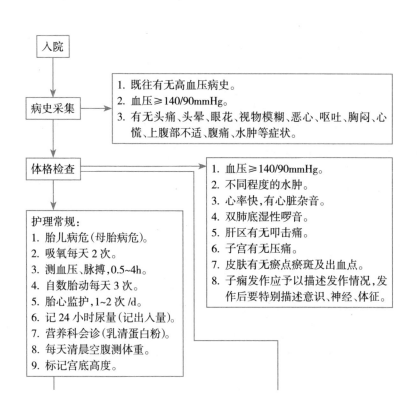

入院

病史采集

1. 既往有无高血压病史。
2. 血压≥140/90mmHg。
3. 有无头痛、头晕、眼花、视物模糊、恶心、呕吐、胸闷、心慌、上腹部不适、腹痛、水肿等症状。

体格检查

1. 血压≥140/90mmHg。
2. 不同程度的水肿。
3. 心率快,有心脏杂音。
4. 双肺底湿性啰音。
5. 肝区有无叩击痛。
6. 子宫有无压痛。
7. 皮肤有无瘀点瘀斑及出血点。
8. 子痫发作应予以描述发作情况,发作后要特别描述意识、神经、体征。

护理常规:
1. 胎儿病危(母胎病危)。
2. 吸氧每天2次。
3. 测血压、脉搏,0.5~4h。
4. 自数胎动每天3次。
5. 胎心监护,1~2次/d。
6. 记24小时尿量(记出入量)。
7. 营养科会诊(乳清蛋白粉)。
8. 每天清晨空腹测体重。
9. 标记宫底高度。

检查：

1. 血常规 +C- 反应蛋白、凝血六项 +FDP（纤维蛋白降解产物）、炎性标志物、肝功全套、血脂七项、肾功、生化、血镁、血糖、糖化血红蛋白、甲功Ⅱ号、心肌损伤全定量测定、B 型尿钠肽（BNP）、胎盘功能；尿常规（尿比重）、尿蛋白 4 项、尿蛋白 / 肌酐比、24 小时尿蛋白、大便常规 + 潜血（注：34 周前早发型重度子痫前期查自身抗体及抗磷脂抗体两项、补体 2 项、免疫球蛋白 3 项）。
2. 眼底照片、眼底 OCT 检查（有视力症状的查）。
3. 产科 B 超 + 孕妇 - 胎儿血流动力学彩超检查、心电图、心脏彩超、肝胆胰肾 B 超、B 超了解腹腔积液及胸腔积液情况；根据病情必要时行头颅 MRI、胸部和腹部 MRI。

治疗：

1. 妊娠期高血压（门诊治疗） 左侧卧位，保证每天 10 小时的休息；睡眠差者，每晚睡眠可给予地西泮；监测血压、蛋白尿；间断吸氧等。
2. 子痫前期（需住院） 治疗原则为休息、镇静、解痉、降压、合理扩容和必要时利尿、密切监测母胎状态，适时终止妊娠。充分的医患沟通，根据孕龄及病情轻重来选择合适的治疗方案。
(1) 一般治疗：补钙、补充维生素。
(2) 镇静：地西泮 5mg 口服或 10mg 肌注或静推；苯巴比妥钠针 0.1g 肌注 1/8h 或者口服。
(3) 解痉：每天应用硫酸镁 20~25g（1.5~2g/h，需注意监测血镁、尿量、膝腱反射、呼吸）；重症子痫前期首剂硫酸镁 5g，20~30 分钟微泵静滴。
(4) 降压：若血压≥160/110mmHg，需应用尼卡地平静滴降压治疗（生理盐水 40ml+ 尼卡地平 10mg 静滴，2mg/h，根据血压增减剂量）；如血压≥140/90mmHg；尼卡地平胶囊 40mg 口服 2~3 次 /d；或硝苯地平缓释片 1 粒，口服，1~2 次 /d。
(5) 改善胎盘微循环：复方丹参片 2 片，口服，3 次 /d（不作为常规应用）。
(6) 抗凝治疗：低分子肝素（克赛）1 支，皮下注射，1~2 次 /d（剂量根据 D- 二聚体水平）。阿司匹林 50~75mg 口服，1 次 / 晚。
(7) 若合并低蛋白血症输注白蛋白；如贫血（Hb≤70g/L）需输注红细胞悬液。
(8) 营养支持治疗：复方氨基酸胶囊 2 粒口服，3 次 /d，口服钙片和复合维生素片；请营养科会诊。
(9) 若水肿明显，尿量少，在应用白蛋白后予呋塞米 5~10mg 静推利尿治疗。
(10) 适时终止妊娠：根据患者的情况、治疗效果等决定终止妊娠的时间。

图 6-4-1 妊娠期高血压疾病诊治流程图

注意事项：

1. 输液量控制在 1000ml 之内,硫酸镁尽量在白天使用完,晚上保证患者的休息。

2. 在治疗过程中,一定要重视患者的主诉,注意重度子痫前期的并发症:肺水肿、心功能不全、胎盘早剥、HEELP 综合征、肝包膜下出血等。定期复查血常规、尿常规、肝功能、肾功等相关检查。

3. 如合并心脏病或心功能不全,建议不使用硫酸镁(若必须使用,需特别注意心脏功能情况)。如合并肾功能不全、重症肌无力、心肌病等,硫酸镁应慎用或减量。

4. 用硫酸镁期间监测血清镁离子浓度:有效治疗浓度:1.8~3.0mmol/L;超过 3.5mmol/L 即可出现中毒症状。使用硫酸镁必备条件:膝腱反射存在、呼吸≥16 次/min、尿量≥25ml/h 或者 24 小时≥600ml;备有 10% 葡萄糖酸钙。

5. 地西泮可用于控制子痫发作和再次抽搐,但静脉注射时间需 >2 分钟。

6. 重度子痫前期产后应继续使用硫酸镁 24~48 小时预防产后子痫。

7. 每天至少 1 次基本检查,每周至少 1 次母胎特殊检查,并根据病情变化调整检查频率和内容。

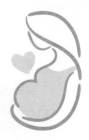

第五章

妊娠期肝内胆汁淤积症

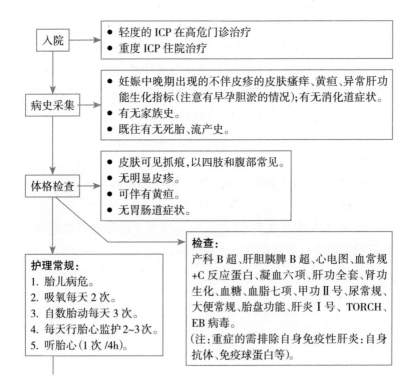

| 入院 | • 轻度的 ICP 在高危门诊治疗
• 重度 ICP 住院治疗 |

| 病史采集 | • 妊娠中晚期出现的不伴皮疹的皮肤瘙痒、黄疸、异常肝功能生化指标(注意有早孕胆淤的情况);有无消化道症状。
• 有无家族史。
• 既往有无死胎、流产史。 |

| 体格检查 | • 皮肤可见抓痕,以四肢和腹部常见。
• 无明显皮疹。
• 可伴有黄疸。
• 无胃肠道症状。 |

护理常规:
1. 胎儿病危。
2. 吸氧每天 2 次。
3. 自数胎动每天 3 次。
4. 每天行胎心监护 2~3 次。
5. 听胎心(1 次 /4h)。

检查:
产科 B 超、肝胆胰脾 B 超、心电图、血常规+C 反应蛋白、凝血六项、肝功全套、肾功生化、血糖、血脂七项、甲功 Ⅱ 号、尿常规、大便常规、胎盘功能、肝炎 Ⅰ 号、TORCH、EB 病毒。
(注:重症的需排除自身免疫性肝炎:自身抗体、免疫球蛋白等)。

治疗：

1. **医患沟通**　根据孕周不同、ICP 严重程度、胎儿宫内状况选择最佳的方式；每周需重复沟通。

2. **期待治疗**

(1) 降胆酸治疗：丁二磺酸腺苷蛋氨酸(思美泰)1~2g/d 静滴(轻度用 1g，重度用 2g)；或熊去氧胆酸片(UDCA)600~1000mg/d，分 3~4 次口服(或优思弗胶囊，1 粒，口服，2~3 粒 /d)［10mg/(kg·d)］。

(2) 保肝治疗：肝得健 20ml 静滴(5% GS 配制)，注射用阿拓莫兰 1.2g。

(3) 营养治疗(胎儿偏小时用)：复方氨基酸胶囊、乳清蛋白粉、白蛋白(低于 25g/L 用)。

(4) 改善胎盘微循环：复方丹参片 2 片，口服，3 次 /d(不作为常规应用)。

(5) 抗凝治疗：低分子肝素钙 1 支，皮下注射，1~2 次 /d(根据 D- 二聚体水平)。阿司匹林 50~75mg 口服，1 次 / 晚(不作为常规应用)。

(6) 镇静治疗：苯巴比妥片，90mg，口服，1 次 / 晚(不作为常规应用)。

(7) 预防宫缩或抑制宫缩治疗：盐酸利托君 10mg 1/4~6 小时口服或静滴(用法见胎膜早破治疗)。

(8) 促胎肺成熟治疗(<34 周，有可能早产)：地塞米松 6mg 肌注 2 次 /d，共 2 天。

(9) 密切胎心监护。

(10) 定期复查肝功能、甘胆酸 1 次 /7d(重症的需一周两次，同时注意复查肾功能、血常规和凝血功能)；1 周复查产科 B 超。

3. **适时终止妊娠**　终止妊娠前给予维生素 K_1 10mg 肌注连续 3 天预防出血。

图 6-5-1　妊娠期肝内胆汁淤积症诊治流程图

 注意事项：

1. 符合 ICP 诊断标准

(1) 临床表现：妊娠中晚期出现躯干、四肢等皮肤瘙痒，可伴或不伴黄疸。

(2) 生化检查：空腹血清总胆汁酸(TBA)升高(≥10mmol/L)，转氨酶(ALT 或 AST)轻 ~ 中度升高，总胆红素(TB)及直接胆红素(DB)正常或升高。

(3) 排除检查：肝胆 B 超排除肝胆疾病；病毒标志物检查

排除病毒性肝炎,并还需与药物性肝炎、妊娠期急性脂肪肝、HELLP 综合征鉴别。

（4）病程:分娩后上述症状、体征、生化指标迅速恢复正常。

2. 重度 ICP 标准　①空腹血清总胆汁酸（TBA）升高（$\geqslant$40mmol/L）;②临床症状瘙痒明显;③伴有其他情况,如多胎妊娠、妊娠期高血压、复发性 ICP、曾因 ICP 致围产儿死亡者;④早发型 ICP;⑤血清总胆红素（TBIL）$\geqslant$21μmoL/L、黄疸[直接胆红素（DBIL）$\geqslant$6umoL/L]、血清 ALT$\geqslant$200U/L、血清 AST$\geqslant$200U/L;⑥胎动减少、胎儿监护变异差、羊水粪染等。

3. 重度 ICP 采用丁二磺酸腺苷蛋氨酸和熊去氧胆酸片联合治疗;胎心监护 2 次 /d;如合并低蛋白血症,及时补充白蛋白;注意胎儿监护,避免宫缩出现。

4. 孕 32 周、33 周、34 周、35 周、36 周、37 周医患沟通。

5. 轻度 ICP 可阴道分娩,需密切胎心监护以及人工破膜尽早了解羊水情况（3cm）。

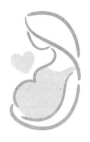

第六章

前置胎盘 / 凶险型前置
胎盘围术期 SOP

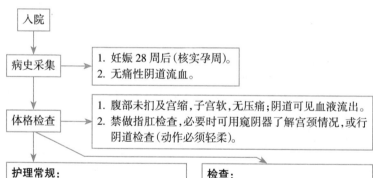

```
入院
 │
 ▼
病史采集 ──→ 1. 妊娠 28 周后（核实孕周）。
              2. 无痛性阴道流血。
 │
 ▼
体格检查 ──→ 1. 腹部未扪及宫缩，子宫软，无压痛；阴道可见血液流出。
              2. 禁做指肛检查，必要时可用窥阴器了解宫颈情况，或行
                 阴道检查（动作必须轻柔）。
 │
 ▼
```

护理常规：
1. 卧床休息，病情好转可下床活动。
2. 吸氧 3 次 /d。
3. 会阴冲洗 2 次 /d。
4. 自数胎动每天 3 次。
5. 每天行胎心监护。
6. 听胎心（1 次 /2~4 小时）。
7. 胎儿病危或母婴病危。
8. 记阴道出血量。
9. 标记宫底高度。

检查：
产科 B 超（膀胱充盈）、心电图、心
脏彩超、血常规、C 反应蛋白、炎性
标志物两项（降钙素原、白介素 6）、
凝血六项、肝功全套、生化肾功、血
糖、甲功 II 号、BNP、心肌损伤标志
物、尿常规、大便常规、胎盘功能。

治疗：

1. **医患沟通**　强调在待产或手术过程中可能随时发生大出血，危及母婴生命。

2. **(未足月)期待治疗**　适用于阴道流血量不多、一般情况良好的孕妇。

(1) 卧床休息，取左侧卧位，苯扎溴铵冲洗外阴每天 2 次，避免不必要的阴道检查，密切观察孕妇宫缩、阴道流血等情况。

(2) 预防性应用抗生素：选择青霉素或第一代头孢菌素为宜，感染指标高者选择二代头孢。

(3) 宫缩抑制剂：①生理盐水 10ml+ 硫酸镁 40ml 以 5~10ml/h 的速度泵入，若无宫缩，每天应用 20g 即可（文献表明孕 32 周前使用硫酸镁可预防脑瘫发生）；若有宫缩最大剂量每天 30g；②生理盐水 100ml+ 盐酸利托君 10ml 以 3mg/h 的速度泵入，根据宫缩情况调整滴速，最大量至 21mg/h)。

(4) 促胎肺成熟治疗：孕周 <34 周，予地塞米松 6mg 肌内注射，每天 2 次，共 2 天（紧急者可静脉或糖尿病患者血糖控制差可羊膜腔内注入地塞米松 10mg)。

(5) 营养、支持治疗：若贫血，需排除地中海贫血者，诊断缺铁性贫血者口服铁剂治疗；地贫者查铁蛋白，低者补铁。

3. **终止妊娠**　已足月；孕妇阴道出血量多甚至休克者；出现胎儿窘迫征象或胎心监护发现胎心异常者。

(1) 经阴道分娩：低置胎盘、阴道流血不多、枕先露、无头盆不称和胎位异常者，估计在短时间内能结束分者。

(2) 剖宫产：能短时间结束分娩，对母儿相对安全（术前需注意胎盘位置，评估手术风险，并向患者及家属充分沟通风险）。

图 6-6-1　前置胎盘诊治流程图

 注意事项：

1. 注意阴道流血情况，如阴道仍有出血，即使无宫缩，也需增加盐酸利托君剂量。

2. 注意强调床上翻身活动，按摩双下肢，每天热水泡脚等，病情稳定后适当下床活动，避免静脉血栓的形成；并注意监测 D- 二聚体、纤维蛋白原，必要时药物预防。

3. 注意预防便秘　小麦纤维素 1 袋, 口服, 3 次 /d; 或者乳果糖口服液 10ml, 口服, 1~3 次 /d; 每日饮水 1500~1700ml; 注意膳食纤维的足量摄入。

4. 如无阴道出血的前置胎盘, 可等待到足月有临产先兆或孕 39 周后再考虑手术治疗, 可降低术中大出血的风险, 但必须交代在待产过程中可能大出血的风险。

5. 补充维生素及微量元素、钙剂、铁。

```
入院
 │
 ▼
病史      ┌─────────────────────────────────────────┐
采集 ────▶│                                         │
          └─────────────────────────────────────────┘
```

病史采集： 凶险型前置胎盘为既往有剖宫产史, 此次妊娠为前置胎盘, 胎盘附着于原子宫瘢痕部位者。(完全性前置胎盘侵犯子宫颈管, 胎盘大面积穿透性植入, 胎盘完全种植于子宫下段致使子宫下段明显扩张, 整个子宫呈哑铃状, 无论是否有剖宫产史, 也可纳入"凶险型前置胎盘"的范畴来管理; 附: 人流次数较多, 且为中央型前置胎盘的患者无论是否有剖宫产史, 也需行盆腔 MRI 排除胎盘植入。)

分型：
Ⅰ型: 胎盘主要位于子宫后壁、侧壁, 经宫颈内口包绕至前壁; B 超及 MRI 未见明显植入征象。
Ⅱ型: 胎盘大部分位于子宫前壁、侧壁, 经宫颈内口包绕至子宫后壁; B 超及 MRI 未见明显植入或提示有小范围植入的征像。
Ⅲ型: 一旦 B 超或 MRI 提示胎盘有大面积植入征像或胎盘完全附着于子宫下段, 向宫颈外口生长, 宫颈组织部分或完全被侵蚀或有周围脏器的侵犯。

检查：
产科 B 超(膀胱充盈)、心电图、血常规、血型、输血前检查全套、乙肝五项、C 反应蛋白、炎性标志物两项(降钙素原、白介素 6)、凝血六项、肝功全套、血脂、生化肾功、血糖、甲功Ⅱ号、BNP、心肌损伤标志物、胎盘功能、TEG(血栓弹力图)、尿常规、大便常规; 盆腹腔 MRI, 胸片及心脏彩超检查。

护理常规：
1. 卧床休息，病情好转可下床活动。
2. 吸氧 3 次 /d。
3. 会阴冲洗 2 次 /d。
4. 自数胎动每天 3 次。
5. 每天行胎心监护。
6. 听胎心（1 次 /2h）。
7. 胎儿病危或母婴病危。
8. 记阴道出血量。
9. 标记宫底高度。

治疗：

一、门诊医师注意
1. 常规给予患者口服补铁药，尽量保证术前患者血色素高于 130g/L 以上，嘱患者尽量复印前次剖宫产的手术记录。
2. 门诊产检 B 超一旦确诊为凶险性前置胎盘则立即转高危门诊定期产检，可于孕 32 周行 MRI 检查评估（需胀尿），之后根据患者的病情决定终止妊娠的时机。如 B 超提示Ⅲ型需立即 MRI 评估。

二、终止妊娠时机
　　若孕晚期反复多次少量阴道出血，可在孕 34~35 周左右终止妊娠，如无产兆及产前出血，可在孕 36~38 周计划终止妊娠。

三、术前准备

(一) 产科
1. 术前一二三线医师共同与患者及家属谈话、沟通，详细告知其病情的严重程度以及可能出现的风险及相关并发症；并准备好知情同意书：医患沟通同意书、剖宫产知情同意书、授权委托同意书、输血同意书、经导管子宫动脉 / 髂内动脉栓塞术同意书、膀胱镜 + 输尿管双 J 管（导管）放置知情同意书、腹主动脉造影 + 腹主动脉远段球囊临时阻断术同意书、经腹全子宫切除手术同意书。
2. 术前科内讨论或全院会诊讨论，根据分级决定讨论范围，若为Ⅰ级、Ⅱ级可科室自己讨论，请相关科室会诊即可；若为Ⅲ级则需组织全院讨论（相关科室：麻醉科、输血科、介入室、泌尿科、儿科、ICU，必要时可联系好药房准备好Ⅶ因子，以及联系检验科术中送检验科专人急查血常规、凝血像等，迅速出报告电话通知我们）。

3. 填写大量用血申请单(申请单上请注明需合的血量:红细胞悬液 8~10U、新鲜冰冻血浆 8~10U、冷沉淀 10U 及血小板 1U)。

4. 递交择期手术通知单。

5. 人员的准备　手术主刀医师由副主任医师及以上人员承担,接新生儿的护士必须由经验丰富的助产士承担;除手术医师及接新生儿的护士外,确定好台下有一名医师、一名产科护士(或巡回护士／介入室护士)协助手术期间的杂务,台下医师负责与各科室的协调以及术中可能需与患者家属沟通,再编辑及签署相关同意书;产科护士负责准备好相关药物及物品(抗生素、欣母沛、卡贝缩宫素、宫腔球囊压迫器、填塞宫腔的纱条以及准备好术中抽血检查的管子,并协助手术室巡回护士(如送检抽血标本、取血、取药等)。

6. 负责手术的医师术前一起讨论确定好手术的相关事宜及注意事项,手术切口的选择:通常选用纵切口;子宫切口的选择:根据术前 MRI 及 B 超的情况,子宫切口应避开胎盘,如无法避开胎盘,宜选择在胎盘较薄处,迅速取出胎儿,减少胎儿失血;进腹后于子宫下段放置单腔管,以备胎儿娩出后立即用单腔管勒紧子宫下段减少出血。

7. 术前一天由经管医师提前联系泌尿科医师,于手术当日备好皮后将病人送至泌尿科行膀胱镜检查＋放置输尿管双 J 管,安置输尿管双 J 管后同时安置好尿管,完毕后送至介入室手术(特别针对Ⅱ型及Ⅲ型凶险性前置胎盘)。

(二)输血科

　　参加全院讨论或会诊,接收产科大量用血申请后,充分备血(至少备好红细胞悬液 8U、新鲜冰冻血浆 8U、冷沉淀 10U 及血小板 1U)。

(三)麻醉科

1. 人员的准备　通常需麻醉一二三线均在场,经验丰富的洗手护士,以及至少 2 个经验丰富的巡回护士。

2. 特殊物品及药品的准备　加温毯、加温输液器防止术中低体温,碳酸氢钠的适当使用防止术中出现酸中毒。

3. 麻醉方式的选择　综合评估患者的情况,对于需放置腹主动脉球囊的首选全身麻醉(因腹主动脉球囊阻断需间断使用肝素防止血栓形成),对于仅进行子宫动脉栓塞的手术首选硬膜外麻醉。

4. 术前通道的建立　行左桡动脉及左足背动脉的有创动脉监测(可以观察腹主动脉阻断后双侧足背动脉的传感波形消失情况)、中心静脉压、开放静脉通道 2~3 条(其中一条为深静脉置管),一条输注血液制品,补充血容量和凝血物质;一条输入血管活性药物维持血压;一条输注抗生素、林格液、生理盐水、碳酸氢钠等维持水电及酸碱平衡的液体。

（四）介入室

术前查看病人及相关检查，评估出血风险，准备好可能需肾下腹主动脉球囊压迫或子宫动脉/髂内动脉栓塞所需的物品（一般分型为Ⅱ或Ⅲ型的需要）。

（五）泌尿外科

根据术前 MRI 影像，考虑为凶险性前置胎盘分型为Ⅱ或Ⅲ型的术前需行膀胱镜检查＋放置双侧输尿管导管或双侧输尿管双 J 管。膀胱镜检查高度怀疑胎盘植入侵犯膀胱的情况：见膀胱黏膜血管怒张；膀胱受压变形，输尿管开口变形、插管困难，无法见到输尿管开口。若有胎盘穿透性植入的，泌尿科术中可能需协助手术，必要时需行膀胱修补。

（六）儿科

若孕周小于 37 周，或为Ⅱ型或Ⅲ型的凶险性前置胎盘，术前均需通知儿科医师于介入室准备新生儿的抢救，根据新生儿出生情况决定是否需转NICU。

（七）重症监护室（ICU）

备好一个床位，如遇术中失血量超过 4000ml，或术中多次出现生命体征不稳，或术后生命体征仍不平稳，或术毕仍存在有酸碱平衡紊乱、凝血功能异常的情况需转 ICU 加强监护治疗。

四、术中注意事项

（一）产科

1. 准确评估出血量，胎儿娩出后巡回护士立即报一次出血量（确定好羊水量）；胎儿娩出每 10~15 分钟报一次总出血量。
2. 主刀医师根据术中的情况决定是否需请其他科室，如泌尿科、胃肠外科协助，或是否需行子宫动脉/髂内动脉栓塞术或是否需切除子宫。
3. 术中可积极使用地塞米松及钙剂，防止出现羊水栓塞，以及促凝血。
4. 术中若出血量超过 3000ml 或预计手术时间超过 3 小时，术中需追加抗生素的使用。
5. 术后腹腔留置腹腔引流管一根观察有无腹腔内出血。

（二）输血科

术中根据用血情况，每完成一轮输血组合，血库都要联系介入室医师是否准备下一轮组合。

（三）麻醉科

1. 适时监测血气，防止出现酸中毒，及时注意羊水栓塞的早期发现。
2. 出血量达 1000ml、2000ml、3000ml⋯时急查血常规、凝血像、肾功、生化、血栓弹力图等，并积极输血。
3. 与手术医师充分沟通，了解患者目前的状况，并做好应对措施。

4. 在病人大量出血后减少晶体液和胶体液的使用量,降低稀释性凝血病的发生,避免大量输注胶体液加剧凝血因子活性异常。

5. 麻醉过程中应加强保暖,纠正酸中毒,及早使用凝血物质避免出现低体温、酸中毒和凝血病即"致死性三联症"而加重出血。

(四)介入室

　　根据病情及患者要求,麻醉好后,介入医师首先行腹主动脉球囊的安置,安置前先造影检查血管有无异常;术中若行腹主动脉的阻断,记录好阻断时间,一般腹主动脉连续阻断时间不超过 30 分钟;术中根据需要行子宫动脉/髂内动脉栓塞术。

图 6-6-2　凶险型前置胎盘围手术期 SOP 诊治流程图

注意事项:

1. 凶险型前置胎盘需孕 32-34 周门诊行 MRI 检查(孕妇需膀胱充盈),入院前或入院后若距离上次 MRI 检查时间超过 2 周,需再次行 MRI 检查了解患者当前情况(并请注明同时了解腹主动脉有无异常)。

2. 孕妇 MRI 均开平扫,妊娠期禁忌增强 MRI 检查,且 MRI 需膀胱充盈检查。

3. 待盆腹腔 MRI 检查后,手术主刀医师需与放射科读片并出报告的医师直接沟通,与其探讨病人的影像检查结果,确定病人的分型及严重程度。

4. 凶险型前置胎盘Ⅲ级需行术前病例讨论(具体见凶险型前置胎盘诊治规范)。

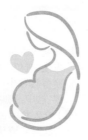

第七章

未足月胎膜早破

入院

↓

病史采集

1. 孕周不满 37 周 (核实孕周后)。
2. 有不能控制的间断或持续少量阴道排液,可见胎脂样物质。
3. 存在胎膜早破的高危因素。

体格检查

1. 窥阴器检查时,可见液体从宫颈口流出,后穹隆有积液, pH 试纸可变色。
2. 肛查轻轻上推胎先露时,可见液体从阴道流出。
3. 类胰岛素样生长因子结合蛋白 1 检测阳性。
(不明确的请在检查室医师用窥阴器检查并采样)

护理常规:
1. 卧床,臀高头低位。
2. 吸氧每天 2 次。
3. 每天会阴冲洗。
4. 自数胎动每天 3 次。
5. 每天行胎心监护。
6. 听胎心 (1 次 /4h)。
7. 测体温、脉搏 1 次 /4~6h。
8. 标宫底。

检查：
产科 B 超(胎儿胎盘全套 + 胎儿生物物理评分 + 宫颈管长度 + 漏斗形成情况,瘢痕子宫需增加瘢痕情况;臀位的需了解臀位类型有无足先露、脐带隐形脱垂)、心电图、血常规、C 反应蛋白、炎性标志物 2 项(降钙素原、白介素 6)、胎盘功能、甲功Ⅱ号、凝血六项、肝功全套、生化肾功、血糖两项等、尿常规、粪便常规。碘伏消毒外阴取宫颈管分泌物培养 + 药敏(选择病原体培养 + 药敏选项)、胎儿纤维连接蛋白 fFP、B 族链球菌(取直肠和阴道,最后取)。出生时新生儿查脐血血常规、C 反应蛋白 + 炎性标志物,取羊水培养及宫颈内口试子培养,近宫颈口胎膜、蜕膜组织送病检;若术前考虑感染可能大的,脐带、胎盘均送病检。

治疗：
一、期待治疗
　　适用于妊娠 26~34 周、胎膜早破不伴感染、羊水池深度大于或等于 2cm。
1. 绝对卧床休息,苯扎溴铵冲洗外阴每天 2 次,避免不必要的肛查及阴道检查,密切观察孕妇体温、心率、宫缩、阴道流液性状和血白细胞、C 反应蛋白、炎性标志物等情况。
2. 预防性应用抗生素:先选择第一代或二代头孢菌素或氨苄西林为宜,再根据培养结果调整用药。
3. 宫缩抑制剂:①生理盐水 10ml+ 硫酸镁 40ml 以 5~10ml/h 的速度泵入,若无宫缩,每天应用 20g 即可;若有宫缩最大剂量每天 30g。②生理盐水 100ml+ 盐酸利托君 10ml 以 3mg/h 的速度泵入,根据宫缩情况调整滴速,每 10 分钟增加 3mg,最大量至 21mg/h。③阿托西班(用法见下)。
4. 促胎肺成熟治疗　孕周 <34 周,予地塞米松 6mg 肌内注射,每天 2 次,共 2 天;紧急者可静脉注入地塞米松 10mg。
5. 营养、支持治疗　氨基酸胶囊 2 粒,口服,3 次 /d;白蛋白;营养科会诊。
二、促胎肺成熟治疗
　　2 天后再顺其自然或终止妊娠。
三、立即终止妊娠
　　妊娠 32~34 周如果有证据证明胎儿肺成熟或者存在绒毛膜羊膜炎可考虑终止妊娠;对于妊娠已达 34 周以上者可考虑终止妊娠,至少建议顺其自然;妊娠已达 35 周以上者可建议终止妊娠。终止妊娠的方式有:
1. 经阴道分娩:无阴道分娩禁忌症可予以催产素引产或欣普贝生阴道上药引产(宫颈评 4 分以下)。
2. 剖宫产:有产科剖宫产指征者。
3. 顺其自然,等待其自然临产后经阴道分娩。

图 6-7-1　未足月胎膜早破诊治流程图

期待治疗注意事项：

1. 期待治疗过程中注意无症状及亚临床感染：如果出现以下情况：白细胞 >15×10⁹/L；C 反应蛋白升高；降钙素原升高；白介素 –6（早期的炎性指标）升高或者这些指标较前进行性升高，均需及时医患沟通。

2. 每天注意观察体温、心率、宫体有无压痛、羊水性状、有无异味、胎心有无心动过速；感染指标正常者每 3 天复查一次血常规、C 反应蛋白、白介素 –6、降钙素原等检查，感染指标异常者每天需复查；每 5~7 天复查宫颈管分泌物培养。

3. 应用盐酸利托君时，注意补钾和血糖，注意控制输液量及速度（每天入量 <1000~2000ml），避免心衰和肺水肿的发生；如有胃肠道反应或呕血，加用埃索美拉唑静滴或换用硫酸镁静滴 + 盐酸利托君口服或阿托西班；如为妊娠期糖尿病，可加用胰岛素治疗；如未诊断糖尿病，先予以硫酸镁静滴，待 OGTT 检查完毕后再更换成盐酸利托君；长期使用盐酸利托君患者，术后当日需注意补液量。

4. 因长时间卧床，注意强调床上翻身活动，按摩双下肢，每天热水泡脚等，避免静脉血栓的形成；并注意监测 D- 二聚体、纤维蛋白原，必要时药物预防。

5. 根据母胎情况，选择最适时机终止妊娠，以减少并发症，提高新生儿存活率和减少新生儿患病率。

6. 取宫颈或阴道上三分之一分泌物时注意要消毒外阴，无菌操作；尽量避免阴道检查，除非可疑临产和产程中。

7. 32 周之前的首选硫酸镁，至少应用 48 小时，预防早产儿脑瘫的发生。应用硫酸镁时注意尿量、呼吸、膝反射情况，注意监测血镁。

8. 注意预防便秘(多饮水,膳食纤维的摄入,乳果糖口服液及小麦纤维素颗粒)。

9. 盐酸利托君使用过程中如出现心悸、胸闷、气促等,立即停用盐酸利托君,急诊查心肌损伤全定量测定、BNP,生化肾功,血常规、凝血六项,立即心肺听诊排除肺水肿,必要时胸片及心脏彩超、心电图检查。

10. 对于未足月胎膜早破,剖宫产术中应取羊水培养、宫颈内口分泌物拭子培养及常规取近宫颈内口处胎膜或破口处组织送病检;自然分娩患者同样应取羊水培养、宫颈内口分泌物拭子培养及常规取近宫颈内口处胎膜或破口处组织送病检。

[附:]

阿托西班(0.9ml/ 支,5ml/ 支)静脉标准给药方案和使用方法

步骤	配方	注射 / 输注速率	阿托西班剂量
1	0.9ml 的单剂量静脉推注	多于 1 分钟	6.75mg
2	3 小时静脉滴注	24ml/h	18mg/h
3	后续静脉滴注持续 45 小时	8ml/h	6mg/h

注:0.9% 氯化钠溶液 90ml 阿托西班(依保)5ml × 2 支,稀释溶液同样可以选择 5% 葡萄糖溶液或林格乳酸溶液。

第八章

先兆早产

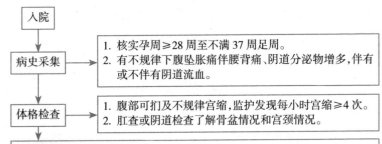

入院
↓
病史采集 → 1. 核实孕周≥28周至不满37周足周。
          2. 有不规律下腹坠胀痛伴腰背痛、阴道分泌物增多,伴有或不伴有阴道流血。
↓
体格检查 → 1. 腹部可扪及不规律宫缩,监护发现每小时宫缩≥4次。
          2. 肛查或阴道检查了解骨盆情况和宫颈情况。
↓

护理常规:
1. 侧卧位休息。
2. 吸氧每天2次。
3. 自数胎动每天3次。
4. 每天行胎心监护。
5. 听胎心(1次/4h)。

检查:
产科B超(胎儿胎盘全套+胎儿生物物理评分+宫颈管长度+漏斗,瘢痕子宫需增加瘢痕情况)、心电图、血常规、C反应蛋白、炎性标志物2项(降钙素原、白介素6)、胎盘功能、甲功Ⅱ号、凝血六项、肝功全套、生化肾功、血糖两项等、尿常规、粪便常规。碘伏消毒外阴取宫颈管分泌物培养+药敏(选择病原体培养+药敏选项)、胎儿纤连蛋白fFP、B族链球菌(取直肠和阴道,B族最后取)。出生时新生儿脐血查血常规、C反应蛋白+炎性标志物,胎盘胎膜、蜕膜组织必要时送病检。

治疗：

一、期待治疗

若胎膜未破，胎儿存活、无胎儿窘迫，无严重合并症及并发症时，如孕周 <34 周，应抑制宫缩，尽可能延长孕周。

1. 卧床休息，苯扎溴铵冲洗外阴每天 2 次，避免不必要的肛查及阴道检查，密切观察孕妇宫缩情况。

2. 宫缩抑制剂　①生理盐水 10ml+ 硫酸镁 40ml 以 1~2g/h 的速度泵入，若无宫缩，每天 20g 即可；若有宫缩最大剂量每天 30g；②生理盐水 100ml+ 盐酸利托君 100mg（10ml）以 3mg/h（3.3ml/h）的速度泵入，根据宫缩情况调整滴速，每 10 分钟增加 3mg，最大量至 21mg/h（22ml/h）；③阿托西班（详见未足月胎膜早破 – 附）。

3. 促胎肺成熟治疗（预计早产在一周内发生者）　孕周 <34 周，予地塞米松 6mg 肌内注射，每天 2 次，共 2 天；紧急者可静脉或糖尿病未控制者羊膜腔内注入地塞米松 10mg（糖尿病的注意医患沟通）。

4. 营养、支持治疗　如胎儿偏小或白蛋白过低可予氨基酸、白蛋白等治疗。

5. 抗感染治疗　根据培养结果进行。

二、顺其自然（孕周≥34 周）

等待其自然临产后经阴道分娩，有剖宫产指征可剖宫产。

图 6-8-1　先兆早产诊治流程图

注意事项：

1. 同未足月胎膜早破。

2. 签署医患沟通时，把阴道分娩（或剖宫产）知情同意书一起签好。

3. 注意监测感染指标。

4. 心电图正常者方可使用盐酸利托君。

5. 有合并心脏病的注意硫酸镁及盐酸利托君会加重心脏病临床症状。

6. 请熟悉盐酸利托君的副作用（参见盐酸利托君说明书）。

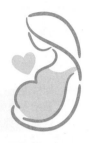

第九章

围产期心肌病

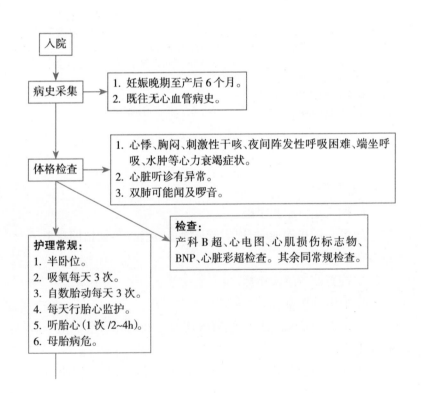

入院

病史采集
1. 妊娠晚期至产后 6 个月。
2. 既往无心血管病史。

体格检查
1. 心悸、胸闷、刺激性干咳、夜间阵发性呼吸困难、端坐呼吸、水肿等心力衰竭症状。
2. 心脏听诊有异常。
3. 双肺可能闻及啰音。

检查:
产科 B 超、心电图、心肌损伤标志物、BNP、心脏彩超检查。其余同常规检查。

护理常规:
1. 半卧位。
2. 吸氧每天 3 次。
3. 自数胎动每天 3 次。
4. 每天行胎心监护。
5. 听胎心(1 次 /2~4h)。
6. 母胎病危。

↓

治疗:根据妊娠时间及母胎安危决定分娩时机,与心内科医师协同管理。

一、妊娠未足月、母胎情况尚可

1. 卧床休息,保证充足的睡眠,加强营养,少吃多餐,补充维生素,低盐饮食。
2. 营养心肌治疗 ATP、辅酶 A、肌苷、果糖、维生素 C、磷酸肌酸钠等治疗。
3. 控制心衰 一旦出现心力衰竭,立即取半卧位或坐位,停止运用可能诱发心衰的药物:盐酸利托君、硫酸镁等,与一般抢救原则相同。
4. 抗栓塞治疗 在确诊本病有肺栓塞和体循环血栓栓塞后,应予肝素抗凝治疗。首选低分子肝素 0.4ml 皮下注射,每天 2 次,疗程 10 天。
5. 心功能良好,可予以继续妊娠,胎儿成熟后在硬膜外麻醉下剖宫产,分娩时禁用前列腺素制剂,产时及产后腹部压沙袋,预防感染、限制补液量和速度,绝对卧床休息,不哺乳。
6. 心功能差的建议剖宫产时同时行绝育。

二、心力衰竭的治疗

与未孕者基本相同,立即呋塞米静推,同时可用毛花苷丙强心治疗。积极控制心衰,心功能稳定后,不分孕周立即终止妊娠。

图 6-9-1 围产期心肌病诊治流程图

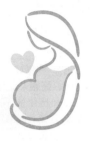

第十章

妊娠期糖尿病

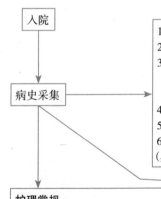

入院
↓
病史采集 →

1. 有无糖尿病病史。
2. 有无多饮、多尿、多食。
3. OGTT:空腹≥5.1mmol/ml
   和(或)餐后 1 小时≥10.0mmol/ml
   和(或)餐后 2 小时≥8.5mmol/ml
4. 糖化血红蛋白≥6.5%
5. 随机血糖≥11.1mmol/ml
6. 空腹血糖≥7.0mmol/ml
(具体诊断标准参照教科书)

护理常规:
1. 糖尿病饮食。
2. 自数胎动每天 3 次。
3. 胎心监护,每天 1~2 次。
4. 听胎心(1 次 /4h)。
5. 胎儿病危。
6. 测末梢血糖,每天 4 次(若皮下注射胰岛素,测末梢血糖,每天 7 次)。
7. 对于严重糖尿病测末梢血糖,每天 7~8 次或每 1~2 小时 1 次。

检查:
产科 B 超、心电图、血常规 +C 反应蛋白、凝血六项、甲功Ⅱ号、肝肾功、生化、血脂七项、血糖、糖化血红蛋白(可增加糖化白蛋白检查)、眼底检查(糖尿病胰岛素治疗者)、尿常规、大便常规。重症的血气分析。
注意:高龄孕妇均查 BNP、心肌损伤标志物、心脏彩超。

治疗:

1. 合理膳食及运动治疗　应实行少量、多餐制(三大餐、三小餐),(早餐占全天热量的 10%~15%,午餐及晚餐各占全天总热量的 30%,其他为加餐)。
2. 药物治疗　目前不推荐使用口服降糖药,首选胰岛素治疗。在无糖尿病急性并发症的前提下,根据血糖水平,多数患者初始剂量为 0.1~1U/(kg·d)(根据孕龄不同而异)。可先用总量的 1/3 作为试探量,每次调整后应观察 2~3 天判断疗效,每次调整剂量的幅度以增加 2~4U 为宜。目前常用方案为:R-R-R-N。
3. 妊娠期酮症酸中毒的处理　监测血气、血糖、电解质、尿常规,应用小剂量胰岛素 0.1U/(kg·h)(6U/h)静滴,每 1~2 小时监测血糖[下降速度 4mmol/(L·h)]。血糖 >13.9mmol/L,应用盐水静滴;降至 10mmol/L,改用皮下注射。(胰岛素泵:胰岛素 40u 加生理盐水 40ml 配成 1u/ml(胰岛素 30u 加生理盐水 100ml,配成 3U/10ml),按 1~6U/h 泵入,根据血糖值调整)。

分娩:

1. 详尽的医患沟通。
2. 对于控制良好的不需要胰岛素治疗的糖尿病可经阴道分娩,一般在 40 周可入院引产;应用胰岛素治疗的控制良好的糖尿病严密监测下孕 39 周入院终止妊娠,产程中应严密监测血糖变化(每 1~2 小时监测血糖),应在 12 小时内结束分娩。未控制好的糖尿病应及时收住院。对于存在合并症及并发症者可提前终止妊娠。
3. 如剖宫产,术前签字需强调切口感染的并发症以及新生儿的风险。
4. 产后需监测末梢血糖,胰岛素暂不用,如禁食补液时选用 5% 葡萄糖液,按 1:3~1:4 来配胰岛素,术后 6 小时可进食。
5. 新生儿需监测末梢血糖。

图 6-10-1　妊娠期糖尿病诊治流程图

 注意事项:

　　1. **血糖控制标准**　空腹 <5.3mmol/L,三餐后 2 小时 <6.7mmol/L,睡前 <5.3mmol/L。

　　2. 注意定期复查尿常规(不要空腹留标本,餐后 1~2 小时),

监测有无尿酮体。

3. 每天需询问饮食情况。

4. 注射胰岛素一般选用以下胰岛素：短效胰岛素：诺和灵R（餐前 30 分钟皮下注射）、诺和锐（餐前皮下注射）、短效优泌林（餐前 5 分钟皮下注射）；中效胰岛素：诺和灵 N 和中效优泌林（睡前皮下注射）。

5. 在胰岛素治疗时一定交代患者必须饮食和运动量保持相对恒定。

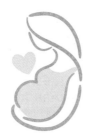

第十一章

足月先兆临产 / 临产

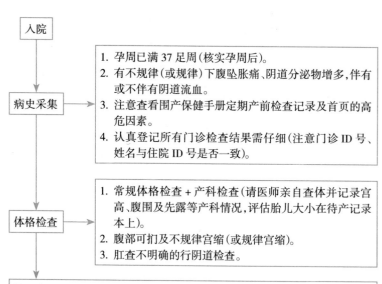

入院

病史采集 →

1. 孕周已满 37 足周(核实孕周后)。
2. 有不规律(或规律)下腹坠胀痛、阴道分泌物增多,伴有或不伴有阴道流血。
3. 注意查看围产保健手册定期产前检查记录及首页的高危因素。
4. 认真登记所有门诊检查结果需仔细(注意门诊 ID 号、姓名与住院 ID 号是否一致)。

体格检查 →

1. 常规体格检查 + 产科检查(请医师亲自查体并记录宫高、腹围及先露等产科情况,评估胎儿大小在待产记录本上)。
2. 腹部可扪及不规律宫缩(或规律宫缩)。
3. 肛查不明确的行阴道检查。

护理常规:
1. 自数胎动每天 3 次。
2. 胎心监护,每天 1~2 次;进入活跃期常规复查胎心监护(宫口 3cm、6cm 监测 1 次,若有高危因素,频率增加)。
3. 听胎心(1 次 /2h);活跃期(1 次 /1h);第二产程(1 次 /15min)。

检查：

产科 B 超、心电图、血常规、凝血六项、肝肾功、生化、血糖、甲功 II 号、ABO+RH 血型 + 抗体筛查、输血前检查、尿常规、大便常规（皮肤瘙痒者同时查胎盘功能）。

治疗：

1. 签署分娩方式医患沟通知情同意书、签署授权委托书、阴道分娩（或剖宫产）知情同意书、普贝生引产知情同意书（注意高危情况：巨大儿，胎儿生长受限，人流次数多，高龄，不良产史等）；
2. 严密观察胎心及宫缩情况，若妊娠≤41 周，羊水指数正常，可严密观察待产，等待其自然临产；若妊娠 >40 周伴羊水过少可能、巨大儿、妊娠期糖尿病，宫颈 Bishop<6 分，行 OCT 试验阴性后予普贝生 10mg 阴道上药或小水囊引产；若评分≥6 分，予缩宫素 2.5U 静滴引产；
3. 低危孕妇按照新产程处理，高危孕妇按照老产程处理。

图 6-11-1　足月先兆临产 / 临产诊治流程图

第十二章

足月胎膜早破

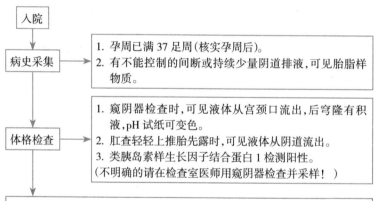

入院

病史采集 →
1. 孕周已满 37 足周(核实孕周后)。
2. 有不能控制的间断或持续少量阴道排液,可见胎脂样物质。

体格检查 →
1. 窥阴器检查时,可见液体从宫颈口流出,后穹隆有积液,pH 试纸可变色。
2. 肛查轻轻上推胎先露时,可见液体从阴道流出。
3. 类胰岛素样生长因子结合蛋白 1 检测阳性。
(不明确的请在检查室医师用窥阴器检查并采样!)

护理常规:
1. 平卧位。
2. 自数胎动每天 3 次。
3. 每天行胎心监护 2 次。
4. 听胎心(1 次 /2h)。

检查:
血常规、C 反应蛋白、炎性标志物两项(降钙素原、白介素 6)、甲功 II 号,余同先兆临产 / 临产内容。

治疗：
1. 分娩方式医患沟通　需强调脐带脱垂可能，导致胎儿窘迫、胎死宫内。
2. 予预防感染治疗，若无规律宫缩，在破膜 2~12 小时内启动引产。

图 6-12-1　足月胎膜早破诊治流程图

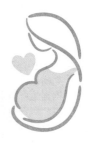

第十三章

一次性宫腔压迫球囊止血

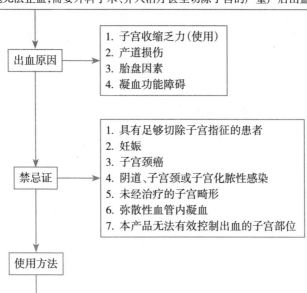

产后出血(胎儿娩出后 24 小时内,阴道分娩者出血量≥500ml、剖宫产分娩者出血量≥1000ml;严重产后出血是指胎儿娩出后 24 小时内出血量≥1000ml;难治性产后出血是指经宫缩剂、持续性子宫按摩或按压等保守措施无法止血,需要外科手术、介入治疗甚至切除子宫的严重产后出血)

出血原因 →
1. 子宫收缩乏力(使用)
2. 产道损伤
3. 胎盘因素
4. 凝血功能障碍

禁忌证 →
1. 具有足够切除子宫指征的患者
2. 妊娠
3. 子宫颈癌
4. 阴道、子宫颈或子宫化脓性感染
5. 未经治疗的子宫畸形
6. 弥散性血管内凝血
7. 本产品无法有效控制出血的子宫部位

使用方法

阴道分娩:经阴道放置

1. 先确认有无胎盘残留、产道裂伤、血管性出血。
2. 根据超声结果或直接探查评估宫腔容积,选择适合规格。
3. 将一次性宫腔压迫填塞球囊放入宫腔内,保证主套囊完全通过子宫颈管和宫颈内口。
4. 用大容量注射器通过控制阀向主套囊注入生理盐水,根据主套囊标称直径确定注水量,填充完毕关闭控制阀。
5. 为维持球囊的稳定,向副套囊内注入生理盐水,其他按正常手术操作进行。
6. 术毕引流管插头接引流袋。

术后处理:

1. 按产后出血下达医嘱(抽血查血常规 +C- 反应蛋白、凝血六项、生化、肾功、白蛋白,交叉合血,必要时查 TEG)。
2. 测血压、脉搏 1/2~4 小时。
3. 测体温 1/4 小时。
4. 观察宫底抬升情况 1/2 小时(一次性宫腔压迫球囊安置后行 B 超检查,了解宫腔及球囊之间有无积液、空隙及积液厚度、是否持续增长等,并标识宫底轮廓)。
5. 记出入量、尿量、阴道出血量。
6. 予以抗生素预防感染治疗。
7. 待病情平稳,阴道出血好转后,于 24 小时内拔除一次性宫腔压迫球囊(球囊安置时间不得大于 24 小时)。

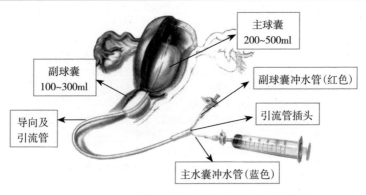

图 6-13-1　一次性宫腔压迫球囊止血诊治流程图

（余欣梅　彭珠芸　俞丽丽）

附录

附录1

阴道分娩知情同意书				
患者姓名	性别		年龄	病历号

情况介绍和治疗建议

产妇宫内妊娠_____周、妊_____产_____、_____位,估计胎儿情况_____,骨盆情况_____,宫颈条件_____,其他情况_____。

拟实施的医疗方案:

阴道分娩,包括:①自然分娩;②会阴切开助产;③产钳助产;④吸引器助产,头位异常时需手转胎头;⑤臀位助产;⑥其他,如:_____。

分娩期间包括分娩前、分娩时、分娩后,如无意外情况分娩过程会顺利,母子平安。但基于目前医学水平的局限性,产科的风险性较高,孕产妇及胎儿、新生儿偶尔会瞬间出现变化,可能发生意外情况。分娩过程是一个复杂、动态的变化过程,经常会出现正常与异常情况的相互转化、交叉。根据产妇产程进展情况,医师在条件允许的情况下将随时与产妇或其家属协商更改分娩方式。

阴道分娩潜在风险和对策:

医师告知我如下阴道分娩可能发生的风险,有些不常见的风险可能没有在此列出,医师告诉我可与我的医师讨论有关我分娩的具体内容,如果我有特殊的问题可与我的医师讨论。

1) 待产过程中,尽管医护人员采取了常规监护胎儿的措施,但仍有极个别情况会突然出现不明诱因胎心变化,甚至胎儿死亡。

2) 根据情况需要,按照产科操作常规,实施各种治疗及使用引产药物后,极个别产妇会出现药物中毒、过敏或高敏反应,抢救无效会危及母、婴生命,甚至导致死亡。

3) 各种因素(包括催产素点滴、普贝生引产)引起宫缩过强,可发生胎儿宫内缺氧,导致新生儿窒息,新生儿吸入性肺炎,新生儿颅内出血,甚至新生儿死亡。

4)产程过程中可能需哌替啶或地西泮肌内注射保护产力,但新生儿可能出现呼吸抑制,需用纳诺酮拮抗。

5)产后有可能发生产后大出血、产后感染等严重并发症;严重者可能不得不切除子宫。

6)分娩是一个复杂的、相对时间较长的变化过程,在此过程中有可能出现意外导致难产。

7)羊水栓塞发生率低,但发生后死亡率高,医师将采用必要的抢救措施。

8)胎膜早破可出现脐带脱垂、胎儿宫内缺氧、胎死宫内等可能。

9)其他情况,如胎盘粘连需行人工剥离胎盘;如胎盘残留,需行清宫术,但因子宫腔大,可能清宫不全等。

阴道分娩并发症:所有阴道分娩均可发生以下并发症,产钳、胎吸手术时发生可能性增高

1)软产道血肿、会阴切口感染,生殖道瘘、子宫动静脉瘘等。

2)新生儿窒息、颅内出血、头皮血肿、新生儿缺血缺氧性脑病、吸入性肺炎、新生儿脑瘫等。

3)臂丛神经损伤、骨折、胸锁乳突肌痉挛或血肿。

4)产钳助产、吸引器助产、臀位助产造成肛门括约肌损伤的几率高于阴道分娩的方式。

5)臀位助产发生脐带脱垂、后出头困难,新生儿臂丛神经损伤、骨折的几率,相对于胎儿头位者要高。

6)其他情况:_____

_____

无痛分娩:可减轻患者阴道分娩的疼痛,但除需承担上述阴道分娩并发症或风险外,无痛分娩还需承担麻醉风险,且有可能导致产程延长、产后出血、胎儿窘迫、新生儿窒息等情况。

特殊风险或主要高危因素

我理解根据我个人的病情,我可能出现以下特殊并发症或风险:

_____

_____

一旦发生上述风险和意外,医师会采取积极应对措施。

患者知情选择

□ 我的医师已经告知我分娩过程中及产前、产后可能发生的并发症和风险,并且解答了相关问题。

□ 我同意医师在分娩过程中进行必要的干预措施:催产素点滴、人工破膜、内倒转术、手转胎头术、宫颈封闭。

□ 我同意医师在分娩过程中进行必要的助产措施:产钳术、胎吸术、臀位助产。

□ 我同意在分娩过程中根据会阴条件进行必要的会阴侧切术。

□ 我同意行手取胎盘术和清宫术。

□ 我理解分娩是一个复杂的过程,试产失败应剖宫产终止妊娠。

□ 我理解在分娩过程中胎儿面临的风险及窒息可能,同意医师对窒息新生儿进行抢救,同意必要时转入儿科治疗。我同意在分娩过程中医师可以根据我的病情对预定的方式做出调整。

□ 我理解我的分娩过程需要多位医师共同进行。

□ 我并未得到百分之百成功的许诺。

□ 医师已详细告知我替代治疗方案,如:子宫下段剖宫产术,我决定放弃替代治疗方案。

□ 我授权医师对胎盘、脐带、流产胚胎、组织或血标本进行处置,包括用于科学研究、血液检测、病理学检查、细胞学检查和医疗废物处理、脐带血捐献等。

□ 我授权医师对死婴进行医疗处置　　□ 同意进行尸体解剖

　　　　　　　　　　　　　　　　　　□ 不同意进行尸体解剖

患者签名＿＿＿＿＿＿＿＿＿＿　　　签名日期＿＿＿年＿＿月＿＿日

患者配偶签名＿＿＿＿＿＿＿＿　　　签名日期＿＿＿年＿＿月＿＿日

如果患者无法签署知情同意书,请其授权的亲属在此签名:

患者授权亲属签名＿＿＿＿与患者关系＿＿＿＿签名日期＿＿年＿月＿日

医师陈述

我已经告知患者分娩过程中及产前、产后可能发生的并发症和风险、可能存在的其他治疗方法并且解答了患者关于分娩的相关问题。

医师签名＿＿＿＿＿＿＿＿＿＿　　　签名日期＿＿＿年＿＿月＿＿日

附录2

附录 2-1	剖宫产知情同意书			
患者姓名	性别	年龄		病历号

目前诊断和治疗建议

  宫内妊娠_____周、孕_____产_____、_____位,估计胎儿情况
_____,骨盆情况_____,宫颈条件_____,其他情
况_____。现目前诊断:_____

拟实施的医疗方案:

  因_____原因,剖宫产终止妊娠。手术
方式_____。我了解剖宫产是产科处理难
产的手术方式,如无意外情况手术过程会顺利,母子平安。但基于目前
医学水平的局限性,产科的风险性较高,孕产妇及胎儿、新生儿偶尔会
瞬间出现变化,可能发生意外情况。医师将根据情况进行相应的处理。

剖宫产手术潜在风险和对策:

  医师告知我如下剖宫产手术可能发生的风险,有些不常见的风险
可能没有在此列出,具体的手术方式根据不同病人的情况有所不同,医
师告诉我可与我的医师讨论有关我手术的具体内容,如果我有特殊的
问题可与我的医师讨论。

  1) 待产过程中,尽管医护人员采取了常规监护胎儿的措施,但仍有
极个别情况会突然出现不明诱因胎动消失、胎心变化,继而胎儿死亡。

  2) 根据情况需要,按照产科操作常规,实施各种治疗后,极个别产
妇会出现药物中毒、过敏或高敏反应,抢救无效会危及母、婴生命,甚至
导致死亡。

  3) 我了解任何手术麻醉都存在风险(另附麻醉知情同意书)。

  4) 我了解术中、术后可能出现大出血,严重者可致休克、子宫切除,
危及生命。

  5) 我了解术中存在损伤神经、血管及邻近器官可能,如膀胱、肠管、
输尿管_____等损伤。

  6) 我了解发生宫内感染,腹部及子宫切口感染、裂开、不愈合,瘘管
及窦道形成的风险。

  7) 我了解脂肪、羊水栓塞:严重者可导致昏迷及呼吸衰竭,危及生命。

  8) 我了解呼吸并发症可能:肺不张、肺感染、胸腔积液、气胸等。

9）我了解心脏并发症可能：心律失常、心肌梗死、心衰、心搏骤停。

10）我了解术后肠道麻痹、肠粘连和肠梗阻的可能性。

11）我了解尿路感染及肾衰可能。

12）我了解血栓性静脉炎、深静脉血栓形成，以致肺栓塞、脑栓塞的可能。

13）我了解多脏器功能衰竭（包括弥散性血管内凝血）发生可能；剖宫产儿因未经产道挤压，易发生新生儿窒息及肺炎，新生儿面神经损伤，新生儿缺氧缺血性脑病，新生儿窒息复苏后遗留脑损害而出现智力损害、肢体功能障碍，新生儿窒息复苏不成功致新生儿死亡；我了解以上存在的可能性。

14）胎儿入盆深及胎头浮动者，术中可能需要产钳助产，可能导致新生儿损伤，包括锁骨骨折、臂丛神经损伤等，此时兼有剖宫产和产钳助产的并发症，臀位病人可能发生先天性髋关节脱臼、锁骨骨折等。

15）剖宫产术后，如果产妇希望再次怀孕，需等两年以后，且再次妊娠期间存在子宫破裂风险，严重时危急母儿生命。

16）剖宫产术后避孕失败，增加流产风险，也可能发生切口妊娠、瘢痕妊娠等，无论其是否终止妊娠，均可能加大妊娠及手术风险。

17）皮肤横切口美观，但可能出现胎儿娩出困难，增加窒息风险。

18）我了解新生儿畸形与本次手术无关。

19）剖宫产术中若同时行双侧输卵管结扎术，术后可能出现输卵管瘘、输卵管再通等情况，若输卵管再通，有可能再次妊娠，甚至可能发生异位妊娠。

20）产后出血若术中行子宫捆绑或子宫动脉结扎术，术后可能发生子宫缺血坏死、感染等情况，也可能出现术后继发闭经，影响再次生育能力等情况。

21）术后晚期子宫出血，保守治疗无效，需再次手术切除子宫；术后盆腹腔血肿，保守治疗无效，无再次手术治疗等。

特殊风险或主要高危因素

我理解根据我个人的病情，我可能出现以下特殊并发症或风险：

_____

_____

一旦发生上述风险和意外，医师会采取积极应对措施。

患者知情选择

□ 我的医师已经告知我剖宫产过程中及产前、产后可能发生的并发症和风险、可能存在的其他治疗方法并且解答了相关问题。

□ 我理解在手术过程中胎儿面临的风险及窒息可能,同意医师对窒息新生儿进行抢救,同意必要时转入儿科治疗。

□ 我同意手术过程中使用产钳娩出胎儿。我同意在分娩过程中医师可以根据我的病情对预定的方式做出调整。

□ 我理解我的分娩过程需要多位医师共同进行。

□ 我并未得到百分之百成功的许诺。

□ 医师已详细告知我替代治疗方案,如:阴道分娩,我决定放弃替代治疗方案。

□ 我授权医师对胎盘、脐带、流产胚胎、手术切除的病变器官、组织或血标本进行处置,包括科学研究、血液检测、病理学检查、细胞学检查和医疗废物处理、脐带血捐献等。

□ 我授权医师对死婴进行医疗处置; □ 同意进行尸体解剖
　　　　　　　　　　　　　　　　　 □ 不同意进行尸体解剖

患者签名_____　　签名日期_____年___月___日
患者配偶签名_____　　签名日期_____年___月___日
如果患者无法签署知情同意书,请其授权的亲属在此签名:
患者授权亲属签名_____与患者关系____签名日期___年___月___日

医师陈述
我已经告知患者分娩过程中及产前、产后可能发生的并发症和风险、可能存在的其他治疗方法并且解答了患者关于分娩的相关问题。

医师签名_____　　签名日期_____年___月___日

凶险型前置胎盘剖宫产知情同意书

姓名:	性别:	年龄:	科室:	床号:	住院号:

单位:中国人民解放军第三军医大学第三附属医院(大坪医院) 身份:一般人员

临床诊断:

治疗建议:

　　拟实施的医疗方案:因凶险型前置胎盘原因,剖宫产终止妊娠。手术方式拟行子宫下段剖宫产术。我了解剖宫产是产科处理难产的手术方式,如无意外情况手术过程会顺利,母子平安。但基于目前医学水平的局限性,产科的风险性较高,孕产妇及胎儿、新生儿偶尔会瞬间出现变化,可能发生意外情况。医生会根据情况进行相应的处理。

剖宫产手术潜在风险和对策:

　　医生告知我如下剖宫产手术可能发生的风险,有些不常见的风险可能没有在此列出,具体的手术术式根据不同病人的情况有所不同,医生告诉我可与我的医生讨论有关我手术的具体内容,如果我有特殊的问题可与我的医生讨论。

　　1) 待产过程中,尽管医护人员采取了常规监护胎儿的措施,但仍有极个别情况会突然出现不明诱因胎动消失、胎心变化,继而胎儿死亡;

　　2) 根据情况需要,按照产科操作常规,实施各种治疗后,极个别产妇会出现药物中毒、过敏或高敏反应,抢救无效会危及母、婴生命,甚至导致死亡;

　　3) 我了解任何手术麻醉都存在风险(另附麻醉知情同意书);

　　4) 我了解术中、术后可能出现大出血,严重者可致休克、子宫切除,危及生命;

　　5) 我了解术中存在损伤神经、血管及邻近器官可能,如膀胱、肠管、输尿管等损伤;

　　6) 我了解发生宫内感染,腹部及子宫切口感染、裂开、不愈合、瘘管及窦道形成的风险;

　　7) 我了解脂肪、羊水栓塞:严重者可导致昏迷及呼吸衰竭,危及生命;

　　8) 我了解呼吸并发症可能:肺不张、肺感染、胸腔积液、气胸等;

　　9) 我了解心脏并发症可能:心律失常、心肌梗死、心衰、心跳骤停等;

10）我了解术后肠道麻痹、肠粘连和肠梗阻的可能性；

11）我了解尿路感染及肾衰可能；

12）我了解血栓性静脉炎、深静脉血栓形成，以致肺栓塞、脑栓塞的可能；

13）我了解多脏器功能衰竭（包括弥漫性血管内凝血）发生可能；剖宫产儿因未经产道挤压，易发生新生儿窒息及肺炎，新生儿面神经损伤，新生儿缺氧缺血性脑病，新生儿窒息复苏后遗留脑损害而出现智力损害、肢体功能障碍，新生儿窒息复苏不成功致新生儿死亡；我了解以上存在的可能性；

14）胎儿入盆深及胎头浮动者，术中可能需要产钳助产，可能导致新生儿损伤，包括锁骨骨折，臂丛神经损伤等，此时兼有剖宫产和产钳助产的并发症，臀位病人可能发生先天性髋关节脱臼、锁骨骨折等；

15）剖宫产术后，如果产妇希望再次怀孕，需等两年以后，再次妊娠期间存在子宫破裂的风险，严重时危及母儿生命；

16）剖宫产术后避孕失败，增加流产风险，也可能发生切口妊娠、瘢痕妊娠等，无论其是否终止妊娠，均可能加大妊娠及手术风险；

17）皮肤横切口美观，但可能出现胎儿娩出困难，增加窒息风险；

18）我了解新生儿畸形与本次手术无关。

19）剖宫产术中若同时行双侧输卵管结扎术，术后可能出现输卵管瘘、输卵管再通等情况，若输卵管再通，有可能再次妊娠，甚至发生异位妊娠可能。

20）产后出血若术中行子宫捆绑或子宫动脉结扎术，术后可能发生子宫缺血坏死、感染等情况，也可能出现术后继发闭经，影响再次生育力等情况。

21）术后晚期子宫出血，保守治疗无效，需再次手术切除子宫；术后盆腹腔内血肿，保守治疗无效，需再次手术治疗。

特殊风险或主要高危因素

我理解根据我个人的病情，我可能出现以下特殊并发症或风险：

1.（母亲风险）因胎盘位于子宫下段前壁，正好是剖宫产切口的位置，最容易出现大出血，手术风险高；若发生子宫下段收缩乏力或胎盘粘连、植入等更增加了大出血发生的概率，严重者危及患者生命；发生产后出血时如患者要求保留子宫，术中可采用外科缝合技术（如子宫捆绑术或子宫动脉结扎术等），但术后可能发生子宫缺血坏死、感染、晚期产后出血等情况，严重者需行子宫动脉栓塞术，甚至可能再次开腹手术切除子宫；也可能出现术后继发闭经，影响再次生育力等情况；如切除子宫,术后宫颈阴道残端可能出血、感染、愈合不良、裂开等,无月经来潮、无生育功能等;另外患者为凶险性前置胎盘,妊娠次数>3次,胎盘 MRI 提示:胎盘植入,考虑不除外膀胱侵犯可能,故剖宫产术中可能因胎盘植入等原因,发生产后出血几率大,切除子宫风险的可能性大,甚至可能需请泌尿外科医师上台协助,切除侵犯的部分膀胱组织、修补膀胱、术后可能发生膀胱瘘等并发症,术中也可能因侵犯严重,导致输尿管损伤、输尿管瘘等,必要时需反复行膀胱、输尿管修补术,术后患者可能会出现排尿困难;膀胱切口愈合不良从而导致漏尿、尿外渗;术后出现尿频等下尿路刺激症状;如输尿管管口狭窄可致肾积水,肾功能不全等;如损伤部位靠近输尿管口,则行输尿管再植术等;严重时甚至可能因大出血等原因导致患者死亡;其为瘢痕子宫,等待手术过程中均可能出现自发性子宫破裂或者不可预测的子宫破裂,严重者危及母婴生命;瘢痕子宫也增加了患者羊水栓塞几率,若出现羊水栓塞,可能患者立即出现呼吸困难、血压下降、休克、DIC、抽搐、昏迷、心脏骤停等情况,会迅速危及患者生命。

2.(胎儿风险)因新生儿出生后为早产儿,各器官发育未成熟,出生后可能发生早产儿一系列并发症如呼吸窘迫综合征、肺炎、颅内出血、脑瘫、感染、败血症等情况,出生后需立即转 NICU 治疗,严重时可能发生新生儿死亡;因胎盘位于子宫下段前壁,正好是剖宫产切口的位置,最容易出现大出血,手术风险高,新生儿易失血导致贫血、窒息等。

一旦发生上述风险和意外,医生会采取积极应对措施。

患者知情选择

□ 我的医生已经告知我剖宫产过程中及产前、产后可能发生的并发症和风险、可能存在的其他治疗方法并且解答了我关于此次手术的相关问题。

□ 我理解手术过程中胎儿面临的风险及窒息可能,同意医生对窒息新生儿进行抢救,同意必要时转入儿科治疗。

□ 我同意手术过程中使用产前娩出胎儿。我同意在分娩过程中医生可以根据我的病情对预定的方式做出调整。

□ 我理解我的治疗及手术过程需要多科室多位医生共同进行。

□ 我并未得到手术百分之百成功的许诺。

□ 医师已详细告知我替代治疗方案,如:期待治疗、阴道分娩等,我决定_____(放弃/选择)替代治疗方案。

□ 我知晓我的疾病可能风险高,死亡率高,医疗费用花费高,可能会出现母儿均死亡等严重后果。

□ 我授权医师对胎盘、脐带、脐带血、手术切除的病变器官、组织或标本进行处置,包括科学研究、血液监测、病理学检查、细胞学检查和医疗废物处理、脐带血捐献等。

□ 经全员讨论意见,先行腹主动脉球囊放置术,以预防术中大出血紧急止血用;但胎儿需接受放射线辐射,且安置腹主动脉球囊后可能出现风险具体见腹主动脉球囊放置术的知情同意书。

□ 我知晓以上病情,若术中发生大出血,要求 1. 先采用保留子宫(经导管髂内/子宫动脉栓塞术、腹主动脉球囊压迫止血术、子宫捆绑术等)的手术方法,可能出现的手术并发症及风险见剖宫产手术同意书20、21 条,以及介入手术同意书;2. 直接切除子宫,术中、术后可能并发症详见子宫切除手术同意书;3. 保留胎盘:若患者胎儿娩出后阴道出血较少,探及胎盘大面积广泛植入于子宫肌壁,甚至部分完全穿透子宫肌层侵犯膀胱,行胎盘剥离时可能发生大出血的风险,故可暂时不予以清除胎盘胎膜组织,直接关闭子宫,术后予以口服米非司酮,肌注甲氨蝶呤治疗(有相应化疗副作用),等待残留胎盘自然排出;此方案可避免术中剥离胎盘时发生大出血;但其治疗时间可能相对较长,且治疗期间仍可能发生晚期产后大出血,严重时需切除子宫挽救生命,另若残留胎盘未及时排出,阴道出血时间较长,在治疗期间可能发生宫腔感染、盆腹腔感染、全身感染、败血症、弥散性血管内出血(DIC)等,必要时可能需再次通过手术治疗清除胎盘组织,严重时仍可危及患者生命。我选择第_____(1 条/2 条/3 条)条的治疗方案。

患者签名:　　　　　　　签名日期:　　年　　月　　日

配偶签名:　　　　　　　签名日期:　　年　　月　　日

如果患者无法签署知情同意书,请其授权的亲属在此签名:

患者授权亲属签名:　　与患者关系:　　签名日期:　　年　月　日

医生陈述

我已经告知患者分娩过程中及产前、产后可能发生的并发症和风险、可能存在的其他治疗方案并且解答了患者关于分娩的相关问题。

手术医师签名:　　　上级医师签名:　　　经治医师签名:

签名日期:　　年　　月　　日

普贝生促宫颈成熟知情同意书

患者姓名	性别	年龄	病历号

情况介绍和治疗建议

产妇宫内妊娠＿＿＿周、妊＿＿＿产＿＿、＿＿位,估计胎儿情况＿＿＿＿＿,骨盆情况＿＿＿＿＿＿＿＿＿＿,宫颈条件＿＿＿＿＿＿＿＿＿＿,其他情况＿＿＿＿＿＿＿＿＿＿＿。现患者要求经阴道试产,根据患者情况,现拟实施的医疗方案:阴道上前列腺素(如普贝生)促宫颈成熟。

因分娩期间包括分娩前、分娩时、分娩后,如无意外情况分娩过程会顺利,母子平安。但基于目前医学水平的局限性,产科的风险性较高,孕产妇及胎儿、新生儿偶尔会瞬间出现变化,可能发生意外情况。分娩过程是一个复杂、动态的变化过程,经常会出现正常与异常情况的相互转化、交叉。根据产妇产程进展情况,医师在条件允许的情况下将随时与产妇或其家属协商更改分娩方式。

普贝生引产潜在风险和对策:

医师告知我普贝生促宫颈成熟引产过程中可能发生的风险,有些不常见的风险可能没有在此列出,医师告诉我可与我的医师讨论有关我普贝生促宫颈成熟的具体内容,如果我有特殊的问题可与我的医师讨论。

宫颈成熟是自然临产前的生理过程,通过宫颈变软、缩短、抗张能力下降等变化,使分娩顺利完成。晚期妊娠引产中宫颈成熟与否是引产成功的关键,是能否顺利经阴道分娩的一个重要因素。普贝生阴道上药是用于足月引产促宫颈成熟的方法之一。

1. 普贝生的有效药物成分为地诺前列醇(PGE_2),是阴道上药栓剂,局部用药促宫颈成熟,提高足月引产的有效性和成功性,有效率达93%以上,而催产素只是刺激子宫收缩,对促宫颈成熟没有直接作用。

2. 可控性,药物释放持续稳定吸收均匀,取出只需牵拉栓剂的终止带。

3. 不需为清除药物作用冲洗阴道,药物作用于取出栓剂90秒钟消失。

4. 使用过程中可能出现子宫过度刺激、宫缩过频、强直宫缩、一过性恶心呕吐腹泻,取出药物后立即好转或予硫酸镁后好转,恶心呕吐腹泻自行缓解。偶有会出现急性胎儿窘迫、羊水粪染需立即剖宫产的。极个别可能出现严重过敏反应、子宫破裂、羊水栓塞等严重产科并发症。

综上所述,在无使用禁忌证的情况下使用普贝生促宫颈成熟有着安全、高效、便捷的特点,增加了引产的成功率,缩短了引产的时间,降低了剖宫产发生,从经济上讲也为产妇家庭节省了较多药费及医疗处理费用,缩短了住院时间。

特殊风险或主要高危因素

　　我理解根据我个人的病情,我可能出现以下特殊并发症或风险:

_____

_____

_____

一旦发生上述风险和意外,医师会采取积极应对措施。

患者知情选择

　　□ 我的医师已经告知我普贝生引产过程中及产前、产后可能发生的并发症和风险,并且解答了相关问题。

　　□ 我同意医师采用干预措施:阴道上前列腺素(如普贝生)引产。

　　□ 我同意医师在分娩过程中进行必要的干预措施:催产素点滴、人工破膜、内倒转术、手转胎头术、宫颈封闭。

　　□ 我同意医师在分娩过程中进行必要的助产措施:产钳术、胎吸术、臀位助产。

　　□ 我同意在分娩过程中根据会阴条件进行必要的会阴侧切术。

　　□ 我同意行手取胎盘术和清宫术。

　　□ 我理解普贝生引产、经阴道试产是一个复杂的过程,试产失败应剖宫产终止妊娠。

　　□ 我理解在引产过程中胎儿面临的风险及窒息可能,同意医师对窒息新生儿进行抢救,同意必要时转入儿科治疗。我同意在分娩过程中医师可以根据我的病情对预定的方式做出调整。

　　□ 我理解我的分娩过程需要多位医师共同进行。

　　□ 我并未得到百分之百成功的许诺。

　　□ 医师已详细告知我替代治疗,如:等待自然发作、缩宫素引产、低位超小水囊引产、剖宫产术等,我决定放弃替代治疗方案。

患者签名:_____　　签名日期:____年____月____日

患者配偶签名:_____　　签名日期:____年____月____日

如果患者无法签署知情同意书,请其授权的亲属在此签名:

患者授权亲属签名:____与患者关系:____签名日期:____年____月____日

医师陈述

我已经告知患者分娩过程中及产前、产后可能发生的并发症和风险、可能存在的其他治疗方法并且解答了患者关于分娩的相关问题。

医师签名:_____　　签名日期:____年____月____日

附录 4

经导管子宫动脉术 / 髂内动脉栓塞术知情同意书

姓名： 性别： 年龄： 科室： 床号： 住院号：

单位：中国人民解放军第三军医大学第三附属医院（大坪医院）
身份：一般人员

临床诊断：

疾病介绍和治疗建议：

医生已告知我根据我的病情,可能需要在局部麻醉下进行经导管子宫动脉 / 髂内动脉栓塞术。

手术潜在风险和对策：

医生告知我此手术可能发生的一些风险,有些不常见的风险可能没有在此列出,具体的手术术式根据不同病人的情况有所不同,医生告诉我可与我的医生讨论有关我手术的具体内容,如果我有特殊的问题可与我的医生讨论。

1. 我理解任何手术麻醉都存在风险。

2. 我理解任何所用药物都可能产生副作用,包括轻度的恶心、皮疹等症状到严重的过敏性休克,甚至危及生命。

3. 我理解此手术可能发生的风险：

1）麻醉意外,严重时可能致发生心脑血管意外、心律失常、心脏或呼吸骤停等,危及患者生命；

2）局麻药及造影剂过敏,超急性反应等,严重时可能致心跳、呼吸骤停等,即使及时抢救仍可能导致死亡,危及患者生命；

3）栓塞可能导致子宫缺血,引起子宫坏死、穿孔、感染等；介入术后仍可能出现术中、术后大出血或子宫切口瘢痕破裂、羊水栓塞等情况,必要时需剖腹手术,严重时危及患者生命；若出现羊水栓塞,可能患者立即出现呼吸困难、血压下降、休克、DIC、抽搐、昏迷、心脏骤停等情况,会迅速危及患者生命；

4）穿刺损伤血管引起血管破裂导致大出血或形成局部、盆腔血肿、假性动脉瘤、感染,甚至引起肢体循环障碍；栓塞失败,严重时需中转开腹；术后穿刺点血肿,吸收时间较长；

5）术中出现阿 - 斯综合征、心脑血管意外等情况；

6) 术中、术后非靶器官栓塞,致相应器官缺血坏死:如肠梗阻、坐骨神经麻痹、下肢感觉迟钝、跛行;

7) 术后有恶心、呕吐、发热、局部疼痛等反应,术后可能出现感染、尿潴留等情况;

8) 术中、术后血栓、气栓、异物、继发出血或栓子脱落导致下肢栓塞、肺栓塞或其他部位栓塞,严重时危及患者生命;

9) 造影剂中毒反应,可引起急性肝肾功能损害,甚至衰竭,威胁患者生命;

10) 导管、导丝等器械损伤引起打结、断裂,必要时需进一步治疗或处理;

11) 由于可能有操作途径的血管病变、畸形,可能需要多次、多点穿刺,并有操作失败可能;

12) 导管操作途径的血管内膜损伤、血栓形成,甚至闭锁等情况;

13) 术中、术后其他目前无法预计的风险和并发症;

14) 患者术后可能出现卵巢功能降低,导致部分患者出现围绝经期症状,也可能出现生育功能下降,导致不孕;

15) 栓塞治疗效果不佳或无效;

16) 患者必须接受一定剂量的 X 射线;

17) 术后伤口愈合不良;

18) 其他意想不到的意外;

19) 术中病情复杂,不能进行治疗而终止手术。

4. 我理解如果我患有高血压、心脏病、糖尿病、肝肾功能不全、静脉血栓等疾病或者有吸烟史,以上这些风险可能会加大,或者在术中或术后出现相关的病情加重或心脑血管意外,甚至死亡。

5. 我理解术后如果不遵医嘱,可能影响手术效果。

特殊风险或主要高危因素

我理解根据我个人的病情,我可能出现以下特殊并发症或风险:

一旦发生上述风险和意外,医生会采取积极应对措施。

患者知情选择

□ 我的医生已经告知我将要进行的手术方式、此次手术及术后可能发生的并发症和风险、可能存在的其他治疗方法并且解答了我关于此次手术的相关问题。

　　□ 我同意在手术中医生可以根据我的病情对预定的手术方式做出调整。

　　□ 我理解我的手术需要多位医生共同进行。

　　□ 我并未得到手术百分之百成功的许诺。

　　□ 医师已详细告知我替代治疗方案,如:直接子宫切除或其他替代手术治疗,我决定放弃替代治疗方案。

　　□ 我授权医师对手术切除的病变器官、组织或标本进行处置,包括病理学检查、细胞学检查和医疗废物处理等。

患者签名:　　　　　　　　签名日期:　　　年　　　月　　　日

如果患者无法签署知情同意书,请其授权的亲属在此签名:

患者授权亲属签名:　　与患者关系:　　签名日期:　　年　　月　　日

医生陈述

　　我已经告知患者将要进行的手术方式、此次手术及术后可能发生的并发症和风险、可能存在的其他治疗方案并且解答了患者关于此次手术的相关问题。

上级医师签名:　　　经治医师签名:　　　签名日期:　　年　月　日

腹主动脉造影 + 腹主动脉远段球囊临时阻断术知情同意书

姓名：　　性别：　　年龄：　　科室：　　床号：　　住院号：

单位：中国人民解放军第三军医大学第三附属医院(大坪医院)
身份：一般人员

临床诊断：

疾病介绍和治疗建议：

　　医生已告知我根据我的病情,可能需要在麻醉下进行腹主动脉造影 + 腹主动脉远段球囊临时阻断术。

手术潜在风险和对策：

　　医生告知我此手术可能发生的一些风险,有些不常见的风险可能没有在此列出,具体的手术术式根据不同病人的情况有所不同,医生告诉我可与我的医生讨论有关我手术的具体内容,如果我有特殊的问题可与我的医生讨论。

　　1. 我理解任何手术麻醉都存在风险。

　　2. 我理解任何所用药物都可能产生副作用,包括轻度的恶心、皮疹等症状到严重的过敏性休克,甚至危及生命。

　　3. 我理解此手术可能发生的风险:

　　1) 过敏反应(包括造影剂和麻醉剂引起),发生溶血、高热、血栓形成、皮疹、哮喘及过敏性休克和多器官功能衰竭,重者危及生命;麻醉意外致呼吸、循环停止,需进行抢救;

　　2) 穿刺点血肿、感染、动静脉出血;假性动脉瘤、夹层动脉瘤、腹膜后血肿、股动静脉血栓形成下肢缺血坏死,切口愈合不良;

　　3) 血栓、气栓、异物、血管壁脱离、硬化斑脱落致脑栓塞或上肢远端等部位栓塞,重者危及生命;

　　4) 心率紊乱、严重心律失常、心脏呼吸骤停等危及患者生命;

　　5) 腹主动脉主干球囊临时阻断时间较长,可能导致阻断部位脊髓动脉缺血性损伤、阻断部位以下盆腔脏器、结肠以及双下肢缺血性损伤,严重时不能完全恢复或无法恢复;

　　6) 阻断效果不理想,无法达到可控制性大出血效果;

　　7) 其他意想不到的并发症;

8) 术中病情复杂,不能进行造影以及球囊阻断而终止手术。

4. 我理解如果我患有高血压、心脏病、糖尿病、肝肾功能不全、静脉血栓等疾病或者有吸烟史,以上这些风险可能会加大,或者在术中或术后出现相关的病情加重或心脑血管意外,甚至死亡。

5. 我理解术后如果不遵医嘱,可能影响手术效果。

特殊风险或主要高危因素

我理解根据我个人的病情,我可能出现以下特殊并发症或风险:

一旦发生上述风险和意外,医生会采取积极应对措施。

患者知情选择

□ 我的医生已经告知我将要进行的手术方式、此次手术及术后可能发生的并发症和风险、可能存在的其他治疗方法并且解答了我关于此次手术的相关问题。

□ 我同意在手术中医生可以根据我的病情对预定的手术方式做出调整。

□ 我理解我的手术需要多位医生共同进行。

□ 我并未得到手术百分之百成功的许诺。

□ 医师已告知我可不选择行腹主动脉造影 + 腹主动脉远段球囊临时阻断术,我决定____(选择 / 放弃)该治疗方案。

患者签名: 签名日期: 年 月 日

如果患者无法签署知情同意书,请其授权的亲属在此签名:

患者授权亲属签名: 与患者关系: 签名日期: 年 月 日

医生陈述

我已经告知患者将要进行的手术方式、此次手术及术后可能发生的并发症和风险、可能存在的其他治疗方案并且解答了患者关于此次手术的相关问题。

上级医师签名: 经治医师签名: 签名日期: 年 月 日

腹式(次)全子宫切除术知情同意书

姓名：　　性别：　　年龄：　　科室：　　床号：　　住院号：

单位：中国人民解放军第三军医大学第三附属医院(大坪医院)
身份：一般人员

临床诊断：

疾病介绍和治疗建议：

　　医生已告知患者剖宫产术中病情严重(大出血、凝血功能障碍、子宫内膜癌性病变等)，需要在麻醉下进行腹式(次)全子宫切除术。

手术潜在风险和对策：

　　医生告知我此手术可能发生的一些风险，有些不常见的风险可能没有在此列出，具体的手术术式根据不同病人的情况有所不同，医生告诉我可与我的医生讨论有关我手术的具体内容，如果我有特殊的问题可与我的医生讨论。

　　1. 我理解任何手术麻醉都存在风险。

　　2. 我理解任何所用药物都可能产生副作用，包括轻度的恶心、皮疹等症状到严重的过敏性休克，甚至危及生命。

　　3. 我理解此手术可能发生的风险：

　　1) 麻醉意外，严重时可能致发生心脑血管意外、心律失常、心脏或呼吸骤停等，危及患者生命；

　　2) 术中、术后大出血，导致贫血、失血性休克等，严重时危及患者生命；

　　3) 邻近器官的损伤：如输尿管、肠管、膀胱等，需行修补或吻合等相应手术；

　　4) 根据术中病情、探查情况或冰冻结果完善具体手术方式：若为子宫良性病变，则根据患者要求行(次)全子宫切除术；若为恶性肿瘤，则需扩大手术范围，术后需加放疗或化疗，预后不良；

　　5) 术后腹部切口感染、裂开、脂肪液化、延迟愈合或不愈合，瘘管及窦道、切口疝等形成，必要时需进一步治疗；

　　6) 术后卧床可能导致肺部感染、褥疮、深静脉血栓形成及肺栓塞、脑栓塞等，严重时危及患者生命；

　　7) 术后可能出现肠粘连或肠梗阻等情况，必要时需进一步治疗；

　　8) 术后无月经来潮，无生育能力，更年期症状提前，需服药治疗；

　　9) 术后可能发生宫颈/阴道残端出血、感染、裂开、癌变等情况；

10）患者若术中保留宫颈，术后有患宫颈炎或宫颈上皮内瘤变、宫颈残端癌等可能，严重时需再次手术；

11）术中若探及双侧附件区存在病变，则行相应手术，若探查双侧附件无明显病变或异常，则可以根据患者要求保留附件，但术后有患附件肿瘤或炎性包块等可能，甚至需再次手术等可能；

12）术后可能出现排尿困难、尿潴留等情况；

13）术中、术后其他目前无法预计的风险和并发症：如自发性脾破裂等。

4. 我理解如果我患有高血压、心脏病、糖尿病、肝肾功能不全、静脉血栓等疾病或者有吸烟史，以上这些风险可能会加大，或者在术中或术后出现相关的病情加重或心脑血管意外，甚至死亡。

5. 我理解术后如果不遵医嘱，可能影响手术效果。

特殊风险或主要高危因素

我理解根据我个人的病情，我可能出现以下特殊并发症或风险：

一旦发生上述风险和意外，医生会采取积极应对措施。

患者知情选择

□ 我的医生已经告知我将要进行的手术方式、此次手术及术后可能发生的并发症和风险、可能存在的其他治疗方法并且解答了我关于此次手术的相关问题。

□ 我同意在手术中医生可以根据我的病情对预定的手术方式做出调整。

□ 我理解我的手术需要多位医生共同进行。

□ 我并未得到手术百分之百成功的许诺。

□ 医师已详细告知我替代治疗方案，如：子宫捆绑缝合术、经导管子宫动脉栓塞术等，我决定放弃替代治疗方案。

□ 我授权医师对手术切除的病变器官、组织或标本进行处置，包括病理学检查、细胞学检查和医疗废物处理等。

患者签名： 签名日期： 年 月 日

配偶签名： 签名日期： 年 月 日

如果患者无法签署知情同意书，请其授权的亲属在此签名：

患者授权亲属签名： 与患者关系： 签名日期： 年 月 日

医生陈述

我已经告知患者将要进行的手术方式、此次手术及术后可能发生的并发症和风险、可能存在的其他治疗方案并且解答了患者关于此次手术的相关问题。

手术医师签名： 经治医师签名： 签名日期： 年 月 日

附录 7

患者授权委托书
姓名： 性别： 年龄： 科室： 床号： 住院号：
单位:中国人民解放军第三军医大学第三附属医院(大坪医院) 身份:一般人员
临床诊断:
委托人(患者本人)： 性别： 年龄： 有效证件号码： 住址： 受托人： 性别： 年龄： 联系电话： 有效证件号码： 住址： 与患者关系:□ 配偶 □ 子女 □ 父母 □ 其他近亲属 □ 同事 □ 朋友 □ 其他   本人于 年 月 日因病住院。本人在住院期间,有关病情的告知以及在诊断治疗过程中需要签署的一切知情同意书,本人郑重委托由 作为我的代理人,代为行使住院期间的知情同意权利,并履行相应的签字手续,全权代表本人签字,被委托人的签字视同本人的签字。   委托人签署同意书后所产生的后果,由患者本人承担。   患者签名： (手印) 年 月 日 受托人签名： (手印) 年 月 日

输血治疗患方知情同意书

姓名：　　　性别：　　年龄：　　科室：　　床号：　　住院号：

临床诊断：

拟实施的输血治疗方案：

　　□ 输异体血　　□ 输自体血　　□ 输异体血 + 自体血　　□ 其他：

输血治疗介绍

输血治疗是保证临床有效治疗的重要措施之一，亦是抢救危、急、重症患者生命的必要手段。但输血存在一定风险，可能感染经血传播疾病及发生输血不良反应等。

输血治疗的潜在风险和对策

　　在患者接受输血治疗前，经治医生有责任和义务向患者(患者家属或授权人)说明：

　　1. 根据患者病情必要时需进行输血治疗，具体方案随患者病情进展可能进行调整。

　　2. 我院为患者提供的血液制品是来源于经国家批准的采供血机构检测合格的产品。但受当前医疗检测技术的限制，不能完全避免因窗口期和潜伏期导致的病毒漏检问题。(窗口期是指人体被病毒感染后，抗原 / 抗体量不足以被检出的时期。潜伏期是指从病原体侵入人体到最早出现临床症状的时期)。因此输注经采供血机构检测合格的血液制品，仍存在感染经血传播疾病、发生免疫性及非免疫性输血不良反应的风险，有些不常见的风险可能没有在此列出：

　　1) 非溶血性发热反应; 2) 过敏反应; 3) 感染经血传播疾病(如：艾滋病、梅毒、乙肝、丙肝等); 4) 感染某些未作为我国献血员体检筛查项目的病原体(如：巨细胞病毒、EB 病毒、疟原虫、人类 T 淋巴细胞病毒等); 5) 产生同种免疫抗体反应; 6) 输血相关急性肺损伤; 7) 输血相关移植物抗宿主病; 8) 其他不良反应; 9) 除以上情况外，需要提醒患者(患者家属或授权人)特别注意的风险事项:(　　　　　　　　　)

　　3. 患者(患者家属或授权人)有权接受或拒绝输血治疗。经治医生须告知患者(患者家属或授权人)输血治疗以外的其他治疗方案。

　　4. 患者(患者家属或授权人)有咨询输血治疗相关问题的权利。经治医生应对患者(患者家属或授权人)提出的疑问给予明确的回答。

5. 一旦发生不良反应,经治医生会积极采取相应措施对患者进行救治。

经治医生陈述:

我已告知患者(患者家属或授权人)输血治疗的原因、必要性及可能感染经血传播疾病及发生输血不良反应的风险,已告知患者(患者家属或授权人)输血治疗以外的其他治疗方案,并解答了关于输血治疗相关的问题。

经治医生签名:　　　　　　　签名日期:　　年　　月　　日

患者(患者家属或授权人)意见:

□ 我/我们已知晓输血治疗的原因、必要性,了解因现有医疗检测技术的限制及人体自身免疫反应的影响,在输血治疗过程中存在感染经血传播疾病和发生输血不良反应的风险,我/我们对此表示理解。

□ 我/我们提出的输血治疗相关疑问已得到医生的明确解答。

□ 我/我们经慎重考虑接受输血治疗并自愿承担可能出现的风险。若在输血治疗期间发生不良反应或其他风险,我/我们同意接受医生所采取的救治措施。

□ 我/我们经慎重考虑拒绝输血治疗并自愿承担可能出现的风险。我/我们已清楚知晓拒绝输血治疗可能导致的救治延误、病情加重、甚至死亡。我/我们经慎重考虑接受□/拒绝□　输血治疗以外的其他治疗方案(药物治疗、输晶体/胶体液扩容等)。

患者(患者家属或授权人)签名:　　　　签名日期:　　年　　月　　日

附录 9

中期妊娠引产手术知情同意书

患者姓名	性别	年龄	病历号

疾病介绍和治疗建议

医师已告知我需进行中期妊娠引产手术。

手术潜在风险和对策：

医师已告知我及家属如下中期妊娠引产术可能发生的一些风险,有些不常见的风险可能没有在此列出,具体的手术术式根据不同病人的情况有所不同,医师告诉我可与我的医师讨论有关我手术的具体内容,如果我有特殊的问题可与我的医师讨论。

1. 任何麻醉都存在风险。

2. 任何所用药物都可能产生副作用,包括轻度的恶心、皮疹等症状到严重的过敏性休克,甚至危及生命。

3. 此手术可能发生的风险:

(1) 产时子宫强制性收缩致子宫破裂、出血,严重者可致休克,危及生命,必要时需行子宫切除,可能因抢救无效死亡。

(2) 胎盘早剥。

(3) 生殖道及其他脏器损伤,必要时需开腹手术。

(4) 药物过敏反应致休克、死亡等。

(5) 脂肪、羊水栓塞:严重者可导致昏迷及呼吸衰竭,危及生命。

(6) 弥散性血管内凝血。

(7) 感染。

(8) 引产失败需行钳夹清宫术,术中可能发生人流综合征、子宫穿孔、产后大出血、产后感染、败血症等情况,也可能一次清宫不全需再次行清宫术。

(9) 胎盘、胎膜残留需行刮宫术。

(10) 术后可能发生继发不孕、异位妊娠等。

(11) 感染,瘘管及窦道形成,如直肠阴道瘘、膀胱阴道瘘、子宫动静脉瘘等。

(12) 子宫破裂,严重者可能导致子宫切除。

(13) 血栓性静脉炎,以致肺栓塞、脑栓塞。

(14) 多脏器功能衰竭(包括弥散性血管内凝血)。

(15) 男方同意终止妊娠。

(16) 其他不可预料的情况。

4. 我理解如果患有高血压、心脏病、糖尿病、肝肾功能不全、静脉血栓等疾病或者有吸烟史,以上这些风险可能会加大,或者在术中或术后出现相关的病情加重或心脑血管意外,甚至死亡。

5. 我理解我应提供真实有效的病史材料,否则可能影响手术效果。

特殊风险或主要高危因素

根据患者的病情,患者可能出现以下特殊的并发症或风险:

_____

_____

_____

一旦发生上述风险和意外,医师会采取积极应对措施。

患者知情选择

□ 我的医师已经告知我将要进行的手术方式、此次手术及术后可能发生的并发症和风险、可能存在的其他治疗方法并且解答了我关于此次手术的相关问题。

□ 我同意在手术中医师可以根据我的病情对预定的手术方式做出调整。

□ 我理解我的手术需要多位医师共同进行。

□ 我并未得到手术百分之百成功的许诺。

□ 医师已详细告知我替代治疗方案,如:继续妊娠、剖宫取胚等,我决定放弃替代治疗方案。

□ 我授权医师对胎盘、脐带、流产胚胎、手术切除的病变器官、组织或血标本进行处置,包括科学研究、血液检测、病理学检查、细胞学检查和医疗废物处理等。

□ 我授权医师对死婴进行医疗处置 　□ 同意进行尸体解剖

　　　　　　　　　　　　　　　　　　□ 不同意进行尸体解剖

患者签名_____ 签名日期____年___月___日

如果患者无法签署知情同意书,请其授权的亲属在此签名:

患者授权亲属签名_____ 与患者关系_____ 签名日期____年___月___日

医师陈述

我已经告知患者将要进行的手术方式、此次手术及术后可能发生的并发症和风险、可能存在的其他治疗方法并且解答了患者关于此次手术的相关问题。

医师签名_____ 签名日期_____年___月___日

麻醉知情同意书			
患者姓名	性别	年龄	病历号

疾病介绍和治疗建议

医师已告知我患有＿＿＿＿＿＿，需要接受麻醉。

1. 麻醉作用的产生主要是利用麻醉药使中枢神经系统或神经系统中某些部位受到抑制的结果。临床麻醉的主要任务是：消除手术疼痛，监测和调控生理功能，保障患者安全，并为手术创造条件。手术是治疗外科疾病的有效方法，但手术引起的创伤和失血可使患者的生理功能处于应激状态；各种麻醉方法和药物对患者的生理功能都有一定影响；外科疾病本身所引起的病理生理改变，以及并存的非外科疾病所导致的器官功能损害等，都是围术期潜在的危险因素。麻醉的风险性与手术大小并非完全一致，复杂的手术固然可使麻醉的风险性增加，而有时手术并非很复杂，但由于患者的病情和并存疾病的影响，可为麻醉带来更大的风险。

2. 为了保证我手术时无痛和医疗安全，手术需要在麻醉和严密监测条件下进行。我有权选择适合我的麻醉方法，但根据我的病情和手术需要，麻醉医师建议我选择以下麻醉方法，必要时允许改变麻醉方式。

□ 全身麻醉；□ 全麻＋硬膜外麻醉；□ 椎管内麻醉；□ 神经阻滞；□ 局部麻醉＋强化；□ 其他

3. 为了我的手术安全，麻醉医师将严格遵循麻醉操作规范和用药原则；在我手术麻醉期间，麻醉医师始终在现场严密监测我的生命体征，并履行医师职责，对异常情况及时进行治疗和处理。但任何麻醉方法都存在一定风险性，根据目前技术水平尚难以完全避免发生一些医疗意外或并发症。如合并其他疾病，麻醉可诱发或加重已有症状，相关并发症和麻醉风险性也显著增加。

4. 为了减轻我术后疼痛，促进康复，麻醉医师向我介绍了术后疼痛治疗的优点、方法和可能引起的意外与并发症，建议我进行术后疼痛治疗。并告知是自愿选择和自费项目。

麻醉潜在风险和对策

（一）麻醉医师已对我的病情、病史进行了详细询问。我对麻醉医师所告知的、因受医学科学技术条件限制、目前尚难以完全避免的麻醉意外和并发症表示理解。相信麻醉医师会采取积极有效措施加以避免。如果发生紧急情况,医师无法或来不及征得本人或家属意见时,授权麻醉医师按照医学常规予以紧急处理和全力救治。如果所选麻醉方法不能满足手术的需要,授权麻醉医师根据具体情况改变麻醉方式以便顺利完成手术治疗。

(二)我理解麻醉存在以下(但不限于)风险

1. 与原发病或并存疾病相关 脑出血,脑梗死,脑水肿;严重心律失常,心肌缺血/梗死,心力衰竭;肺不张,肺水肿,肺栓塞,呼吸衰竭;肾功能障碍或衰竭等。

2. 与药物相关

(1)使用规定剂量麻药,仍导致呼吸抑制、血压下降或麻醉平面过高,虽经积极抢救,仍出现不良后果。

(2)虽然麻醉医师严格遵守麻醉操作常规,但是使用各种、各类麻醉药后,患者仍然有可能出现:过敏反应或过敏性休克,局麻药全身毒性反应和神经毒性,严重呼吸和循环抑制,循环骤停,器官功能损害或衰竭,精神异常,恶性高热等。

3. 与不同麻醉方法和操作相关

(1)神经阻滞:血肿,气胸,神经功能损害,喉返神经麻痹,全脊麻等。

(2)椎管内麻醉:腰背痛,尿失禁或尿潴留,腰麻后头痛,脑神经麻痹,脊神经或脊髓损伤,呼吸和循环抑制,全脊麻甚至循环骤停,硬膜外血肿、脓肿甚至截瘫,穿刺部位或椎管内感染,硬膜外导管滞留或断裂,麻醉不完善或失败等。

(3)全身麻醉:呕吐、误吸,喉痉挛,支气管痉挛,急性上呼吸道梗阻,气管内插管失败,术后咽痛,声带损伤环杓关节脱位,牙齿损伤或脱落,苏醒延迟等。

4. 与有创伤性监测相关 局部血肿,纵隔血/气肿,血/气胸,感染,心律失常,血栓形成或肺栓塞,心脏压塞,导管打结或断裂,胸导管损伤,神经损伤等。

5. 与输液、输血及血液制品相关 血源性传染病,热源反应,过敏反应,凝血病等。

6. 与外科手术相关 失血性休克,严重迷走神经反射引起的呼吸心搏骤停,压迫心脏或大血管引起的严重循环抑制及其并发症等。

7. 与急诊手术相关 以上医疗意外和并发症均可发生于急诊手术病人,且发生率较择期手术明显升高。

8. 与术后镇痛相关 呼吸、循环抑制,恶心呕吐,镇痛不全,硬膜外导管脱出等。

一旦发生上述风险和意外,医师会采取积极应对措施。

特殊风险或主要高危因素

我理解根据我个人的病情,我可能出现未包括在上述所交代并发症以外的风险:

_____

_____

_____

一旦发生上述风险和意外,医师会采取积极应对措施。

患者知情选择

□ 麻醉医师已经告知我将要施行的麻醉及麻醉后可能发生的并发症和风险、可能存在的其他麻醉方法并且解答了我关于此次麻醉的相关问题。

□ 我同意在治疗中医师可以根据我的病情对预定的麻醉方式做出调整。

□ 我理解在我的麻醉期间需要多位医师共同进行。

□ 我并未得到治疗百分之百无风险的许诺。

患者签名_____ 签名日期_____年_____月_____日

我同意接受术后疼痛治疗:

患者签名_____ 签名日期_____年_____月_____日

如果患者无法签署知情同意书,请其授权的亲属在此签名:

患者授权亲属签名_____与患者关系_____签名日期_____年_____月_____日

医师陈述

我已经告知患者将要施行的麻醉方式、此次麻醉及麻醉后可能发生的并发症和风险、根据手术治疗的需要更改为其他麻醉方法的可能性,并且解答了患者关于此次麻醉的相关问题。

医师签名_____ 签名日期_____年_____月_____日

母婴同室知情同意书

根据国家卫生和计划生育委员会要求,我院产科实行母婴同室,即新生儿24小时与母亲同室生活,因医疗护理等原因母婴分离时间一天不超过1小时。

一、母婴同室的好处

1. 在经过辛苦的分娩过程后,爸爸妈妈第一时间就可以看到自己的孩子,分享新生儿诞生带来的喜悦,有助于增进家庭感情。

2. 有利于新生儿异常情况及时发现和处理。

3. 母亲可随时根据孩子的需要喂奶、换尿布,孩子生活在关爱舒适的环境,哭闹少。

4. 母亲能很好地体验到母乳喂养的好处,增加母乳喂养的信心。

二、母乳喂养的好处

1. 母乳是婴儿最完美的食物,无需添加任何营养,也易于消化吸收。

2. 母乳尤其是初乳有利于婴儿脑发育,提高婴儿免疫力,早产儿更需要母乳。

3. 促进子宫收缩,减少产后并发症,减少患乳腺癌及卵巢癌的机会。

4. 有利于增进母婴感情。

5. 方便、卫生、经济、安全。

三、为确保婴儿安全,母亲是婴儿第一监护人,请配合医务人员的工作

1. 协助医务人员密切观察新生儿呼吸、体温、大小便等,以及任何异常情况如黄疸、发热、吐奶、呛奶、发绀等,及时向医务人员反映。

2. 注意卫生,接触婴儿前一定要洗手。

3. 每床留陪伴1人,尽量减少控视,严格限制访客人数,以降低感染率。

4. 任何时候不要捂住婴儿口鼻,包括喂奶、睡觉、换尿布时,时刻注意保持婴儿呼吸道通畅。

5. 多保持婴儿右侧卧位,避免吐奶和窒息。

6. 新生儿需随时有人陪伴,不可将新生儿交付给任何不相干人员,因医疗护理需要母婴分离时,请求领取母婴分离单,分离和抱回时婴儿母亲和新生儿护理人员(配胸牌)共同核实签字,分离时一定有家属亲自护送至操作所在处门外等候并接回,不要将婴儿交给不认识的人。

7. 病房拒绝无关人员如推销员、发传单者,如发现请及时与医务人员联系。

8. 贵重物品如手机、电脑、钱包等请自行保管妥当。

婴儿母亲签字:

婴儿其他监护人签字:　　　　　　　　与婴儿关系:

告知人员签字:

　　　　　　　　　　　　　　　年　　月　　日

分娩镇痛仪使用知情同意书

患者姓名	性别	年龄	病历号

尊敬的产妇、产妇家属、授权委托人：

1. 镇痛仪为非药物、无创伤分娩镇痛设备，是安全可靠，对母婴无任何副作用。

2. 镇痛仪是通过神经穴位镇痛的原理，在一定程度上降低产时疼痛感，减轻产妇分娩痛苦。

3. 在使用该镇痛方式是配合呼吸法，放松心情，其镇痛效果更佳。

4. 使用时机　产程开始直至分娩结束。

(1) 一般为宫口开大 3cm 使用。

(2) 产妇认为疼痛难以忍受时，要求使用。

5. 该镇痛仪没有绝对的禁忌，如遇下述情况需慎用：

(1) 心肺功能不全或严重妊娠合并症，不能自然分娩的产妇。

(2) 装有心脏起搏器。

(3) 对电刺激极度敏感者。

(4) 皮肤敏感者或皮肤有大面积破损者。

6. 镇痛仪镇痛是减少疼痛，不是完全无痛，且保留部分宫缩痛对产程是有帮助的。

7. 分娩镇痛仪为自费项目，需在门诊交费，若需要请与护士站联系。

8. 分娩镇痛仪在使用过程中，可能会出现麻酥的感觉，若感觉不适，请及时与医护人员沟通，及时调节镇痛仪模式。

告知人签名：_____　　签名日期：____年____月____日

患方意见：

医护人员已告知我分娩镇痛仪的功效，对分娩镇痛有一定效果，但不排除由于产妇的个体差异，会有镇痛效果不明显的情况发生。

1. 我理解在产时，应当根据病情及产程具体情况采取医疗手段，以最大限度保障我本人与胎儿的安全。

2. 我理解分娩镇痛仪能减轻我的疼痛，更不能完全缓解产痛，也不能决定我最终的分娩方式。

产妇签名：_____

产妇家属签名：_____　　与产妇关系：_____

签字日期：　　年　　月　　日

姓　名　_____
住院号　_____
科　室　　产　科____
床　号　_____床__

产后及出院须知（顺产及剖宫产）

亲爱的新妈妈及家人：

您好！恭喜您喜得宝宝，我们就产后及出院后的有关事项为您和家人作如下告知：

一、母乳喂养的好处

母乳是婴儿最佳的食品，可增加宝宝抵抗力，减少费用，减少母亲产后出血，为使您的孩子健康成长，一定要坚持 6 个月的纯母乳喂养，这是每个妈妈应尽的责任和义务。

1. 喂养姿势　坐位、卧位、站位均可，多变换体位，月子期间尽量侧卧位喂奶。

2. 您可不受任何限制的按需喂奶，即妈妈奶胀或婴儿饥饿时喂奶，坚持夜间哺乳。一定不要用奶瓶、奶嘴，不要另加糖水或代乳品，除非有医学指征，请及时在床尾记录单上记录每一次哺乳时间、奶量和大小便次数。

3. 喂奶前请洗净双手，再用温热水毛巾清洗双乳，剪短指甲，以免划伤婴儿。

4. 每次喂奶后，为避免孩子吐奶、溢奶，请将孩子竖式抱起，轻轻拍打婴儿背部，使胃内气体排出，将婴儿右侧卧位放置 30 分钟后再变换体位。

5. 挤出的乳汁，自然冷却后 4℃保存 24 小时，冷冻保存 3 个月，用时凉水冲融后温水复温。

二、住院分娩后，您每天需要做的工作

每天上午我们为您的孩子洗澡、查体，进行脐带护理及必要处置后，会在 1 小时内把孩子送回您身边，与您 24 小时同室生活，请您做好以下工作：

1. 注意观察孩子的肤色、呼吸、精神状态、进食、睡眠、大小便，有异常情况及时联系医务人员。

2. 学会观察孩子啼哭，可能是以下情况：大小便后、饥饿、冷或热、需要关爱、生病。

3. 婴儿睡婴儿床,不与母亲同睡一床,将小床靠近您的床边,以免碰压,同时有利于您的休息。

4. 接触婴儿前消毒或洗净双手,不要让患病的朋友接触您的孩子,尽量减少来探视您和孩子的朋友,以免发生交叉感染。抱婴儿时注意手托好婴儿头颈、背部、臀部,严防跌落。

5. 周六上午 10:00 为妈妈爱心学校开课时间,您和您的家人可以学习新生儿养育、母乳喂养、科学坐月子等知识,地点在 ××。每天下午护士会为您和家属示范婴儿沐浴,地点在 ××,敬请光临。

三、产妇的营养和保健

1. 剖宫产者,术后 6 小时后可进食温开水、清米汤等(监测血糖者宜进咸汤如鸡汤、鱼汤等),排气后进食稀饭、汤类、面条等,排气第二天正常饮食,少吃多餐,未排气前不宜进食牛奶及甜食,多食汤类如肉汤、鱼汤、鸡汤、小米粥等。宜多饮水,多吃蔬菜水果,水果稍加温后吃,限制辛辣刺激性食物,不可随便用药。

2. 顺产及剖宫产者拔除尿管后 6 小时内,自解小便,以免发生尿潴留,影响子宫复旧。

3. 产后温热水洗脸、刷牙、梳头等,身体恢复后可洗头、洗澡,禁盆浴,注意保暖,避免受凉。

4. 产后 24 小时内宜卧床休息,第二天可以下床活动,活动有人搀扶,先坐再站,再缓慢行走,活动量以自身无不适为宜。但不宜站立过久、重体力劳动,少取蹲位,以防子宫脱垂。每天保持 10 小时睡眠,做产后操,42 天后进行盆底康复治疗,促进恢复。

四、办理出院手续程序

1. 出院前一天或当日医师为您换药并检查伤口愈合情况,交代出院注意事项。

2. 护士对您进行出院指导,交代出院后母婴保健知识。

3. 出院当日 10 时以后护士通知您办理出院,请您或家属持缴费收据到出院处结账,取出院带药,打印住院费用清单;若您享有生育保险,办理出院时另需携带身份证、医保卡及准生证。

4. 在护士站办理离院手续,取门诊病历或围产期保健手册、婴儿出门条,离院。

5. 热水瓶、电视遥控板、婴儿床单、被子、枕头为医院物品,请勿带走。

五、出院后您须注意的问题

1. 产后 3~4 周内阴道会有恶露分泌,开始呈鲜红色,量渐减少转为粉红色,勤换棉质卫生巾,会阴伤口对侧卧位,保持会阴清洁干燥。产后流血超过正常月经量或 42 天未净、腹痛、发热等及时到医院诊疗。

2. 正常分娩者,需用 1:5000 高锰酸钾溶液坐浴,15~20 分钟 / 次,2~3 次 / 天,便后应冲洗,保持伤口清洁干燥。若发现伤口有红肿热痛等异常,及时就医。

3. 产后 42 天您须来我院门诊产科进行产后检查,由于孕期和分娩期内分泌变化,盆底肌肉松弛,体形变化大,需进行盆底康复治疗,有助于身体康复,减少产后并发症,促进家庭生活和谐。

4. 避孕 禁性生活 2 个月,哺乳期宜用避孕套,不宜口服避孕药。自然分娩产后 42 天子宫恢复正常,剖宫产分娩者产后 6 个月可放置节育环。剖宫产术后 2 年以上方可再次妊娠,两次剖宫产史者不建议再次妊娠,需严格避孕。

5. 在我院分娩的产妇,各区县妇幼保健院会派地段访视医师上门免费产后家庭访视,访视内容为产后保健指导、母乳喂养、观察母婴健康情况。

6. 我院开设围产期护理咨询门诊,解决新生儿护理、母乳喂养、围产期保健等问题,由护理专家坐诊,时间是每周四上午。

六、出院后婴儿应注意的问题

1. 脐部护理 每天淋浴后,用 75% 酒精消毒脐带根部,保持脐带干燥。若在脱落的过程中,有血性分泌物或红肿有异味,可来医院进行处理。

2. 新生儿每天沐浴 1 次,室温 26~28℃,水温 38~40℃,喂奶前进行。尿湿随时更换尿布,大便后用温水或婴儿湿纸巾擦洗臀部,涂 5% 的鞣酸软膏或护臀霜,避免红臀。

3. 婴儿在儿保科进行儿童保健,及时得到生长发育监控和喂养指导。

4. 新生儿黄疸 出生后 2~3 天出现,4~5 天达高峰,6~14 天消退,早产儿可延至 3~4 周消退。如果新生儿超过 14 天,早产儿超过 4 周,未消退或退而复现,程度重,请到儿科检查。

5. 预防接种 出院后一周内凭保健手册、父母身份证或出生证到家庭附近预防接种点办理预防接种卡,按要求种卡介苗和其他疫苗。

正常新生儿在出生后 24 小时内接种第 1 针乙肝疫苗,满月和半岁时凭接种单到预防接种卡办理处接种第 2、3 针乙肝疫苗,父母表面抗原阳性者,婴儿出生时接种乙肝免疫球蛋白(最好与乙肝疫苗同时接种)。

6. 孩子出生未满 72 小时出院者　生后 7 天(下午上班时间)到我科进行新生儿先天性疾病筛查及听力筛查,筛查结果如有异常,我们会及时与您联系复查。

7. 因病到儿科治疗者　儿科出院后到我科进行第 1 针乙肝疫苗接种、新生儿先天性疾病筛查及听力筛查。

七、出生证办理

1. 新生儿出生后,接生人员填写《新生儿出生医学证明》首次签发表后交与新生儿父母;新生儿父母用蓝黑或黑色钢笔水或签字笔准确填写表上内容,若涂改,相应内容须由领证人签字确认。

2. 婴儿母亲本人办理时需提供文件:婴儿父母双方身份证原件及复印件、《出生医学证明》首次签发表,上户地与身份证上不一致时需提供拟上户的户口原件及复印件。

3. 非婴儿母亲本人办理时需提供文件:除上述外,另加婴儿母亲亲笔签名的委托书,办理人身份证原件及复印件。

4. 住院期间备好身份证,由护士通知,可提前输入相关信息。

5. 婴儿姓名或其他必要信息尚未确定者,请在婴儿出生后 3 个月内确定后到本机构中办理。

6. 办理时间:每周三、周四全天(8:00-12:00　14:30-18:00)。

办理地点:出生医学证明办理处(××)

请您记住我院母乳喂养咨询热线:直拨 023-××,我们 24 小时热忱为您服务!

我已知晓上述产后及出院须知的全部内容(本文档一式两份,病历中存留一份,产妇及家属保留一份)

患者签名＿＿＿＿＿＿＿＿　　签名日期＿＿＿年＿＿月＿＿日

如果患者无法签署知情同意书,请其授权的亲属在此签名:

患者授权亲属签名＿＿＿＿与患者关系＿＿＿签名日期＿＿年＿＿月＿＿日

医护人员陈述:我已详细告知患者及家属产后及出院需知的全部内容。

医护人员签名＿＿＿＿＿＿＿＿　　签名日期＿＿＿年＿＿月＿＿日

附录 14

产科预防跌倒、坠床、新生儿丢失告知书

患者姓名	性别	年龄	病历号

尊敬的孕产妇及家属:您好!

为了您及新生儿的安全,避免在住院期间孕产妇及新生儿发生意外、跌倒、坠床、新生儿丢失事件,请您配合做好以下防范工作。

1. 穿合适的裤子,并穿防滑鞋,湿性拖地后避免不必要走动。

2. 睡觉时请将床栏拉起,离床活动时应有人陪护。

3. 使用轮椅、便器时注意固定。

4. 请将信号灯、眼镜、杂志、手机等放在随手易取之处,学会床头呼叫器的使用。

5. 如您头晕或服用镇静、安眠类药物,尽量避免下床活动,若必须请下床前坐于床沿,再由照顾者扶下床。

6. 如您在行走时出现头晕、双眼发黑、下肢无力、步态不稳和不能移动时请立即原地坐(蹲)下或靠墙,呼叫他人帮助。

7. 改变体位,应遵循"三部曲",即平躺 30 秒,坐起 30 秒,站立 30 秒再行走,避免突然改变体位,尤其是夜间和晨起。

8. 请尽量将私人常用物品放置在固定位置,保持走道通畅。

9. 产妇躺着喂奶时,婴儿不要放在靠近床边的地方,新生儿喂养完毕后家属及时将其放置在婴儿床内。

10. 为新生儿做任何操作均需抱稳新生儿,为新生儿更换尿布等护理均在婴儿床内进行。

11. 需移动新生儿请不要抱起,请推婴儿车,婴儿车固定时请踩下刹车。

12. 产妇或家属出现头晕、眼花、四肢无力等虚弱状态请不要抱新生儿。

13. 产妇及家属不得让任何人以任何理由抱走新生儿,新生儿需做处置及治疗等其他操作时,由工作人员抱走,家属需全程陪同。

14. 产妇及家属不得将陌生人带入病房,若有陌生人出入请立即告诉工作人员。

我(我们)已了解以上告知内容,将积极配合医院完成以上防范措施。

患者签名:_____ 时间:_____年____月____日

家属签名:_____与患者关系:_____时间:_____年____月___日

护士签名:_____ 时间:_____年____月____日

452

产科患者跌倒 / 坠床评估及护理措施计划					
孕产妇跌倒 / 坠床评估及护理措施计划					预防新生儿坠落护理措施
项目分值		评估日期			
危险因素评估	脑功能障碍(意识丧失,意识混乱,无方向感,癫痫史等)	4			新生儿 24 小时持续有家属陪护
	使用药物(镇静剂 A,降压药 B,降血糖药 C,利尿剂 D,泻药 E)	2			病室光线充足,地面干燥,地面湿滑时有标识
	体位性低血压	2			病房及病室走廊内无不使用的设备家具放置
	过去一年内或住院中曾发生跌倒或坠床	1			睡摇篮式婴儿床,设施完好,床体透明,车轮有刹车
	主诉眩晕或有虚弱感	1			床旁粘贴有"抱稳婴儿、严防坠落"标识
	行动障碍(使用助行器 A,步态不稳 B,运动受限 C)	1			新生儿腕带上有"防坠落"的风险标识
	年龄≥65 岁或年龄≤9 岁	1			家属衣着大小适宜,抱新生儿走动时鞋底防滑
	感官障碍(视力 A,听力 B,感觉 C)	1			未单独将新生儿放置于没有扶手的治疗台、椅
	排泄异常(尿频,腹泻)	1			在婴儿床上给新生儿更换尿布及衣服
	吸毒或酗酒	1			新生儿应放置在婴儿床内靠母亲床旁,若因喂奶需放置在病床时将双侧床栏拉好
总分					

护理措施	教导使用呼叫器(床边或卫生间等并将呼叫器放置适当位置)				家长不挤占新生儿的睡眠空间	
	安全环境(使用床栏,维持地面干燥,适当照明)				家属知晓新生儿处于坠落高风险	
	药物宣教(导致跌倒危险药物使用注意事项)				新生儿外出检查、治疗、护理时始终有家属和医护人员陪伴	
	床头有跌倒警示标识					
	指导患者转变体位时的注意事项				进行新生儿安全的健康教育,并签署知情同意书	
	家属陪伴					
	巡视(按护理级别执行)					
	根据医嘱使用保护性约束				教会家属能够正确使用婴儿床、床栏、抱稳新生儿	
	进行预防跌倒健康教育,并签署知情同意书					
签名				签名		

注:1. 低危险:1 分;中危险:2 分;高危险:≥3 分

2. 低危险每周评估一次;中危险及以上每天评估直到出院。

3. 存在问题如有分类,用 ABCDE 写在前面,评分值写在后面,在采用相应的护理措施栏里以"√"表示执行。

4. 新生儿均为坠落高风险患者,住院期间新生儿常规采取"预防新生儿坠落护理措施"

新生儿听力筛查知情同意书

新生儿听力筛查是根据《中华人民共和国母婴保健法实施办法》、原卫生部《新生儿疾病筛查管理办法》在新生儿期对严重危害新生儿健康的先天性、遗传性疾病实施的专项检查,目前主要采用的新生儿听力筛查技术有耳声发射和自动听力脑干反应等技术,这些技术都是客观、敏感和无创伤的方法。我院采取的是自动听性脑干反应技术,筛查结果分为通过和不通过两种,筛查结果不通过或未做者,应当在婴儿出生 42 天内到筛查机构进行复筛,未通过复筛的婴儿需在 3 月龄内到重庆儿童医院听力障碍诊治中心进一步确诊。如果拒绝为其子女进行听力筛查或在预约日期未到医院筛查,一切后果由监护人自行承担责任,但听力筛查有一定的漏诊率,即使通过,后天因素也可导致听力下降。

听力筛查通过初筛但有高危因素的新生儿以及后天因素可导致听力下降者,即使通过筛查仍应结合听力行为观察法,3岁以内每 6 个月到医院随访一次。听力高危因素包括:新生儿重症监护室中住院超过 24 小时;儿童期永久性听力障碍家族史;巨细胞病毒、风疹病毒、疱疹病毒、梅毒或弓形虫等引起的宫内感染;颅面形态畸形,包括耳廓和耳道畸形等;出生体重低于 1500 克;高胆红素血症达到换血要求;母亲孕期曾使用过耳毒性药物;细菌性脑膜炎;Apgar 评分 1 分钟 0~4 分或 5 分钟 0~6 分;机械通气时间 5 天以上;临床上存在或怀疑有与听力障碍有关的综合征或遗传病。

以下由筛查单位填写

母亲姓名:_____ 住院号:_____ 新生儿性别: □男性 □女性

出生日期:20____年____月____日____时

预约筛查日期:20____年____月____日之前每天下午上班时间均可

主管医师或护士签名:_____

以下由新生儿监护人填写

□ 我已了解新生儿听力筛查并知晓以上内容,同意孩子做听力筛查,筛查费用 110 元,费用自理。

□ 我的孩子因各种原因(早产、低体重、提前出院或转院)听力筛查未做,或初筛未通过者,我同意在出生后 42 天内的任一天下午带孩子到本院二楼 B 区筛查,否则给孩子造成的一切后果我自己承担。

□ 我不同意给孩子做听力筛查,给孩子造成的一切后果自己承担。

新生儿监护人签字:_____ 与新生儿关系:_____ 20____年____月____日

监护人现住地址:_____ 电话:_____

新生儿听力筛查采取知情同意原则,此知情同意书作为法律凭证,签字有效,一式两联,保存联由新生儿家长妥善保存,筛查机构联将随住院分娩病历一同保存。

乙型肝炎人免疫球蛋白接种知情同意书

患者姓名	性别	年龄	病历号

　　乙型病毒性肝炎（以下简称"乙肝"）由乙肝病毒引起，通过母婴、血液（体液）和生活密切接触传播。感染乙肝病毒后可成为乙肝病毒携带者，部分人可转化为慢性乙肝患者，少部分人发展为肝硬化和肝癌。乙肝表面抗原（HBsAg）阳性母亲或父亲所生的婴儿出生后 24 小时内注射乙型肝炎人免疫球蛋白是预防乙肝母婴传播的有效手段。渝中区为国家预防乙肝母婴传播工作项目区，我们医院能在国家专项经费支持下为母亲乙肝者提供免费的乙型肝炎人免疫球蛋白（100IU）注射（父亲为乙肝者乙型肝炎人免疫球蛋白自费）。

同时，医师已经告知以下内容：

　　1. 药物为人血液制品，因原料来自人血，虽然对原料血浆进行了相关病原体的筛查，并在生产工艺中加入了去除和灭活病毒的措施，但理论仍存在传播某些已知和未知病原体的潜在风险。

　　2. 药物注射后有少数新生儿有局部红肿、疼痛感不良反应，一般无需特殊处理。

　　3. 及时报告发生的药物副作用，以使医师能及时评估并采取措施处理。

　　4. 到目前为止，任何主动及被动免疫方法都不能 100% 阻断乙肝的母婴传播。

　　5. 新生儿若因某种原因出生后立即转儿科，母亲为乙肝表面抗原（+），从儿科出院后回产科接种乙肝疫苗和免疫球蛋白，父亲为乙肝表面抗原（+），建议到社区接种免疫球蛋白，若未接种后果自负。

□ 我已认真阅读并理解本知情同意书内容，愿意接种所推荐的产品。

受种监护人签名：_____　　　　签名日期：_____年____月____日

联系电话：_____

告知者签名：_____　　　　签名日期：_____年_____月_____日

接种者签名：_____　　　　签名日期：_____年_____月_____日

家属确认签字：_____　　　　签名日期：_____年_____月_____日

产科人工喂养新生儿告知书

患者姓名	性别	年龄	病历号

尊敬的孕产妇及家属:您好!

母乳是婴儿天然的最佳食品,最适合婴儿的营养需要,最易为婴儿吸收,我们提倡母乳喂养,但当母亲患病或婴儿有异常时,有时需要选择人工喂养,为了避免您在人工喂养时给新生儿带来危险,我们现将人工喂养的主要缺点告知您。

一、污染

人工喂养时使用的奶瓶奶嘴容易被细菌污染,尤其是当奶瓶不是每次使用后都煮沸消毒时;细菌可在牛奶中迅速生长使牛奶变质。污染的奶瓶和变质的牛奶可给婴儿带来较大伤害。

二、不易消化

牛乳中缺乏消化脂肪的脂肪酶,同时蛋白质以酪蛋白为主,易形成难以消化的凝块,较难被婴儿所消化。由于牛乳的消化过程缓慢,因而它充盈在婴儿胃内的时间较母乳长,所以婴儿不会很快出现饥饿感。牛乳喂养的婴儿大便较硬,容易发生便秘。

三、不易调配

在调配牛乳或奶粉时,如调配得过稀,可因热量、蛋白质不足而发生营养不良;调配过浓,婴儿摄入大量蛋白质,在体内代谢后,其含氮代谢产物从肾脏排出时带走大量水分,使婴儿发生不显性失水,导致口渴、低热,增加肾脏负担。

四、易发生感染和过敏性疾病

人工喂养儿不能从这些食物中得到免疫球蛋白、白细胞、乳铁蛋白等免疫物质,因此抗病能力差,易患消化道及呼吸道疾病,并可反复感染而致营养不良。较早采用牛乳喂养儿发生过敏问题的风险也会增加,如哮喘和湿疹。

五、牛乳的成分不适合婴儿

牛乳中有一种不易被未发育成熟的肾脏代谢的氨基酸混合物;稀释的牛乳不能满足婴儿大脑发育所需的必需氨基酸——胱氨酸、牛磺酸,且牛乳中缺少婴儿大脑发育所需的胆固醇;婴儿生长发育需要较多的不饱和脂肪酸,而牛乳中饱和脂肪酸含量较母乳中高;牛乳中铁不易被婴儿吸收,所以人工喂养儿容易发生缺铁性贫血;牛乳中含磷特别多,磷易与酪蛋白结合,影响钙的吸吮。

六、其他问题

奶粉喂养的婴儿可能会拒绝吸吮母亲的乳头,易出现乳头错觉而导致母乳喂养失败,人工喂养不利于亲子关系的建立。此外,与母乳喂养相比,人工喂养不利于婴儿智力发育,且易导致婴儿患有某些慢性疾病。对母亲而言,则容易增加其很快再次妊娠的可能,以及贫血、卵巢癌及乳腺癌的患病危险。

□ 我(我们)已知晓并了解人工喂养的风险,我同意给我的婴儿添加配方奶。

家属签名:_____ 与患者关系:_____ 时间:_____年___月___日
告知者签名:_____ 时间:_____年___月___日

附录 19

第三军医大学大坪医院
产科入院告知书

项目	内容
人员介绍	您的主管医师：　　　　二线医生：　　　　责任护士：我们将竭诚为您服务,如有任何建议及意见可以向病区护士长_____反映,谢谢!
一般知情同意	1. 您有义务配合住院期间的一般检查、治疗和护理;如需手术或其它特殊检查、治疗,医生会与您签署知情同意书。 2. 我院为教学医院,您有义务配合我院的教学工作,我们会征求您的同意。
环境介绍	1. 病区设施介绍(厕所、浴室、病床、床头灯、陪护床……)。 2. 安全通道在走廊尽头,防火门要随时关闭。 3. 床头和卫生间有呼叫器,需要时按下按钮即可,医护人员会及时来到您身边。 4. 住院部 A 区一楼设有超市、取款机。
注意事项	1. 请妥善保管自己的贵重财物。 2. 请保持病房整洁,不要乱扔垃圾,不要随地吐痰。 3. 请爱护公共财物,如人为损坏,请照价赔偿。 4. 微波炉仅供热熟食用,不能煮生食,定时开放,每日 3 次;严禁使用电饭煲、电热水器等家用电器。 5. 请尊重同病房患者/家属的隐私及休息权利,尽量减少干扰。 6. 请不要接触或自行调整治疗用的仪器设备及输液滴速。 7. 未经允许不能翻阅病案资料,不能随意进入医务人员办公区。 8. 如您有宗教信仰需求,请告诉主管医师。
作息制度	午休时间:12:00~14:00,晚上熄灯 21:30~22:00;休息时间请将病房内电视关闭。

项目	内容
探视制度	探视时间:15:00-21:00,重症监护病房探视时间遵循各科室规定。探视时请自觉遵守医院的规章制度,听从工作人员安排,请不要坐卧病床。
用药安全	1. 患者从家中带来或长期使用药物请在入院时告知医师,若需使用请将药物交由护士发放,不可存放于床边自行服用。 2. 服药或滴注药物时,有不舒服或注射部位疼痛、红肿之情形,请立即告知医护人员,由其评估药物滴注状况。
饮食	1. 患者的饮食由医师依病情决定,营养科配制,自带食品需经医生同意后方可食用。 2. 开饭时间:早 7:00-8:00;中 11:00-12:00;晚 17:00-18:00(订餐电话 ××××)
预防跌倒	1. 活动受限者请遵医嘱严格卧床休息。 2. 术后第一次下床要有医护人员在场。 3. 如果感头昏、眼花或四肢乏力,请勿自行行走。 4. 在行走或个人卫生过程中,若感到头昏,立即坐下或蹲下,并寻求帮助。 5. 请勿在湿滑地板上行走,以免摔倒。
洗手	为了保护您和您的家人远离疾病传播,请在接触患者前后用肥皂洗手;进入房间时,请用使用病房门口干洗手剂洗手。
住院费用	自费、商业保险、区县医保、居民医保请缴纳全额住院费用;主城区医保根据病情缴纳 50%~70% 住院费;报销比例按医保规定,自费部分由本人承担;如果欠费微机系统会自动停药。请保存好住院期间所有缴费收据,以便出院结账时需要。
请假制度	住院期间一般不离开医院,有特殊原因须外出应向主管医生和值班护士说明并书面请假。
禁烟	我院为"无烟医院",为了您和他人的健康,请不要在医院内吸烟!

患者/家属签名:　　　　　护士签名:　　　　　日期时间:

(注:此单进入病历保存)

06t